한국 의사면허제도의 역사

History of Medical Licensure in Korea

한국 의사면허 제도의 역사

황상익 지음

한울
아카데미

책을 펴내면서

1.

꼭 4년 전인 2022년 1월 3일, 한국보건의료인국가시험원(국시원) 이윤성 원장은 국시원 설립 30주년을 기념하여 개최할 학술대회에서 "우리나라 의사면허와 국가시험 역사"를 주제로 기조 강연을 해 줄 것을 요청했습니다. 이 원장은 이메일에서 이렇게 덧붙였습니다.

"의사면허와 국가시험 역사는 '의학교'부터 일제강점기를 거쳐 1952년에 보건부가 실시한 의사국가시험까지 제도일 듯합니다. 예를 들어 관립 의학교, 제대 의학부, 의학전문학교 출신들은 면허를 받았는지, 시험을 보았는지 등을 알 수 있는 자료가 없습니다. 또 일제강점기에 있던 '고시의사', 70년대인가 있었던 '한지의사' 등의 개념도 찾기 어렵습니다. 황 교수님의 연구 결과가 있으면 정리해서 (없다면 조금 애써 주십시오) 자료로써 보관하고 싶습니다."

의과대학 동기이고, 1980년대부터 서울의대에서 함께 교수 생활을 해 왔던 이윤성 원장은 이미 10여 년 전부터 종종 저에게 의사면허와 관련된 역사를 정리했으면 좋겠다고 말하곤 했기에, 이때 요청이 새로운 건 아니었습니다. 저는 흔쾌히 응낙하면서 이왕이면 책으로 출판할 것을 제의했습니다.

저는 의사면허 역사는 의학사에서 매우 중요한 주제로 여겨 오래전부터 꾸준히 자료를 모아 왔고, 그 가운데 근대 초기에 해당하는 부분은 《근대의료의 풍경》에서 다룬 바 있었습니다. 이 책의 제2장이 그것입니다.

5월달의 국시원 학술대회까지 4개월 동안 한편으로는 기왕의 자료들을 정리하고, 또 한편으로는 미흡한 자료들을 새로 찾아가면서 원고를 작성했습니다. 그 기간은 그야말로 인고(忍苦)의 세월이었습니다. 오랫동안 준비해 온 것이긴 하지만 몇 달 사이에 원고지 1,500장이 넘는 글을 완성하는 것은 쉬운 일이 아니었습니다. 더 큰 난관은 정치·사회적인 것이었습니다.

1987년 "6월 시민혁명" 이후에도 역사의 시계를 거꾸로 돌리는 반동이 여러 차례 한국 사회를 괴롭혔습니다. 그때마다 시민들은 민주주의가 정착되는 데에는 많은 땀과 눈물, 그리고 고통과 희생이 따를 수밖에 없다는 진실을 깊이깊이 체험했습니다. 그리고 이제 반동의 시대는 더 이상 없을 것이라고 애써 생각하는 순간, 미증유의 악몽이 현실이 되었습니다. 온갖 거짓과 전횡, 그리고 "입틀막"과 만행이 3년 가까이 21세기 선진 한국을 유린했습니다. 그 첫 출발인 20대 대통령 선거의 개표가 완료되어 가던 3월 10일 새벽부터 저는 수많은 한국인들과 마찬가지로 무엇에도 비할 수 없는 수치심과 절망감에서 헤어날 수 없었습니다. 아무것도 손에 잡히지 않았습니다.

20일 넘게 이어진 나락과 무기력에서 저를 구출한 것은 《한국 의사면허제도의 역사》 원고 쓰기였습니다. 그동안 출간한 책 모두 나름의 사연이 없지 않지만 이 책은 이렇듯 저와 정치·사회적으로 각별한 동반자 관계입니다.

2.

> "의학은 사회과학이고, 정치학은 넓은 의미로 의학이다.
> 의학은 사회과학으로서, 또 인간학으로서 사람들을 고통에 빠트리는 요인들을 밝혀내고 그 해결책을 찾아내야 하는 책무가 있다.
> 의사는 응당 빈민들의 대리인이자 변호인이다.
> 의학교육은 학생들에게 생계 수단이 아니라 공동체의 건강을 보존하고 증진시키는 방법을 가르치기 위해 존재하는 것이다."

현대의학의 바탕을 이루는 세포병리학을 반석 위에 올린 불세출의 의학자이자, 또 한편으로 사회의학의 창시자 중 한 사람이며, 생애 후반에는 군국주의 "철혈 재상" 비스마르크(Otto von Bismarck, 1815~1899)에 용기 있게 대적한 자유주의 정치가이기도 한 19세기 독일의 대표적인 지행합일의 지성 루돌프 피르호(Rudolf Virchow, 1821~1902)의 금언입니다.

피르호는 실험실에서 현미경으로 질병의 미시적 특성을 규명하는 한편, 질병은 근본적으로 정치·사회적 요인과 불가분의 관계라는 거시적 특성을 현장 조사를 통해 밝혀냈습니다. 피르호는 나아가 의학과 사회과학의 인위적인 경계를 넘어선 통합된 진실로 인간들의 삶을 개선하기 위해 현실 정치에도 적극적으로 참여했습니다.

또한 피르호는 인용문의 마지막 두 문장에서 보듯이 의사의 위상을 "(질병에 취약한) 빈민들의 권익을 옹호하는 대리인이자 변호인", 그리고 생계 유지에 급급한 개별적인 존재에서 "공동체의 건강을 보존하고 증진시키는" 사회적 존재로 당당하게 자리매김했습니다.

의사의 사회적 위상에 관한 피르호의 생각은 연원 없이 우연히 생겨난 것이 아니었습니다. 책의 제1장에 서술했듯이, 같은 시기 영국에서는 그때까지의 특권적이고 폐쇄적인 의사면허제도를 타파하려는 "30년 전쟁"이 격렬하게 벌어지고 있었습니다. 그리고 마침내 〈1858년 의료법(Medical Act 1858)〉이 제정되었습니다. 그 법이 지향하는 의사의 위상은 피르호의 생각과 별로 다르지 않았습니다.

요컨대 근대적(현대적) 의사면허제도의 핵심은 의료와 의사 직책의 "공공성"입니다. 그 공공성을 위해 현대 국가는 의사들에게 면허를 부여하며, 또 의사 양성에 수많은 투자를 하고 있습니다. 제가 의사면허 역사를 의학사에서 매우 중요한 주제로 여기는 것도 무엇보다 그 공공성 때문입니다.

3.

> "역사를 기술하는 일에는 커다란 책임이 따른다.
> 역사가는 사료적 증거를 확보하지 않은 채 자의적 언행을 해서는 안 된다.
> 진실한 역사만이 가치가 있으므로 역사가가 기술한 과거는 진실이어야만 한다.
> 거짓된 역사, 무비판적이거나 경솔하게 쓰인 역사, 선전 목적으로 쓰인 역사는 항상 파괴적인 결과를 낳았다."

20세기를 대표하는 의사학자이자 보편적 의료보장의 실현을 위해 헌신한 활동가인 헨리 시거리스트(Henry Ernest Sigerist, 1891~1957)의 고언(苦言)입니다.

누구나 입으로는 쉽게 진실을 말하지만, 드러내기도 지키기도 어려운 것이 진실입니다. 다른 소중한 것들을 희생해야 가능한 일인지 모릅니다. 멀리 갈릴레오의 사례를 언급할 필요가 없을 것입니다. 지게리스트가 힘주어 "진실한 역사"를 말한 이유일 터입니다.

참으로 안타깝게도 우리나라 의학의 역사를 서술한 책과 글 가운데에는 진실과 크게 다른 거짓이 매우 많습니다. 의사면허에 관해서도 마찬가지입니다. 저는 이 책에서 거짓을 드러내고 진실을 밝히기 위해 많은 노력을 기울였습니다. 혹시나 제 글에 진실과 다른 점이나 오류가 있다면 서슴없이 지적해 주시기를 간곡히 바랍니다. 비판과 토론, 그리고 비판의 수용이 없는 학문은 이미 학문이 아닐 터입니다. 학문의 동료이자 경쟁자인 다른 연구자를 근거 없이 비방하는 것 역시 학문을 포기하는 행위일 따름입니다.

4.

다른 책들과 마찬가지로 이 책을 집필하고 출간하는 데에도 적지 않은 사람의 도움을 받았습니다. 앞머리에 언급한 국시원 이윤성 원장(당시)이 강연을 요청하지 않았더라면 이 책은 태어나지 않았거나 한참 뒤에나 세상에 나왔을지 모릅니다. 또한 이 원장은 독자로서도 충실한 구실을 해 주었습니다. 이 자리를 빌려 사의를 표합니다.

하마터면 국시원 내부 출간물로만 머무를 수 있었던 것이 이렇게 한울엠플러스(주)를 만나 공간(公刊)된 일도 큰 축복입니다. 《한국인 암의 역사》에 이어서 세심하게 편집해 준 배소영 팀장과 윤순현 부장을 비롯해 관계자들에게 감사드립니다.

초고의 첫 독자인 아내는 귀찮을 정도로 궁금한 점을 이야기해 줌으로써 책의 내용, 특히 제1장이 보다 풍성해졌습니다. 아내는 4년 전 3월의 참담함에서 벗어나는 데에도 큰 힘이 되었습니다. 손자 시현이와 서진이의 미래를 위해서라도 의기소침해서는 안 된다며 저를 독려했습니다.

20여 년 전 박사과정 지도로 인연을 맺은 미래이비인후과 장근호 원장은 누구보다도 원고를 꼼꼼히 읽고 의견을 들려주는 한편 몇 가지 오류를 바로잡아 주었습니다. 앞으로도 마찬가지 역할을 기대하며 감사의 마음을 전합니다.

그 밖에도 적지 않은 사람들이 반면교사를 비롯해 이러저런 측면에서 힘을 보태 주었습니다.

이번에도 책 출간의 보람을 모두와 더불어 나누기 원합니다.

2026년 1월

진실과 정의와 당당함이 충만한 세상을

다시 한 번 간절히 기원하면서,

황상익

차례

제1장

역사 속의 의사면허제도

1. 의사와 의사면허제도

1) 의사와 면허의 사전적 정의

《국립국어원 표준국어대사전》은 "의사(醫師)"를 "일정한 자격을 가지고 병을 고치는 것을 직업으로 하는 사람"으로 정의하고 있다. 《두산세계대백과사전》도 이와 비슷하게 "일정한 자격을 가지고 의술과 약으로 병을 고치는 직업에 종사하는 사람"으로 "의사"를 규정하고 있다. 즉 "일정한 자격"을 의사의 필수적인 조건으로 제시하고 있는데, 명시하고 있지는 않지만 자격이란 "국가의 면허"를 함의한다.

《Britannica Dictionary》는 조금 더 구체적으로 "의사(doctor)"를 "환자와 다친 사람들을 치료하는 교육훈련과 면허를 받은 사람(a person who is trained and licensed to treat sick and injured people)"으로 정의하고 있다.

"Doctor—a person who is skilled in the science of medicine: a person who is trained and licensed to treat sick and injured people"(* "Physician—a medical doctor; especially a medical doctor who is not a surgeon", "Surgeon—a doctor who performs operations that involve cutting into someone's body in order to repair or remove damaged or diseased parts: a doctor who performs surgery")

한편 《국립국어원 표준국어대사전》은 "면허(免許)"를 "1. 『법률』 일반인에게는 허가되지 않는 특수한 행위를 특정한 사람에게만 허가하는 행정 처분. 2. 『법률』 특정한 일을 할 수 있는 공식적인 자격을 행정기관이 허가함. 또는 그런 일"로 정의하고 있다.

《Merriam-Webster Dictionary》의 면허에 대한 정의도 비슷하다. "License—(a) permission granted by competent authority to engage in a business or occupation or in an activity otherwise unlawful (b) a document, plate, or tag evidencing a license granted" "Licensure—the granting of licenses especially to practice a profession"

이에 비해 《Britannica Dictionary》는 다음과 같이 비교적 간략하게 정의하고 있다. "License—an official document, card, etc., that gives you permission to do, use, or have something"

그리고 북한의 백과사전에서는 의사에 대해 다음과 같이 상세하게 기술하고 있다.

"의사—의학과학기술을 가지고 사람들의 생명과 건강을 보호 증진시키기 위하여 복무하는 지식인. 질병의 예방과 진단, 치료 등의 의료활동에 대한 법적권한 다시 말하여 의사의 자격은 국가로부터 받는다. 세계보건기구는 의사란 해당 국가에서 인정하는 의학교육기관에서 지정된 교육을 받고 의료활동에 대한 법적권한을 부여 받은 사람이라고 규정하고 있다. 우리나라에서는 의학대학을 졸업했거나 의사검정시험에 응시 통과한 사람들에게 의사의 기술자격이 수여된다. 의료활동은 인류 발생의 첫 시기부터 존재하였으며 직업으로서의 의사는 많은 나라들에서 노예사회에서 출현하였다. 의사는 의술을 자신의 생업수단으로 활용하였으며 착취사회의 전 력사적 단계에서 지배계급들의 리익에 복무하였다. 우리나라에서 의사의 직업은 이미 고대시기부터 있었으나 진정 인민을 위한 새형의 의사는 위대한 수령 김일성동지께서 조직령도하신 항일혁명투쟁시기에 처음으로 출현하였다. 오늘 우리 의사들은 인민보건사업의 직접적담당자로서 중요한 임무와 역할을 맡아 수행하고 있다"(《조선대백과사전》 29권 442쪽).

요컨대 현대사회에서 의사는 "국가가 인정하는 의학교육기관에서 소정의 교육을 받고 국가로부터 자격을 공인받은, 즉 면허를 받은 의료 전문인"을 뜻한다.

2) 의사면허제도에 관한 법률 규정

오늘날 세계 각국은 의사의 자격, 자격을 인정하는 절차, 위반 시의 처벌 등에 관해 세밀한 법적 규정을 마련하고 있다. 국가는 국민의 생명과 건강을 보호하기 위해, 면허제도를 통해 의사의 자격과 의료행위를 규제하고 있으며 그러한 규율을 어겼을 때에는 국가의 공권력으로 엄중하게 처벌하고 있다. 각 나라의 사정에 따라 구체적인 방법에는 조금씩 차이가 있지만 "국가면허제도"라는 원칙에서는 예외를 찾아보기 어렵다.

우선 우리나라 등 동아시아 각국의 관련 법률 조항들에 대해 살펴본다.

(1) 한국 의료법의 관련 조항

우리나라의 현행 〈의료법〉에서는 의사면허제도와 관련해 다음과 같은 주요 규정을 두고 있다.

제2조(의료인) ① 이 법에서 "의료인"이란 보건복지부장관의 면허를 받은 의사·치과의사·한의사·조산사 및 간호사를 말한다.

제5조(의사·치과의사 및 한의사 면허) ① 의사·치과의사 또는 한의사가 되려는 자는 다음 각 호의 어느 하나에 해당하는 자격을 가진 자로서 제9조에 따른 의사·치과의사 또는 한의사 국가시험에 합격한 후 보건복지부장관의 면허를 받아야 한다.

1. 〈고등교육법〉 제11조의2에 따른 인정기관(이하 "평가인증기구"라 한다)의 인증(이하 "평가인증기구의 인증"이라 한다)을 받은 의학·치의학 또는 한의학을 전공하는 대학을 졸업하고 의학사·치의학사 또는 한의학사 학위를 받은 자
2. 평가인증기구의 인증을 받은 의학·치의학 또는 한의학을 전공하는 전문대학원을 졸업하고 석사학위 또는 박사학위를 받은 자
3. 외국의 제1호나 제2호에 해당하는 학교(보건복지부장관이 정하여 고시하는 인정기준에 해당하는 학교를 말한다)를 졸업하고 외국의 의사·치과의사 또는 한의사 면허를 받은 자로서 제9조에 따른 예비시험에 합격한 자

제9조(국가시험 등) ① 의사·치과의사·한의사·조산사 또는 간호사 국가시험과 의사·치과의사·한의사 예비시험(이하 "국가시험등"이라 한다)은 매년 보건복지부장관이 시행한다.

② 보건복지부장관은 국가시험등의 관리를 대통령령으로 정하는 바에 따라 〈한국보건의료인국가시험원법〉에 따른 한국보건의료인국가시험원에

맡길 수 있다.

제27조(무면허 의료행위 등 금지) ① 의료인이 아니면 누구든지 의료행위를 할 수 없으며 의료인도 면허된 것 이외의 의료행위를 할 수 없다.

② 의료인이 아니면 의사·치과의사·한의사·조산사 또는 간호사 명칭이나 이와 비슷한 명칭을 사용하지 못한다.

⑤ 누구든지 의료인이 아닌 자에게 의료행위를 하게 하거나 의료인에게 면허 사항 외의 의료행위를 하게 하여서는 아니 된다.

제87조의2(벌칙) ② 다음 각 호의 어느 하나에 해당하는 자는 5년 이하의 징역이나 5천만원 이하의 벌금에 처한다. 2. (…) 제27조제1항

3. 제27조제5항을 위반하여 의료인이 아닌 자에게 의료행위를 하게 하거나 의료인에게 면허 사항 외의 의료행위를 하게 한 자

〈의료법 시행령〉 제3조(국가시험 등의 범위) ① 법 제9조제1항에 따른 의사·치과의사·한의사·조산사 또는 간호사 국가시험(이하 "국가시험"이라 한다)은 각각 의학·치의학·한방의학·조산학·간호학 및 보건의약 관계 법규에 관하여 의사·치과의사·한의사·조산사 또는 간호사로서 갖추어야 할 지식과 기능에 관하여 행한다.

② 법 제9조제1항에 따른 의사·치과의사·한의사 예비시험(이하 "예비시험"이라 한다)은 법 제5조제1항제3호에 해당하는 자격을 가진 자가 제1항에 따른 국가시험에 응시하는 데에 필요한 지식과 기능에 관하여 실시하되, 1차 시험과 2차 시험으로 구분하여 실시한다.

③ 예비시험에 합격한 자는 다음 회의 국가시험부터 그 예비시험(1차 시험과 2차 시험을 포함한다)을 면제한다.

(2) 북한 의료법의 관련 조항

1997년 12월 3일 제정되고 2012년 11월 20일 개정(수정보충)된 〈조선민주주의인민공화국 의료법〉에서는 의사면허제도와 관련해 다음과 같은 주요 규정을 두고 있다.

> 제24조(치료일군의 자격)
>
> 환자치료는 의료일군자격을 가진자만이 한다. 의료일군자격을 가졌다 하더라도 의료기관에 근무하지 않는자는 환자치료를 비롯하여 비법적인 의료행위를 할수 없다.
>
> 제34조(다른 나라에서 받은 의료일군자격)
>
> 다른 나라에서 의료일군자격을 받은 우리 나라 공민 또는 다른 나라 공민이 우리 나라에서 의료활동을 하려 할 경우에는 중앙보건지도기관의 자격인증을 받는다.
>
> 제46조(전문의사인정위원회)
>
> 국가는 의료기술을 발전시키기 위하여 의사급수를 정하며 전문의사인정위원회를 조직한다. 의사급수를 정하고 전문의사인정위원회를 조직하는 사업은 중앙보건지도기관 또는 해당기관이 한다.
>
> 제49조(의료사업에 대한 감독통제)
>
> 의료사업에 대한 감독통제는 보건지도기관과 해당 감독통제기관이 한다. 보건지도기관과 해당 감독통제기관은 의료사업에 대한 감독통제사업을 강화하여야 한다.
>
> 제51조(행정적 또는 형사적책임)
>
> 이 법을 어겨 의료사업에 엄중한 결과를 일으킨 기관, 기업소, 단체의 책임있는 일군과 개별적공민에게는 정상에 따라 행정적 또는 형사적책임을 지운다.

위 법률 조항에는 "의료일군자격"을 인정하는 주체가 명시되어 있지 않지만 국가기관이 의사를 비롯한 의료인의 면허를 관장하는 점에서는 다른 나라들과 다를 바 없다.

제46조에 언급된 "의사급수"는 다른 나라에서는 찾아보기 어려운 북한의 독특한 제도라고 할 수 있다. 의사의 급수는 6급부터 1급까지 있다. 보건성 또는 산하기관이 주관하는 급수 시험은 3년마다 응시할 수 있으며 이 시험에 합격하면 한 등급씩 올라간다. 하지만 2급 의사시험은 학사학위(한국의 석사학위 격) 또는 부교수 학직(學職)을 수여받은 의사만이, 1급 의사시험은 박사학위 또는 교수 학직을 수여받은 의사만이 응시할 수 있기 때문에 대부분은 경력이 오래 되었더라도 3~4급에 머문다.

(3) 일본 의사법의 관련 조항

동아시아 나라들 가운데 한국과 북한은 별도로 의사법이 없는 데 반해 일본, 중국(중화인민공화국), 대만(중화민국)은 〈의사법(醫師法)〉을 가지고 있다. 1948년 7월 30일 제정되었고 2021년 5월 28일 개정된 일본의 〈의사법〉에서는 의사면허제도와 관련해 다음과 같은 주요 규정을 두고 있다. 독자들의 편의와 자료 활용을 위해 번역문 아래 원문을 게시했다.

> 제2조 의사가 되려는 자는 의사국가시험에 합격하여 후생노동대신의 면허를 받아야 한다.
>
> 제11조 의사국가시험은 다음 각 호의 하나에 해당하는 자가 아니면 응시할 수 없다.
>
> 1. 대학에서 의학의 정규 과정을 이수하고 졸업한 자
> 2. 의사국가시험 예비시험에 합격한 자로, 합격 후 1년 이상 진료 및 공중

위생에 관한 현장 수련을 거친 자

3. 외국의 의학교를 졸업하거나 외국에서 의사면허를 취득한 자로, 앞의 2호에 열거한 것과 동등 이상의 학력 및 기능을 가지며 후생노동대신이 적당하다고 인정한 자

제12조 의사국가시험 예비시험은 외국의 의학교를 졸업하거나 외국에서 의사면허를 받은 자 중 전조(제11조) 제3호에 해당하지 아니하는 자로서, 후생노동대신이 적당하다고 인정한 자가 아니면 응시할 수 없다.

제17조 의사가 아니면 의업을 해서는 아니 된다.

제31조 다음 각 호의 하나에 해당하는 자에게는 3년 이하의 징역 또는 100만엔(円) 이하의 벌금에 처하거나 이를 병과한다.

(1) 제17조 규정을 위반한 자

(2) 허위 또는 부정 사실에 근거하여 의사면허를 받은 자

2. 전항 제1호의 죄를 범한 자가 의사 또는 이와 유사한 명칭을 사용했을 때에는 3년 이하의 징역 또는 200만엔 이하의 벌금에 처하거나 이를 병과한다.

第二条 医師になろうとする者は, 医師国家試験に合格し, 厚生労働大臣の免許を受けなければならない.

第十一条　医師国家試験は, 次の各号のいずれかに該当する者でなければ, これを受けることができない.

一 大学において, 医学の正規の課程を修めて卒業した者

二 医師国家試験予備試験に合格した者で, 合格した後一年以上の診療及び公衆衛生に関する実地修練を経たもの

三 外国の医学校を卒業し, 又は外国で医師免許を得た者で, 厚生労働大臣が

前二号に掲げる者と同等以上の学力及び技能を有し，かつ，適当と認定したもの

第十二条 医師国家試験予備試験は，外国の医学校を卒業し，又は外国で医師免許を得た者のうち，前条第三号に該当しない者であつて，厚生労働大臣が適当と認定したものでなければ，これを受けることができない．

第十七条 医師でなければ，医業をなしてはならない．

第三十一条 次の各号のいずれかに該当する者は，三年以下の懲役若しくは百万円以下の罰金に処し，又はこれを併科する．

一 第十七条の規定に違反した者

二 虚偽又は不正の事実に基づいて医師免許を受けた者

2 前項第一号の罪を犯した者が，医師又はこれに類似した名称を用いたものであるときは，三年以下の懲役若しくは二百万円以下の罰金に処し，又はこれを併科する．

(4) 중국(중화인민공화국) 의사법의 관련 조항

1998년 6월 26일 제정되고 2021년 8월 20일 개정된 〈중화인민공화국 의사법〉에서는 의사면허제도와 관련해 다음과 같은 주요 규정을 두고 있다. 독자들의 편의와 자료 활용을 위해 번역문 아래 원문을 게시했다.

제2조 이 법에서 "의사"라 함은 법률에 따라 의사 자격을 취득하고 의료위생기관에 등록한 전업(專業) 의료인(醫務人員)을 의미하며, 여기에는 면허의사(執業醫師)와 면허보조의사(執業助理醫師)가 포함된다.

제8조 국가는 의사자격시험제도(醫師資格考試制度)를 시행한다. 의사자격시험은 면허의사자격시험(執業醫師資格考試)과 면허보조의사자격시험(執

業助理醫師資格考試)으로 구분된다. 의사자격시험은 성급(省級) 이상 인민정부의 위생건강 주관부서에서 조직하고 시행한다. 의사자격시험의 종류와 구체적인 방법은 국무원(國務院) 위생건강 주관 부서에서 제정한다.

제9조 다음 조건 중 하나에 해당하는 자는 면허의사자격시험에 응시할 수 있다.

(1) 고등교육기관에 해당하는 의학전업학교 본과(本科) 이상의 학력을 소지하고, 면허의사의 지도 아래 의료위생기관에서 1년 동안 의학전업사업 실습을 한 자

(2) 고등교육기관에 해당하는 의학전업학교 전과(專科) 학력을 소지하고, 면허보조의사 면허증을 취득한 후 의료위생기관에서 2년 동안 종사한 자

제10조 고등교육기관에 해당하는 의학전업학교 전과(專科) 이상의 학력을 소지하고, 면허의사의 지도 아래 의료위생기관에서 1년 동안 의학전업사업 실습을 한 자는 면허보조의사자격시험에 응시할 수 있다.

제12조 의사자격시험에 합격하여 면허의사 자격 또는 면허보조의사 자격을 취득한 자에게는 의사자격증서를 발급한다.

제13조 국가는 의사의 진료를 위한 등록제도를 시행한다.

(…) 의사진료증명서를 취득, 등록하지 않은 자는 진료활동을 해서는 아니된다. 의사의 진료 등록을 관리하기 위한 구체적인 사항은 국무원 위생건강 주관 부서에서 제정한다.

제14조 의사는 등록된 진료 장소, 진료 종류 및 진료 범위에 따라 의료위생기관에서 진료할 수 있으며 해당 의료위생서비스에 종사할 수 있다.

제59조 이 법의 규정을 위반하여 의사가 아니면서 의료행위를 하는 자에 대해서는 현급(縣級) 이상 인민정부 위생건강 주관부서에서 위법행위를 중지시키고 불법소득, 의약품 및 의료기계를 몰수한다. 또한 위법한 소득의

2배 이상 10배 이하의 벌금을 부과한다. 위법한 소득이 1만위안(元) 미만인 경우 1만위안으로 계산한다.

第二條 本法所稱醫師, 是指依法取得醫師資格, 經注册在醫療衛生機構中執業的專業醫務人員, 包括執業醫師和執業助理醫師.

第八條 國家實行醫師資格考試制度. 醫師資格考試分為執業醫師資格考試和執業助理醫師資格考試. 醫師資格考試由省級以上人民政府衛生健康主管部門組織實施. 醫師資格考試的類別和具體辦法, 由國務院衛生健康主管部門制定.

第九條 具有下列條件之一的, 可以參加執業醫師資格考試;

(一) 具有高等學校相關醫學專業本科以上學歷, 在執業醫師指導下, 在醫療衛生機構中參加醫學專業工作實踐滿一年；

(二) 具有高等學校相關醫學專業專科學歷, 取得執業助理醫師執業證書後, 在醫療衛生機構中執業滿二年.

第十條 具有高等學校相關醫學專業專科以上學歷, 在執業醫師指導下, 在醫療衛生機構中參加醫學專業工作實踐滿一年的, 可以參加執業助理醫師資格考試.

第十二條 醫師資格考試成績合格, 取得執業醫師資格或者執業助理醫師資格, 發給醫師資格證書.

第十三條 國家實行醫師執業注册制度.

(…) 未注册取得醫師執業證書, 不得從事醫師執業活動. 醫師執業注册管理的具體辦法, 由國務院衛生健康主管部門制定.

第十四條 醫師經注册後, 可以在醫療衛生機構中按照注册的執業地點, 執業類別, 執業範圍執業, 從事相應的醫療衛生服務.

第五十九條 違反本法規定, 非醫師行醫的, 由縣級以上人民政府衛生健康主管部門責令停止非法執業活動, 沒收違法所得和藥品, 醫療器械, 並處違法所得二倍以上十倍以下的罰款，違法所得不足一萬元的，按一萬元計算.

(5) 대만(중화민국) 의사법의 관련 조항

1943년 9월 22일 제정되고 2020년 1월 15일 개정된 대만의 〈의사법〉에서는 의사면허제도와 관련해 다음과 같은 주요 규정을 두고 있다. 독자들의 편의와 자료 활용을 위해 번역문 아래 원문을 게시했다.

제1조 중화민국 국민으로서 이 법에 의거하여 의사시험(醫師考試)에 합격하고 의사면허증(醫師證書)을 취득한 자는 의사로 활동할 수 있다.

제2조 다음 중 하나의 자격을 가진 자는 의사시험에 응시할 수 있다.

1. 공립 또는 등록된 사립대학교나 단과대학(獨立學院), 또는 교육부령이 인정하는 외국 대학의 의학과를 졸업하고 실습과정을 거쳐 졸업증서(畢業證書)를 취득한 자

2. 1995학년도(중화민국 84학년도) 이전에 입학하여 사립 단과대학의 7년제 중의학과를 졸업한 자로 필수 의학과목을 이수하고 실습과정을 거쳐 증명서를 취득한 자로 중의사시험에 합격하여 중의사면허증(中醫師證書)을 소지한 자

3. 중의학과 의학을 복수전공하고 실습과정을 거쳐 졸업증서를 취득한 자로 중의사시험에 합격하여 중의사면허증을 소지한 자

단, 3의 중의학과 의학을 복수전공한 자 중 2002학년도 이전에 입학한 자는 제외한다.

제6조 의사시험에 합격한 자는 의사면허증을 신청할 수 있다.

제7-2조 의사면허증이 없는 자는 의사 명칭을 사용할 수 없다.

제28조 합법적인 의사자격을 취득하지 않고 의료행위를 한 자는 6개월 이

상 5년 이하의 유기징역에 처하고 30만원 이상 150만 이하의 벌금을 병과할 수 있다.

第1條 中華民國人民經醫師考試及格並依本法領有醫師證書者, 得充醫師.

第2條 具有下列資格之一者, 得應醫師考試:

一, 公立或立案之私立大學, 獨立學院或符合教育部採認規定之國外大學, 獨立學院醫學系, 科畢業, 並經實習期滿成績及格, 領有畢業證書者.

二, 八十四學年度以前入學之私立獨立學院七年制中醫學系畢業, 經修習醫學必要課程及實習期滿成績及格, 得有證明文件, 且經中醫師考試及格, 領有中醫師證書者.

三, 中醫學系選醫學系雙主修畢業, 並經實習期滿成績及格, 領有畢業證書, 且經中醫師考試及格, 領有中醫師證書者.

前項第三款中醫學系選醫學系雙主修, 除九十一學年度以前入學者外.

第6條 經醫師考試及格者, 得請領醫師證書.

第7-2條 非領有醫師證書者, 不得使用醫師名稱.

第28條 未取得合法醫師資格, 執行醫療業務者, 處六個月以上五年以下有期徒刑, 得併科新臺幣三十萬元以上一百五十萬元以下罰金.

(6) 영어권 국가의 의사면허제도와 관련 법령

영국, 미국, 캐나다, 오스트레일리아 등 영어권 국가의 의사면허제도와 관련 법령에 대해서는 다음과 같이 한국보건의료인국가시험원에서 펴낸 《의사면허제도 연구》(2021년)의 해당 내용을 요약하는 것으로 갈음한다.

A. 영국

① 면허기관: General Medical Council

② 관련 법령: National Health Service Act, Medical Act of 1858

③ 면허의 종류: 일반의(general practitioner) 면허, 전문의(specialist) 면허

④ 면허 취득 절차: 의과대학 졸업 후 임시 면허(provisional licence)를 발급받은 뒤 1년간의 수련 과정에서 소정의 성과에 도달했다는 사실을 증명하면 정식 면허(full licence)를 발급받는다. 현재는 별도의 의사국가시험이 없으며, 2024년부터 의사국가시험을 시행할 예정이다.

⑤ 외국 의과대학 졸업자의 면허 취득: 세계보건기구(WHO)의 "World Directory of Medical Schools"에 등재된 의과대학 졸업자는 시험을 거친 뒤 1년간의 수련 과정에서 소정의 성과에 도달했다는 사실을 증명하면 정식 면허를 발급받는다.

B. 미국

① 면허기관: 각 주의 State Board for Medicine(SBM)

② 관련 법령: 각 주의 Medical Practice Act

③ 면허의 종류: 의사면허

④ 면허 취득 절차: Liaison Committee on Medical Education(LCME)이 인증한 미국 또는 캐나다 의과대학 재학생/졸업자, Educational Commission for Foreign Medical Graduates(ECFMG)의 인증 조건에 맞는 외국 의과대학 재학생/졸업자가 의사국가시험(United States Medical Licensing Examination)에 합격한 후, 각 주의 SBM에서 요구하는 조건(수련 기간, 건강 상태, 범죄 관련 증빙 등)을 충족하면 의사면허를 발급받는다.

* 정골의사(整骨醫師, Doctor of Osteopathic Medicine)에 관한 사항은 생략함

C. 캐나다

① 면허기관: 각 주의 Medical Regulatory Authorities

② 관련 법령: 캐나다 연방정부의 보건법(Canada Health Act) 및 각 주의 관련 법령. 온타리오 주는 의료법(Medicine Act)

③ 면허의 종류 : 의사면허

④ 면허 취득 절차: Committee on Accreditation of Canadian Medical Schools(CACAMS) 또는 Liaison Committee on Medical Education(LCME)이 인증한 캐나다 또는 미국 의과대학 재학생/졸업자, 세계보건기구의 "World Directory of Medical Schools"에 등재된 의과대학 재학생/졸업자가 의사국가시험(Medical Council of Canada Qualifying Examination)에 합격하면 의사면허를 발급받는다.

* 정골의사에 관한 사항은 생략함

D. 오스트레일리아

① 면허기관: Medical Board of Australia(MBA)

② 관련 법령: Health Practitioner Regulation National Law

③ 면허의 종류: 일반의(general practitioner) 면허

④ 면허 취득 절차: Australian Medical Council(AMC)의 인증을 받은 의과대학을 졸업한 자, 또는 4년제 의과대학을 졸업한 후 1년간의 시보 등록을 허가받고 수련 과정을 거친 자는 의사면허를 발급받는다. 별도의 의사국가시험은 없다.

⑤ 외국 의과대학 졸업자의 면허 취득: 세계보건기구의 "World Directory of Medical Schools"에 등재된 의과대학 졸업자가 국가시험(The Australian Medical Council Examination)에 합격하고 1년간 전일제 실습과정을 거치면

의사면허를 발급받는다.

이상에 살펴보았듯이 세계 각국은 국가의 사정에 따라 구체적인 방법에는 차이가 있지만 의사의 자격, 자격을 인정하는 절차 등에 관해 엄격한 법적 규정을 마련하여 "국가면허제도"라는 원칙을 지키고 있다. 그리고 세계보건기구의 "World Directory of Medical Schools"에 등재된 의과대학 졸업자가 대부분의 나라에서 국적과 무관하게 자격을 인정받는 것으로 보아 의사 자격에 관한 보편적인 기준이 세계적으로도 마련되어 있는 셈이다.

3) 의료인면허제도의 정당성과 역사성

우리나라 〈의료법〉 제27조 1항에 "의료인이 아니면 누구든지 의료행위를 할 수 없으며 의료인도 면허된 것 이외의 의료행위를 할 수 없다"라고 규정하고 있듯이, 오늘날 의료인면허제도의 핵심은 국가로부터 자격을 인정받은 자가 아니면 의료행위를 할 수 없으며, 그 법을 위반한 경우에는 국가의 공권력으로 처벌한다는 것이다. 즉 국가로부터 면허를 부여받은 사람에게만 해당 의료행위에 대한 배타적·독점적 권리를 인정하는 것이다.

이러한 법적 규정은 정당하고 헌법에 부합하는가? 우선 그것과 관계있는 언론보도 한 가지를 살펴보자.

> "면허 없는 침·뜸 금지 위헌 아니다"
>
> "헌재, 구당 선생 등 헌법소원 기각 '건강권 보호 위해 필요'"
>
> 한의사 면허가 없는 사람에게 침과 뜸 등 시술행위와 대체의학을 원천적으로 금지하는 의료법 조항이 헌법에 위배되지 않는다는 헌법재판소 결정

이 나왔다.

헌재는 29일 부산지법이 구당 김남수 남수침술원 원장 등의 신청을 받아 들여 "무면허 의료행위를 금지한 의료법 제25조 1항(현재는 제27조 1항)은 과잉금지 원칙에 위배된다"며 낸 위헌법률 심판 제청 사건에서 재판관 4(합헌)대 5(위헌) 의견으로 합헌 결정을 내렸다. 위헌 의견이 더 많았으나 위헌 결정을 위한 정족수 6명에 못 미쳤기 때문이다.

김 원장 등은 2008년 환자들에게 무면허 자기요법을 시술해주고 1인당 1개월에 30만원을 받은 혐의(부정의료업자)로 기소되어 재판을 받던 도중 법원에 위헌법률 심판을 신청했다가 기각 당하자 헌법소원을 냈다.

헌재는 "무면허 의료행위를 금지·처벌하는 의료법과 보건범죄 단속에 관한 특별조치법 관련 조항 중 의료행위와 한방의료행위 부분은 죄형법정주의의 명확성 원칙에 반하지 않는다"고 밝혔다. 또 "관련 조항이 비의료인의 의료행위를 전면 금지한 것은 매우 중대한 헌법적 이익인 국민의 생명권과 건강권을 보호하고 국민보건에 관한 국가의 보호 의무를 이행하기 위한 적합한 조치"라며 "관련 조항에 따른 기본권 제한은 헌법적으로 정당화될 수 있다"고 덧붙였다.

그러나 조대현 재판관 등은 "생명·신체나 공중위생의 위해 발생 가능성이 낮은 의료행위에 적절한 자격제도를 마련하지 않은 채 비의료인의 의료행위를 일률적으로 금지하는 것은 의료소비자의 의료행위 선택권과 비의료인의 직업선택의 자유를 침해하는 것"이라며 "관련 조항은 헌법에 위반된다"고 지적했다(〈미디어 오늘〉, 2010년 7월 29일 자).

이 헌법소원과 그에 대한 헌법재판소 결정(전원재판부 2008헌가19, 2010.7.29)은 당시 사회적으로 큰 이슈가 되지는 않았지만 의료인면허제도와 관련하여 작지 않은 의미가 있다고 생각한다. 그것은 우리나라에서 100년이 넘는 역사를 가지게 된 의료인면허제도에 대한 (저자가 알기로는) 최초의 헌법적 판단이기 때문이다.

위 기사에 있듯이 헌법재판소는 〈의료법〉 제27조 1항과 〈보건범죄 단속에 관한 특별조치법〉의 관련 조항이 헌법에 위배되지 않는다는 합헌 결정을 내렸다. 재판관 4인이 합헌 의견, 재판관 5인이 위헌의견으로 비록 위헌 의견이 다수이기는 하지만 법률의 위헌 선언에 필요한 정족수 6인(3분의 2)에 미달하므로 그러한 결정을 내린 것이다.

그렇다고 위헌 의견을 표명한 헌법재판관들이 의료인면허제도 자체를 헌법에 저촉된다고 판단한 것은 아니었다. 단지 해당 법률 조항이 "의료소비자의 의료행위 선택권과 비의료인의 직업선택의 자유를 침해하는" 등 위헌의 소지가 있음을 지적한 것이었다.

헌법재판소 결정의 의미, 나아가 의료인면허제도의 실체를 제대로 이해하기 위해서는 제청법원(부산지방법원)의 위헌 제청 이유, 심리 과정에서 제출된 대한의사협회장 등 이해관계인의 의견, 헌법재판소의 결정 요지, 일부 헌법재판관들이 제시한 위헌 이유를 검토할 필요가 있다고 생각하여 헌법재판소 결정문 중 해당 부분을 소개한다.

[제청법원이 위헌 제청을 한 이유]

모든 무면허 의료행위를 치료결과에 상관없이 일률적, 전면적으로 금지하는 것은 과잉규제인바, 자신의 질병에 대하여 특별한 치료술을 가진 자로부터 치료를 받을 권리를 박탈하는 것은 환자의 생명권, 치료받을 권리 및 치료수단 선택권을 침해하고, 의료인이 아니면서 의료행위를 하고자 하는 자의 행복추구권을 침해한다. 환자가 사이비 의료인에게 현혹될 우려가 있다는 이유로 비의료인에 대한 접근을 막는 태도는 환자를 의료행위의 객체로만 보는 태도인바, 이는 환자가 질병의 치료라는 목적을 위하여 의료제공자와 협력하는 주체이고 자기결정권을 가진 존재라는 점을 간과한 것이다.

[이해관계인의 의견]

(1) 보건복지부장관의 의견

의료법 제1조, 제2조 제2항, 제12조, "보건범죄단속에 관한 특별조치법" 제1조의 내용과 입법취지 등을 유기적으로 해석하면 의료행위의 개념을 예측할 수 있으므로 "의료행위" 부분은 죄형법정주의의 명확성의 원칙에 위반되지 아니한다.

의료법은 의료면허제도를 취하고 있는데 이는 사람의 생명과 신체에 위해를 발생케 할 우려가 있는 의료행위를 미연에 방지하고자 하는 것으로 면허제도를 운영하고자 하는 목적과 취지 등을 감안한 입법자의 입법정책에 관한 문제이고, 무분별한 의료행위로부터 생명과 건강을 지키기 위한 최소한의 장치에 해당한다. 설령 의사면허는 없지만 특별한 치료술을 가진 자가 있다 하더라도 비의료인의 의료행위를 허용할 것이 아니라 제도권 내에서 검증된 의료인들이 이러한 전통적 치료방법을 수용하여 시행할 수 있도록 하는 것이 바람직하며, 최근 의료계에서는 이러한 시도들이 많이 이루어지고 있다. 아무런 기준 없이 비의료인의 의료행위를 허용하는 것은 국민의 생명과 신체의 안전을 보호하여야 할 국가의 책임과 의무를 저버리는 것이 되어 헌법에 위반된다.

부작용의 발생가능성이 적은 방법이라 할지라도 사람의 생명, 신체나 공중위생에 위해를 발생시킬 우려가 있는 행위에 포함될 수 있으므로 원칙적으로 의료행위로 보는 것이 타당하고, 법원도 구체적 상황에 따라 무면허 의료행위의 위법성을 부정하는 판단을 하는 경우도 있는바 이러한 방법을 통한 합리적 해결의 길이 열려 있다.

의과대학에서 체계적으로 의학을 공부하고 국가의 검증을 거친 의료인과 비의료인을 달리 취급하는 것은 같은 것을 달리 취급하는 경우에 해당하지 아니하므로 평등원칙에 반하지 아니한다.

(2) 대한한의사협회장의 의견

보완대체의료의 범위는 각 나라마다 다른바, 우리나라에서의 보완대체의료는 "한방의료기관 또는 (양방)의료기관에서 널리 시행되지 않고 한의과대학 또는 의과대학 과정에서 관행적으로 가르쳐지지 않는 학문 또는 의료기술"로서 국민건강보험법에 의한 국민건강보험제도의 범주 내에 있지 아니한 치료법이라고 정의해야 하고, 결국 의료법 및 국민건강보험법 체계에서의 보완대체의료란 한방의료·서양(양방)의료에 있어서는 학문상으로 인정되지 않고 안전성·유효성이 평가되지 않은 행위라고 할 것이다. 한편, 침구술은 의료법령에 한방의료기관의 진료과목 및 전문과목으로 규정되어 있고, 한의과대학에서 교육되고 한의사에 의해 시술되고 있을 뿐만 아니라 그 치료가 국민건강보험법에 따라 건강보험급여항목으로 정해져 있으므로 이는 보완대체의료가 아닌 한의사의 정규 의료행위임이 명백하다.

(3) 대한의사협회장의 의견

의료법 제12조, 제1조, 제2조의 종합적 해석을 통해 의료행위의 의미를 예측할 수 있다는 점, 의료행위는 매우 다양하고 의학 및 의료기술 등의 발전에 따라 계속 변화하는 개념이므로 의료법에 의료행위의 개념을 구체적,

일률적으로 정의하기는 어렵다는 점, 법원에서 법관의 보충적 해석에 의해 의료행위에 대하여 일관되게 판단하고 있는 점 등에 비추어 볼 때, "의료행위" 개념은 죄형법정주의의 명확성의 원칙에 반하지 아니한다.

의료면허제도는 보건의료 서비스의 질을 일정 수준으로 확보 및 유지하여 국민의 건강을 보호·증진하는 등 공공복리를 위해 반드시 필요하다. 대체의료의 경우 그 안전성에 대한 연구 및 그 효과에 대한 과학적 근거가 부족하며, 특히 대체의료를 받는 과정에서 최적의 치료기회를 놓칠 우려가 있다.

(4) 서울중앙지방검찰청 검사장의 의견

무면허 의료행위 금지조항은 국민의 건강권과 생명권을 보호하기 위한 것인바, 이러한 입법취지상 무면허 의료행위자를 의료인과 차별하는 데에는 합리적인 이유가 있으므로 평등권침해 주장은 이유없다. 또한 의료인이 아닌 자의 의료행위를 금지하는 것은 위와 같은 중대한 법익을 보호하고 국민의 보건에 대한 국가의 보호의무를 이행하기 위한 것이므로 청구인의 직업선택의 자유를 침해하지 아니한다.

[헌법재판소의 결정 요지]

가. 비의료인도 침구술 및 대체의학 시술을 할 수 있도록 그 자격 및 요건을 법률로 정하지 아니한 입법부작위에 대한 심판청구는 비의료인의 침구술 및 대체의학 시술과 관련하여 헌법의 명시적인 입법위임이 존재하지 아니하고, 헌법해석상 그러한 입법의무가 새롭게 발생하는 것도 아니므로 작위의무를 인정할 수 없어 부적법하다.

나. 의료법의 입법목적, 의료인의 사명에 관한 의료법상의 여러 규정, 의료행위의 개념에 관한 대법원판례, 한방의료행위에 관련된 법령의 변천과정

등을 종합하여 보면, 이 사건 조항들 중 "의료행위" 및 "한방의료행위"의 개념은 건전한 일반상식을 가진 자에 의하여 일의적으로 파악되기 어렵다거나 법관에 의한 적용단계에서 다의적으로 해석될 우려가 있다고 보기 어려우므로, 죄형법정주의의 명확성원칙에 위배되지 아니한다.

다. 이 사건 조항들이 의료인이 아닌 자의 의료행위를 전면적으로 금지한 것은 매우 중대한 헌법적 법익인 국민의 생명권과 건강권을 보호하고 국민의 보건에 관한 국가의 보호의무를 이행하기 위하여 적합한 조치로서, 위와 같은 중대한 공익이 국민의 기본권을 보다 적게 침해하는 다른 방법으로는 효율적으로 실현될 수 없으므로, 이 사건 조항들은 비의료인의 직업선택의 자유 등 기본권을 침해하지 아니한다.

＊재판관 김희옥의 보충의견

헌법 제36조 제3항이 규정하고 있는 국민의 보건에 관한 권리는 국민이 자신의 건강을 유지하는 데 필요한 국가적 급부와 배려를 요구할 수 있는 권리를 말하는 것으로서, 국가는 국민의 건강을 소극적으로 침해하여서는 아니 될 의무를 부담하는 것에서 한걸음 더 나아가 적극적으로 국민의 보건을 위한 정책을 수립하고 시행하여야 할 의무를 부담한다는 것을 의미하므로, 의료유사행위 또는 보완대체의학에 의한 치료방법을 연구와 검증을 통하여 의료행위에 포함시키거나 별도의 제도를 두어 국민이 이를 이용할 수 있게 하는 것이 헌법 제36조 제3항의 취지에 보다 부합한다.

[일부 헌법재판관들이 제시한 위헌 이유]

＊재판관 조대현, 이동흡, 목영준, 송두환의 반대의견

국가는 국민의 생명권과 건강권을 보호할 의무를 지므로, 의학적 전문지식이 있는 자가 행하지 아니하면 사람의 생명·신체나 공중위생에 위해가 발생할 우려가 있는 행위에 대하여는 일정한 형태의 자격인증을 하고 그 자격에 반하는 의료행위, 즉 무면허 의료행위를 일률적·전면적으로 금지할 필요가 있다. 반면 모든 국민은 의료행위에 관한 자기결정권과 의료행위를 자신의 직업으로 선택할 자유를 가지므로, 국가는 의료면허제도의 운영에 따른 국민의 기본권제한을 꼭 필요한 범위로 최소화시켜야 한다.

그러므로 국가는 의료행위의 태양(態樣)이나 생명·신체에 대한 위험성에 따라 다양한 의료인의 자격을 설정함으로써, 의료소비자인 국민으로 하여금 적정한 비용이나 접근성에 맞는 의료행위를 선택할 수 있게 해야 한다. 예를 들면, 침구(鍼灸)는, 생명·신체에 대한 위험성이나 부작용에 있어서 통상의 의료행위와 비교가 될 수 없을 만큼 낮음에도 불구하고 이러한 의료행위까지 현행 의료인에게 독점시키는 것은 의료행위에 대한 비용을 부담할 능력이 없는 국민의 건강권을 최대한 보장하는 수단이라고 할 수 없다.

한편 입법목적을 달성하면서도 국민의 의료행위 선택권을 덜 침해하는 수단으로, 독일의 치료사 제도, 미국의 침술사 제도, 일본의 의업유사행위자 제도 등이 있는바, 우리나라의 경우, 현행 의료법 제81조의 의료유사업자에 "침구사 자격시험에 합격한 자"를 포함시켜 침구 등을 행할 수 있는 의료유사업자를 신규로 인정함으로써, 국민으로 하여금 경제성과 접근성을 고려한 최선의 의료행위를 선택할 수 있게 할 수 있다.

그렇다면 이 사건 법률조항들이, 사람의 생명·신체나 공중위생에 대한 위해발생 가능성이 낮은 의료행위에 대하여 이에 상응한 적절한 자격제도를 마련하지 아니한 채, 비의료인에 의한 의료행위를 일률적으로 금지하는 것은 과잉금지원칙에 위반하여 의료소비자의 의료행위 선택권과 비의료인의 직업선택의 자유를 침해하는 것으로서 헌법에 위반된다고 할 것이다.

＊재판관 김종대의 반대의견

이 사건 조항들은 제도권 의료인에게만 의료행위를 독점토록 해주고 이를 위해 비의료인에 의한 의료행위를 모두 금지시킨 뒤 이에 위반하면 형사처벌까지 함으로써, 의료소비자인 국민이 i) 의료인에 의해 치료불가 판정을 받았거나 ii) 과다한 비용 때문에 의료인에 의한 의료행위를 선택할 수 없거나 iii) 비의료인에 의한 의료행위를 선택했지만 결과적으로 질병이 치료되었거나 iv) 일부 침, 뜸, 자석요법 등과 같이 부작용의 위험성이 크지 않고 시술을 중단하면 쉽게 시술 전의 상태로 돌아갈 수 있는 시술을 한 경우까지도 비의료인에 의한 의료행위라며 이를 모두 범죄로 몰아 일절 선택할 수 없도록 하는 것은 과잉금지의 원칙에 반하여 의료소비자의 의료행위 선택권을 침해한다.

우리나라를 비롯하여 세계 각국은 "국민들의 생명과 건강이라는 헌법적 이익을 보호하고, 국민보건에 관한 국가의 의무를 이행하기 위해" 국가로부터 면허를 부여받은 사람에게만 해당 의료행위에 대한 배타적·독점적 권리를 인정하는 의료인면허제도를 채택하고 있다. 그리고 오늘날 여기에 대해서는 사회적으로 별 이견이 없는 것으로 보인다.

하지만 의료인면허제도 시행에 따라 국민들의 의료행위 선택권과 면허 없는 사람들의 직업선택 자유라는 또 다른 헌법적 이익 또는 기본권이 침해되는 것은 불가피하다. 헌법적 이익들 사이에 충돌이 일어나는 것이다.

원론적으로, 의료인 면허에 관련하여 상호 모순되는 이러한 이익들 사이의 균형추는 시대와 국가(또는 지역사회)라는 역사적 시공간에 따라 다를 수 밖에 없다. 그리고 실제로도 달랐으며 앞으로도 다를 것이다. 요컨대 의료인면허제도는 초역사적인 것이 아니라 역사적으로 변화하는 현상인 것이다.

의료인 면허에 관해 상호 모순되는 이익들 사이의 균형을 결정하는 주요한 요인은 국민들의 생명과 건강 보호에 관한 국가의 실행 의지, 의료공급자들 사이의 세력 관계와 국가의 개입, 의료소비자로서의 국민들의 의식과 행동, 그리고 "현대정통의학"과 "의료유사행위" 등 구체적인 의료행위의 특성 등이다. 앞에서 살펴본 헌법재판소 결정(2008헌가19)은 이러한 사실을 잘 예시(例示)해 준다.

이 헌법재판소 결정은 의료인면허제도의 정당성과 합헌성을 확인하는 것이지만, 그와 함께 의료인면허제도의 구체적인 내용은 앞으로 얼마든지 변화할 수 있음을 보여 주는 것이기도 하다. 나아가 세상의 변화에 따라서는 의료인면허제도 자체의 존폐가 논의되는 시대가 올지도 모른다.

2. 세계사 속의 의사면허제도

1) 의사면허제도의 탄생과 변천: 931년 이슬람 제국부터 1858년 영국까지

사람들의 생명과 건강을 다루는 의사들의 의술 수준을 높게 유지하고 실력 없는 돌팔이들을 의료시장에서 배제하는 것은 어느 사회에서든지 매우 중요한 일이었다. 의사들 역시 사람들로부터 신뢰를 얻기 위해서는 자신들의 지식과 기술 수준을 제고하는 것이 필요하다는 사실을 오래전부터 잘 알고 있었다.

잘못된 재판은 그나마 복심·3심제도 등을 통해 오류를 바로잡을 가능성이 있지만, 사람의 생명을 다루는 의학은 다르다. 단 한 차례의 잘못된 진단이나 치료로 사람의 생명을 빼앗아 갈 수 있고 치명적인 후유증을 남길 수 있다. 무지하고 무능하고 무책임한 돌팔이들로부터 환자들과 사회를 보호할 필요성은 예전부터 있었지만, 막상 그에 관한 적절한 법적·행정적 조치가 마련되었던 것은 아니었다.

적절한 의학교육을 받은 사람에게 심사를 거쳐 의사 자격을 인정하는 의사면허제도가 등장한 것은, 유럽의 경우 중세시대이다. 1100년대 시칠리아 왕국에서 시작된 의사면허제도는 그 뒤 시대와 국가, 지역에 따라 다양한 변천 과정을 거친 뒤 19세기에 들어 오늘날과 흡사한 근대적인 모습으로 정착하게 되었다.

이슬람 제국에서는 시칠리아 왕국보다 200년가량 앞선 931년 자격 있는 의사에게 면허를 부여하는 제도가 등장했다. 제국의 중심지인 바그다드에서 시작된 의사면허제도는 이슬람 제국 곳곳으로 퍼져 나갔고, 이슬람 지배 아래 있던 시칠리아에서도 역시 그 제도가 정착되었다. 시칠리아의 패권이 이슬람에서 노르만(바이킹)으로 넘어간 뒤에도 의사면허제도는 유지되어 기독교권, 즉 유럽 지역에 광범위한 영향을 미치게 된다.

(1) 고대 그리스 시대 의사의 자격

고대 그리스 시대 내내 의사 직업은 누구에게나 열려 있었다. 누구든지 의료행위를 할 수 있었고 의사로 행세할 수 있었다. 의사에 대한 명확한 법적 규정이나 의사의 의술 수준을 검증하는 자료는 찾아볼 수 없다. 그런 사회적 환경에서 제대로 교육받고 실력이 있다고 자부한 히포크라테스 류의 새로운 전업(專業) 의사들은 돌팔이들과 치열한 경쟁을 해야만 했다. 하지만 그들이 도시국가 당국에 대해 무자격 경쟁자들을 의료시장에서 배제할 것을 요구한 흔적은 발견되지 않는다. 당국 또한 돌팔이들을 규제하는 조치를 취한 것 같지도 않다.

히포크라테스들은 〈히포크라테스 선서〉의 다음 구절에 잘 나타나 있듯이 매우 폐쇄적인 의사 집단이었다. 〈히포크라테스 선서〉는 《히포크라테스 전집》을 구성하고 있는 다른 저작들과 마찬가지로 히포크라테스(Hippocrates, 기원전 460?~377?)라는 개인의 작품이라고 볼 근거는 전혀 없다. "현대의학의 뿌리"라고 일컫는 "히포크라테스 의학"은 히포크라테스라는 걸출한 인물이 천지창조하듯이 만들어 낸 것이 아니라 여러 경제적·사회적·사상적 조건 아래 오랜 기간을 통해 많은 의사들이 이루어 낸 고대 그리스 의학을, 의인화(擬人化)한 표현이라고 이해하는 게 적절하다.

히포크라테스 류의 새로운 의사들은 자신들의 의술을 소규모 집단 내에서만 나누어 가지려 했고, 그를 통해 의료시장에서 자신들의 우월성을 유지하고 경쟁에서 이기려 했던 것 같다. 그 점에서 그리스 시대 의료는 당국의 개입 없는 철저히 자유경쟁적인 특성을 띠었다.

> 이 기술을 나에게 가르쳐 준 사람을 나 자신의 부모처럼 섬기고 나의 생계에서 그를 짝으로 삼으며 그가 재정적으로 궁핍할 때는 내 것을 그와 나누며 그의 가족들을 나 자신의 형제로 간주하고 또 그들이 그것을 배우기를 원하면 보수나 계약 없이 그들에게 이 기술을 가르치며, 나 자신의 아들과 내 스승의 아들과 의사의 규범을 선서한 학생들에게만 교범과 구두 지시와 다른 모든 가르침을 전하고 그밖의 다른 누구에게도 전하지 않을 것입니다.

또한 그들은 다음과 같이 〈선서〉의 뒷부분에서 자신들의 직업윤리를 천명함으로써 돌팔이들과의 차별성을 사회적으로 인정받으려 했던 것으로 보인다.

나는 내 능력과 판단에 따라 환자를 돕기 위해 처방을 사용하지 상해와 가해할 의도로는 사용하지 않을 것입니다.

또 나는 그렇게 하도록 요청받을 때라도 누구에게든 독약을 투약하지 않을 것이고, 그같은 수단을 제안하지도 않을 것입니다. 마찬가지로 나는 어떤 여인에게도 낙태를 일으킬 좌제(坐劑)를 주지 않을 것입니다. 그 대신 나는 내 생애와 내 기술 모두를 순수하고 경건하게 지킬 것입니다. 나는 결석으로 고통받는 자에게, 참으로, 칼을 대지 않을 것이고 대신 그 분야의 기능인에게 양보할 것입니다.

어떤 집에 들어가든지 나는 환자를 돕기 위해 들어갈 것이고, 모든 고의적인 비행과 피해를, 특히 노예이든 자유민이든 남자나 여자의 신체를 능욕하는 것을 삼가할 것입니다.

그리고 내 직업을 수행하는 동안이나 직업 수행 외에 사람들과 교제하는 동안 내가 보거나 듣는 것이 무엇이건 간에 그것이 널리 퍼져서는 아니 되는 것이라면, 그같은 것들을 거룩한 비밀로 준수하면서 결코 누설하지 않을 것입니다.

(2) 고대 로마시대의 의사: 특권 의사의 등장

고대 로마시대에도 의사 직업에는 아무런 제한이 없었다. 그러다가 기원전 1세기 중반부터 특전을 받는 의사들이 나타났다. 기원전 46년 율리우스 카이사르(Julius Caesar, 기원전 100~기원전 44)는 식민지인 그리스 출신의 자유민 의사들에게 로마 시민권을 부여했다. 기원전 23년에는 로마제국의 첫 황제 아우구스투스(Augustus, 기원전 63~서기 14, 재위 기원전 27~서기 14)가 자신의 중병을 치료해 준 주치의 무사(Antonius Musa)에게 귀족 작위를 주었다. 이어서 면세, 병역 면제, 공공복무 면제 등 특전을 받는 의사들이 늘어났다.

특권 의사가 많아질수록 자연스레 의사로 행세하는 자도 증가했다. 그럼에도 의사를 규정하거나 규제하는 법과 제도는 나타나지 않았다. 안토니누스 피우스(Antoninus Pius, 86~161, 재위 138~161) 황제 시절 도시의 규모에 따라 특권 의사의 수를 5명, 7명, 10명 등으로 제한하는 법이 제정되었지만, 여전히 의사 자격에 관한 제도나 법은 없었다. 면허제도가 없었던 탓에 어중이떠중이들이 의사로 행세했으며, 그러한 모습은 중세시대에도 계속 이어졌다.

의사의 자격을 객관적으로 검증하고 인정하는 제도가 성립되려면 의학 지식과 기술의 표준적인 기준이 필요하다. 오늘날은 국가의 영역을 넘어 세계적으로도 의학 지식과 기술의 내용뿐만 아니라 교육 방식도 대체로 표준화되어 있다. 한국과 북한, 중국과 대만, 미국과 쿠바, 영국과 인도, 기독교권과 이슬람권 등 세계 각국에서 가르쳐지고 시술되는 의학은 차이가 거의 없다. 그렇기 때문에 각국은 외국 의과대학에서 교육받은 자국민과 외국인들에게 의사시험을 치를 자격을 인정하는 것이다.

다만 건강보장(보험), 의료전달체계, 공공의료의 비중 등 의료가 환자와 주민들에게 제공되는 방식과 관련되는 제도가 국가에 따라 다르며, 국가 재정과 국민들의 소득수준 등에 따라 제공되는 의료의 질과 수준에 국가 간 차이가 있을 뿐이다.

서양의 경우, 고대시대를 거쳐 중세 전반기까지 의사들이 가진 지식과 기술의 특성과 내용은 다양한 분파에 따라 차이가 컸기 때문에 표준적인 기준은 거론하기조차 어려운 상태였다. 그리스, 로마에서는 독단론파, 경험론파, 절충론파, 영기론파 등이 〈히포크라테스 선서〉에 보이듯이 저마다의 비술(祕術)을 폐쇄적인 집단 내에서 분유(分有)하고 전승했다. 이런 사정에서 국가적·사회적 필요성이 있다 할지라도 의사면허제도가 생겨나기는 어려웠다.

(3) 이슬람 제국의 의사면허제도

서기 931년 칼리프 알 무크타디르(al-Muqtadir, 895~932, 재위 908~932)가 제국의 수도 바그다드에서는 누구든지 시험을 거쳐 의사 자격을 인정받지 못하면 의료행위를 할 수 없다는 법을 반포했다. 시험을 면제받은 몇몇 저명한 의사를 제외하고 860여 명이 응시했고 합격자들은 의사 자격을 인정받았다. 지금까지 알려진 바로는 역사상 최초로 의사면허제도가 탄생한 것이다. 그리고 이러한 의사면허제도는 점차적으로 이슬람 제국 곳곳에서 시행되었다.

한 환자가 의사의 과오 때문에 목숨을 잃었다는 "사소하고 일상적인" 사

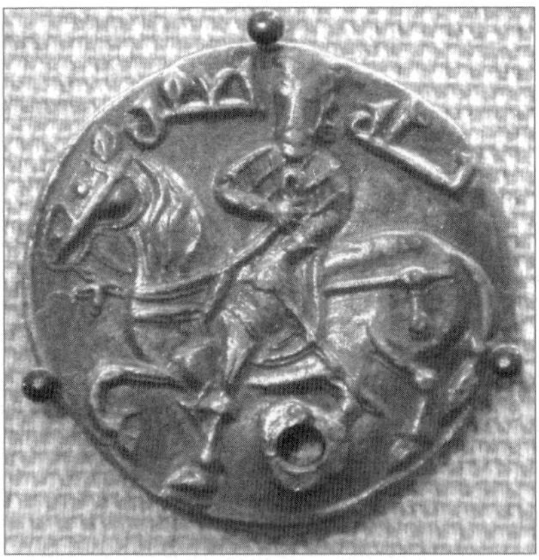

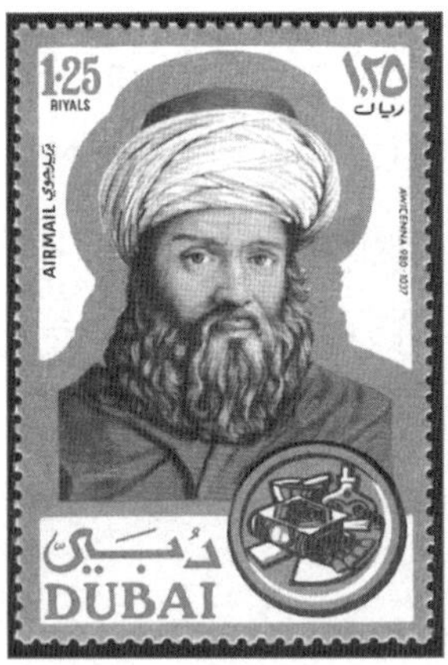

(왼쪽) 그림 1-1 세계 최초로 의사면허제도를 도입한 이슬람 제국 제18대 칼리프 알 무크타디르를 새긴 은전(銀錢). 이슬람 문명은 우리에게 여전히 생소하지만 알 무크타디르 시대의 의학사적 위업은 반드시 기억해야 할 것이다.

(오른쪽) 그림 1-2 두바이에서 발매된 시난 이븐 타비트 기념 우표.

실을 칼리프 알 무크타디르가 알게 된 것이 의사면허제도가 생겨나게 된 "역사적인" 계기였다. 931년, 칼리프는 자격시험을 통과한 의사들 외에는 의료행위를 금지하는 법률을 공포했다. 그리고 자신의 수석 주치의인 시난 이븐 타비트(Sinan Ibn Thabit bin Qurrah, 880~943)에게 법 시행의 책임을 맡겼다. 칼리프보다 이븐 타비트의 역할이 오히려 컸다는 주장도 있다.

법 시행 첫해인 931년 바그다드에서만 860명 이상이 자격시험에 응시했다. 합격자 수는 알려져 있지 않지만 합격자들은 의사로 공인되었다. 사상 최초로 국가가 자격을 보증하는 "면허의사"가 탄생한 것이다. 예외적으로 당시 명성이 높던 의사 몇 명은 시험을 치르지 않고 자격을 인정받은 것으로 알려져 있다. 칼리프가 이듬해에 별세하고 그에 따라 이븐 타비트의 권세도 약화되자 바그다드에서는 의사면허제도가 더 이상 지속되지 못했다.

하지만 의사면허제도는 이슬람 제국 내의 여러 지역으로 전파되어 시행되었다. 의사자격시험은 필기시험, 구두시험, 그리고 실기시험으로 구성되어 있어 오늘날과 별로 다를 바가 없었다. 무타시브(Muhtasib)라는 직명의 관리가 주도하는 정부 기구가 의사시험과 의사면허에 관한 사항을 관장했다. 그 기구는 의사면허 업무 외에 도량형을 감시하고 약사를 감독하는 책임과 권한도 가졌다. 즉 불공정 거래 행위를 단속하고 시장 질서를 유지하는, 오늘날의 공정거래위원회와 비슷한 성격을 가졌던 것으로 여겨진다.

바그다드에서 생겨나서 이슬람 제국 여러 곳에서 시행된 의사면허제도는 시칠리아를 매개로 유럽에도 전해졌다. 유럽의 기독교 문명은 의학에 관해서도 이슬람 문명의 덕을 많이 보았는데, 의사면허제도는 그중에서도 빼놓을 수 없는 것이었다. 오늘날에는 유럽뿐만 아니라 전 세계가 이슬람 문명, 이슬람 의학의 신세를 지고 있는 셈이다.

(4) 시칠리아 왕국의 의사면허제도

시칠리아는 의학의 역사에서도 종종 중요한 역할을 했다. 고대시대, 그리스의 식민지였던 시칠리아는 코스, 크니도스와 더불어 고대 그리스 의학의 중심지였다. 시칠리아의 피타고라스(Pythagoras, 기원전 570~495?) 학파에서는 뛰어난 의사를 많이 배출했고, 〈히포크라테스 선서〉도 시칠리아 의사들의 창작품이거나 적어도 그들의 입김이 많이 반영된 문서로 여겨지고 있다.

지중해 한복판 요충지에 자리 잡은 시칠리아는 그 때문에 파란만장한 역사를 지니고 있다. 다양한 세력들의 침략을 받은 시칠리아는 827년부터 1091년까지는 이슬람, 1038년에서 1198년까지는 노르만족의 지배에 놓여 있었다.

1140년, 노르만족 출신의 시칠리아 국왕 루제로 2세(Ruggero II, 영어식으로는 Roger II, 1095~1154, 재위 1130~1154)는 다음과 같은 칙령을 반포했다.

> 앞으로 의사가 되려는 사람은 누구든지 우리 관리와 심사위원들에게 시험을 치러야 한다. 이 조치를 어기는 자는 징역형에 처하고 재산은 모두 몰수한다. 무능하고 서툰 자들이 우리 왕국의 신민들에게 해로운 의료행위를 하지 못하도록 이 조치를 반포한다.

이것은 Constitutionum Regni Siciliarum libri III(The Constitutions of the Sicilian Kingdom Vol 3)의 해당 부분을 미국의 중세학자 제임스 포웰(James M. Powell)이 영어로 번역한 것을 우리말로 옮긴 것이다. 포웰의 영역본은 다음과 같다.

> Whoever in the future desires to become a physician should present

himself to our officials and judges for an examination according to their judgment. But if he should take this for granted in his rashness, he should be bound over to jail and all of his goods should be confiscated. For this has been arranged so that subjects in our kingdom may not be experimented on by inexperienced physicians.

루제로 2세의 칙령에 따라 시칠리아 왕국에서는 국가가 주관하는 의사 시험에 합격한 자만이 의사로 활동할 수 있게 되었다. 칙령을 위반한 자에게는 징역형과 재산 몰수라는 중벌을 부과했다. 이러한 칙령을 반포하고 시행한 이유는 국민들의 생명과 안전을 지키려는 목적으로 유해한 의료행위를 금지하기 위한 것이었다. 지금부터 거의 900년 전 오늘날과 흡사한 의사면허제도를 시행한 것이다.

앞에서 언급했듯이 1140년 이전에도 시칠리아에서는 그와 비슷한 제도가 이미 시행되고 있었다. 시기를 특정할 수는 없지만 이슬람 지배 기간 동안 의사면허제도가 뿌리를 내렸던 것이다. 루제로 2세의 칙령이 갖는 의미는 유럽 지역에서 유럽인 통치 세력에 의해 의사면허제도가 시행되었다는 점이며, 또한 그것을 계기로 유럽의 다른 지역들에도 의사면허제도가 전파되었다는 점이다. 어떤 제도나 관습이든 이슬람 문명권에서 기독교 문명권으로 전해지는 것보다 같은 기독교 문명권 안에서 전파되는 것이 훨씬 용이했을 터이다.

루제로 2세의 외손자인 시칠리아 국왕 페데리코 2세(Federico II di Svevia, 1194~1250, 재위 1198~1250)는 1220년부터는 신성로마제국 황제를 겸해서 프리드리히 2세(Friedrich II, 재위 1220~1250)로도 불렀다. 부계(父系)로 말하자면 호엔슈타우펜 왕조 출신으로 마지막 신성로마제국 황제이다. 1231년,

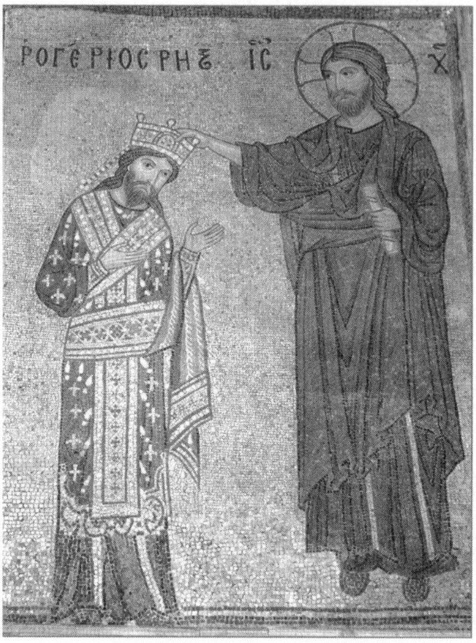

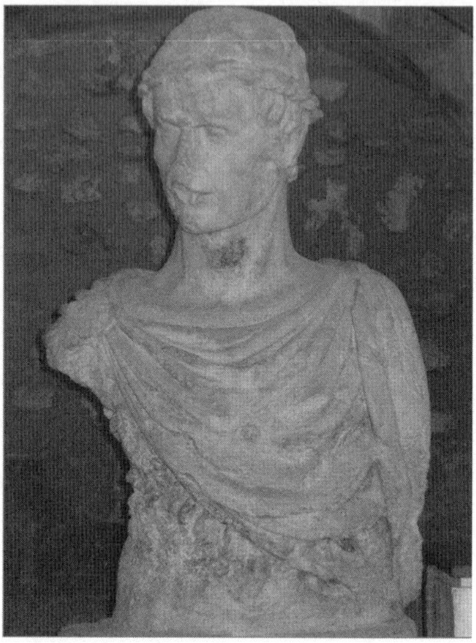

(왼쪽) 그림 1-3 예수 그리스도가 루제로 2세에게 왕관을 씌워 주는 모습을 묘사한 모자이크 그림. 시칠리아 팔레르모의 마르토라나 성당에 장식되어 있다. 루제로 2세의 통치는 시칠리아 왕국에 국한되었지만, 기독교인으로서의 권위와 동류의식은 그보다 넓은 지역에서 받아들여졌을 것이다. 그에 따라 루제로 2세가 칙령으로 반포한 의사면허제도도 유럽 여러 지역에 작지 않은 영향을 미쳤을 것으로 생각한다.

(오른쪽) 그림 1-4 페데리코 2세의 흉상. 생전에 만들어졌으며 시칠리아 왕령(王領)이었던 발레타에 있다.

페데리코 2세는 시칠리아 국왕의 자격으로 외할아버지 루제로 2세의 칙령을 더 구체화하여 아래와 같은 칙령을 반포했다. 여기에서 특별히 주목할 점은 의사시험과 의사자격 인정의 책임자가 “살레르노 의학교 교수들”이라는 점이다. 물론 당국이 임명하는 관리들도 책임과 권한을 가졌지만 당대 최고의 의학교로 인정받던 살레르노 의학교의 교수들이 국가가 위임하는 역할을 하게 된 점을 법으로 명시한 것이었다. 그 점을 제외하고는 대체로 페데리코 2세 칙령은 루제로 2세 칙령을 재확인하는 것이었다. 그리고 페데리코 2세가 신성로마제국 황제를 겸하고 있었으므로 칙령의 권위와 영향력은 더욱 컸을 것으로 여겨진다.

우리 신민들의 보편적 안전을 위해 특별히 유용한 조치를 취한다. 우리는 경험 없는 의사들이 초래하는 심각한 경제적 손해와 돌이킬 수 없는 인명 피해를 잘 알고 있다. 앞으로 살레르노 의학교 교수들의 책임하에 시행하는 공공 시험에 합격하지 않는다면 그 누구도 의사라는 칭호를 사용하면서 의료행위를 하는 것을 허용하지 않는다. 살레르노 교수들과 당국이 임명하는 관리들로부터 신뢰성과 의학지식을 인정하는 증명서를 수여받은 사람들만 의료행위를 할 수 있다. 앞으로 이 칙령을 위반하고 의료행위를 하는 자는 누구든 재산 몰수형과 1년 징역형의 처벌을 받는다.

이것은 Constitutionum Regni Siciliarum libri III(The Constitutions of the Sicilian Kingdom Vol 3)의 해당 부분을 미국의 중세학자 제임스 포웰이 영어로 번역한 것을 우리말로 옮긴 것이다. 포웰의 영역본은 다음과 같다.

We see a special usefulness when we provide for the common safety of our fideles. Therefore, since we are aware of the serious expense and irrecoverable loss that can occur because of the inexperience of physicians, we order that, in the future, no one may dare otherwise to practice or to heal, pretending the title of physician, unless he has first been approved in a convened public examination by the Masters of Salerno. The person appointed should approach our presence with testimonial letters concerning his trustworthiness and sufficient knowledge both from the masters and from those appointed by us, or, when we are absent, he should approach the presence of the person who remains in our place, and he should obtain the license for healing from us or him.

> The penalty of confiscation of his goods and a year in jail is commanded for anyone who dares in the future to practice contrary to this edict of our serenity.

(5) 중세시대 길드와 외과의사 조직

길드(guild)는 상인, 수공업자들이 조직한 중세시대 도시의 직업 결사체이다. 길드의 어원은 지불·납부·급료 등의 의미를 가지고 있는 게르만어 gelt로, 길드는 "회비를 납부하는 공동체"라고 할 수 있다. 길드의 중요한 특징은 구성원들이 정관을 지킬 것을 서약하는 것이었다. 정관은 길드 조직 내부에 규율을 세우고 구성원들과 관련된 분쟁을 해결하는 근거였으며, 구성원과 비구성원을 구분하는 수단이었다.

가장 오래된 길드 정관은 프랑스 북부 생토메르(Saint-Omer)의 길드 정관과 발랑시엔(Valenciennes)의 길드 정관으로 11세기에 만들어진 것이다. 이들 정관에는 물품 손실이나 도난에 대한 상호부조, 외부 법정에서의 변호, 도시 내부 시장에서 조합원의 독점권 인정, 조합장과 집행부의 선출 방법, 조합원의 권리 등이 포함되어 있다.

도시가 처음 형성되었을 때에는 그 도시의 모든 상공업자가 참여하는 하나의 길드가 생겨났지만, 시간이 지나면서 직업별로 독립된 길드가 설립되었다. 길드는 종교적 성격도 가지고 있어서 길드마다 수호성인을 모시고 그 성인의 축일에 축제를 벌였으며, 구성원들은 같은 곳에 모여 살았다. 12세기 말쯤 되면 대부분의 도시에 중요한 직업들의 길드가 세워져 13세기부터 빠르게 성장했다.

상호부조에서 출발한 길드는 점차 공동체 내부의 경쟁을 방지하고 대외적으로 도시의 이익을 수호하는 역할을 하게 되었다. 수공업자들은 노동시간을 준수해야 했으며, 야간 작업을 하면 벌금을 물어야 했다. 외지인들은 길드 구성원과 공동으로 사업을 하거나 그렇지 않은 경우 고액의 세금을 내야 했다.

수공업 길드의 정식 구성원은 직인(journeyman)과 견습공(apprentice)을 거느린 장인(master)이었다. 견습공은 직업에 따라 차이가 있지만 대체로 2~5년 정도의 견습과 시험을 거쳐 직인이 된다. 직인은 다시 수련을 거쳐 장인이 되는 시험을 보게 되는데, 시험에 통과하기 위해 직인이 만든 작품이 걸작(masterpiece)이다. 길드의 감독관이 작품에 대해 합격 판정을 하면 비로소 장인이 되어 독자적인 작업장을 열 수 있었다. 새로 장인이 된 사람은 길드 홀(guildhall)에서 정관 준수를 서약하는 입회식을 가졌다.

중세 도시에서 길드가 중요한 위치를 차지하게 된 것은 길드가 중심적 역할을 하여 자치권을 획득했으며, 또 길드를 중심으로 실제 자치가 수행되었기 때문이다. 길드의 조합장과 감독관들이 시장과 시 행정관을 선출하는 경우가 다반사였다.

수공업자 길드는 사회에 질 높은 물품과 서비스를 제공하기 위한 기준과 규율을 만들고 지켰다. 그중에서도 무지와 무능, 거기에서 비롯되는 잘못된 진단과 치료가 환자, 즉 고객의 생명과 건강을 위협할 수 있는 의사들의 길드는 특히 엄격한 기준과 규율을 마련했고 그것을 준수하려 노력했다. 길드가 설립되던 중세 후기, 의사는 외과의사(surgeon)와 내과의사(physician)로 뚜렷이 분화하기 시작했으며 신분적으로도 차별화되었다.

외과의사들은 독자적인 길드를 조직했다. 그리고 점차 외과의사들이 길드에 가입하는 것은 의무가 되었고, 길드 조합원이 아니면 권리를 보호받을 수 없었다. 아무리 능력이 뛰어나도 길드에 소속되지 않으면 아예 활동을 할 수 없을 정도였다. 외과의사 길드는 자율적으로 진료 시간, 임금, 수가를 책정할 수 있었다. 또한 자체적으로 장인 외과의사의 자격 기준을 마련하여 자유로운 경쟁을 배제했다.

다른 직종의 길드와 마찬가지로 외과의사가 되려는 젊은이는 견습공(도제)으로 길드의 말석에 이름을 올렸다. 그리고 장인에게서 2년 내지 3년 동안 도제 과정을 거친 뒤 심사를 거쳐 직인의 자격을 얻었다. 그 뒤 4년 내지 6년 동안 직인으로 활동한 뒤 엄격한 시험을 거쳐 비로소 장인 외과의사의 자격을 획득했다. 장인이 되기 위한 시험을 보기 위해서는 사생아가 아니라는 사실을 입증하는 출생증명서를 제출하고 조합비를 선납해야만 했다. 근대 이전 서양에서도 적서(嫡庶) 차별은 엄격했다.

외과의사 장인의 수가 독자적인 길드를 조직할 만큼 많지 않은 곳에서는 다른 직종의 길드에 가입했다. 주로 제철공(대장장이) 길드에 가입했다. 오늘날의 기준으로는 잘 이해되지 않지만, 외과의사와 제철공이 사용하는 도구가 비슷했기 때문이었다.

(6) 내과의사의 자격과 의사면허

내과의사는 외과의사와 사정이 달랐다. 내과의사는 전문 기술직, 즉 장인이 아니라 "일반 교양인(liberal profession)" 대접을 받았고 그에 따라 길드 조직에 적합하지 않다고 여겨졌다. 내과의사는 신분도 외과의사보다 높았다. 내과의사들은 별도의 조직을 만들었고, 그들의 자격은 살레르노 의학교, 볼로냐 대학 등의 의학교수들이 관장했다. 앞에서 언급했던 칙령, 특히 페데리코 2세 칙령은 그러한 사정을 법제화한 것이다.

내과의사에 관한 규정은 점차 구체화되었다. 내과의사가 되기 위해서는 3년의 논리학, 즉 인문학과 5년의 의학교육과정을 이수한 뒤 시험을 치러야 했다. 그리고는 1년 이상 지도교수의 감독 아래 실습 수련을 거치면 의사면허(medendi licentia)를 받고 독자적으로 의료활동을 할 수 있었다. 이렇게 하여 의사면허제도가 확립되었다. 시칠리아 왕국의 경우 의사시험을 주관하고 면허 부여를 결정하는 권한은 살레르노 의학교 교수들에게 있었지만 면허는 국가의 이름으로 주어졌다. 그리고 국가가 인정하는 면허 없이 의료활동을 하는 자는 중하게 처벌했다. 그와 더불어 의료 수가와 약종상에 관한 규정도 마련되었다.

페데리코 2세 칙령으로 구체화된 시칠리아 왕국의 의사면허제도는 유럽 대륙의 여러 곳으로 전파되었으며 각 지역의 대학교들이 살레르노 의학교의 역할을 담당했다. 의학생들은 의사가 되기 위해 여러 차례의 시험을 치러야 했다. 2년 또는 3년의 교육과정을 거쳐 시험에 합격하면 학사 학위(baccalaureus)를 받았다. 그리고 다시 2, 3년의 수련 과정을 마치고 시험을 통과한 사람에게는 합법적으로 의료행위를 할 수 있는 면허의사(licentiate) 자격을 부여했다. 사람마다 차이가 있지만, 26세 내지 28세쯤 면허의사가 되는 게 상례였다.

시칠리아 왕국과 달리 대부분의 지역에서 면허장은 국가가 아닌 대학 총장 명의로 주어졌다. 당시 대학 총장은 대개 교황의 대리인 역할을 하는 성직자였다. 요컨대 세속 권력을 대표하는 국왕이 아니라 종교 권력의 수장인 교황이 의사면허를 관장하는 셈이었다. 기독교인이 아닌 유태인은 특별 취급을 받아, 교황을 대리하는 총장이 아니라 대학 교수회가 발급하는 면허장을 받았다. 면허장을 받은 의사는 원칙적으로 그 지역뿐만 아니라 모든 기독교 국가에서 의료행위를 할 수 있는 권리를 인정받았다.

반면에 면허 없이 의료행위를 하는 자는 교황청으로부터 파문을 당했고, 이에 덧붙여 세속 당국의 처벌도 받았다.

(7) 근대 초기 영국의 의사면허제도와 의료시장의 현실

1511년 영국 의회에서 제정된 〈내과의사 및 외과의사 법(Physicians and Surgeons Act)〉 전문에는 다음과 같이 쓰여 있다. "학식과 솜씨를 겸비해야 할 의술이 … 이 나라에서는 저 무지한 자들에 의해 날마다 저질러지고 있다. … 그 자들은 뻔뻔스럽게도 대단한 치료나 무척이나 어려운 일을 하는 것처럼 행세하는데 … 실제로는 이 나라 백성들에게 그만큼 큰 손해와 고통을 안겨 주고 있다."

이 법은 내과의사와 외과의사들이 대학이나 관할 교구의 주교에 의해 공식적으로 면허를 부여받을 것과 면허 없이 의료행위를 하는 사람에게는 상당한 벌금을 부과하도록 규정했다.

1518년 9월 23일 헨리 8세(Henry VIII, 1491~1547, 재위 1509~1547)의 특허장에 의해 런던에 왕립의사회(Royal College of Physicians)가 창립되었다. 왕

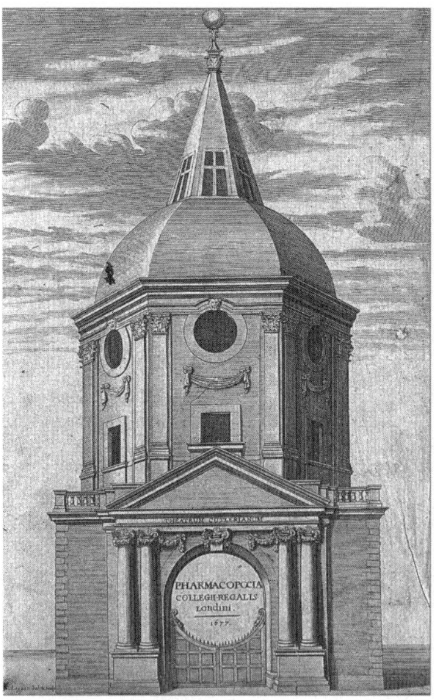

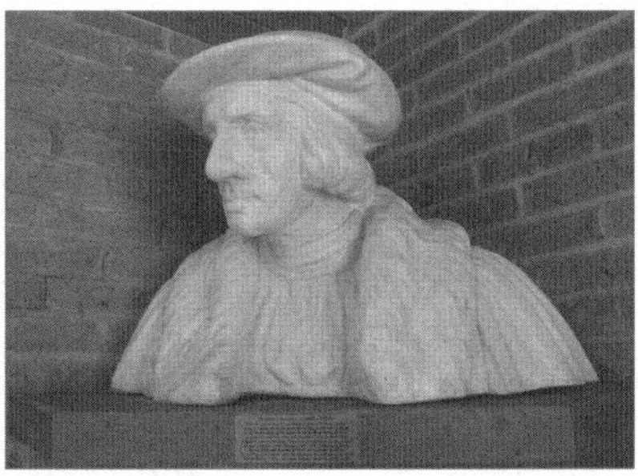

(왼쪽) 그림 1-5 1677년 출간된 왕립의사회 편《약전(藥典, Pharmacopeia)》의 표지. 로버트 후크(Robert Hooke, 1635~1703)가 설계한 왕립의사회의 해부학 시연장(anatomy theatre) 모습이다. 1670년 무렵 완공된 이 시연장은 1866년 화재로 소실되어 남아 있지 않다.

(오른쪽) 그림 1-6 옥스퍼드 대학교 리나커 칼리지(1962년 설립)에 세워져 있는 토머스 리나커의 흉상.

립의사회는 영국에 설립된 최초의 내과의사단체이다. 의사회 설립을 주도한 인물은 인문학자로 더 잘 알려진 의사 토머스 리나커(Thomas Linacre, 1460~1524)였다. 의사회의 주된 기능은 자격 있는 의사들에게 면허장을 부여하고, 그 외의 무자격 시술자들은 처벌하는 일이었다. 무자격 시술자에는 의사뿐만 아니라 약종상도 포함되었다. 이 의사회는 사실상 면허 부여라는 특권을 누릴 목적으로 세워진 셈이었다.

1518년 국왕의 특허장에 의해 처음 설립될 당시의 명칭은 그냥 "의사회(College of Physicians)"였다. 그리고 1523년에는 의회가 관련 법을 제정함으로써 지위가 보다 공고해졌다. 의사회의 면허 부여 권한은 런던에서 잉글랜드 전역으로 확대되었다. 단체 이름에 "왕립"이 처음 붙여진 시기는 분명치 않지만 "1663년 특허장" 이래 "왕립의사회"라는 명칭이 굳어졌다. "런던 왕립의사회"는 공식적인 명칭은 아니고 여타 유사한 단체들과 구별하기 위해 편의적으로 사용하는 것이다.

1540년에는 외과의사들과 그보다 많은 수의 이발사들이 "런던 이발사-외과의사 협회(Company of Barbers and Surgeons of London)"에 함께 참여하도록 하는 법에 동의했다. 이 법은 외과의사는 이발업을 할 수 없으며 이발사의 외과수술은 치과에 국한시키는 내용을 담고 있었다. 협회는 런던 지역에서 면허 없이 외과시술을 하는 사람들에게 벌금을 부과할 수 있는 권한을 부여받았다.

한편 런던 이외에는 면허제 시행을 담당할 의사회나 이발사-외과의사 협회 등이 없어서, 대신 주교들에게 면허권이 주어졌다. 런던 다음으로 큰 도시였던 노어위치 교구에서는 교회에 의한 의료인면허제가 1583년부터 본격적으로 실시되었다.

설립 당시 왕립의사회의 회원은 8명에 불과했다. 그 뒤로도 설립 취지에 맞게 의사회의 문호는 매우 좁고 편협했다. 옥스퍼드 대학과 케임브리지 대학 출신 외에는 까다롭고 엄격한 시험을 통과해야만 회원, 즉 합법적으로 의료행위를 할 수 있는 면허의사가 될 수 있었다. 사실상 옥스퍼드와 케임브리지 출신들의 특권을 지키는 폐쇄적인 조직이었다.

이후 스코틀랜드에서도 런던과 비슷한 특권적 의사단체를 세우려는 움직임이 나타났다. 돌팔이들이 우후죽순 격으로 늘어나자 그들을 의료시장에서 배제하기 위한 것이었다. 우여곡절을 거친 뒤인 1681년 국왕 찰스 2세(Charles II, 1630~1685, 재위 1660~1685)의 특허장을 받아 내는 데 성공하여 마침내 에든버러 왕립의사회(Royal College of Physicians of Edinburgh: RCPE)가 설립되었다. 이때는 에든버러, 레이든, 파리 대학을 거쳐 프랑스의 앙게르 의대를 졸업한 로버트 시벌드(Robert Sibbald, 1641~1722)가 토머스 리나커의 역할을 해냈다. 에든버러 왕립의사회의 창립 회원 21명 가운데 절반이 넘는 11명이 네덜란드의 레이든 대학 출신이었다. 레이든 대학이 유럽 의학계를 주도하던 시절이었다.

에든버러 왕립의사회는 7명의 시험관을 선정하여 스코틀랜드에서 통용되는 의사면허시험을 시행했고, 의사회가 발급하는 면허장 없이 의료행위를 하는 것은 불법으로 간주되었다.

대학, 시 당국, 그리고 교회는 자신들의 권리와 권위를 침범하는 것이라며 왕립의사회의 설립에 격렬하게 저항했다. 유럽 대륙에서는 시초부터 대학이 의사면허를 주관했던 반면 영국(잉글랜드와 스코틀랜드)에서는 의사단체, 다시 말해 의사 자신들이 그 일을 담당했다. 하지만 그 의사단체와 의사들은 개방적인 것과는 거리가 먼, 전근대적이고 특권적인 존재였다. 그 점에서는 대륙의 대학들도 다를 바 없었다.

런던과 에든버러에서 자격을 인정받지 못한 무면허 시술자들은 "돌팔이"

라고 불렸다. 그 단어는 네덜란드 말의 "혀 짧은 소리를 내다"와 "고치다"의 합성어로, 설교단이나 저자 거리에서 자기 기술을 떠벌이는 사람들을 면허를 가진 정규 의사들이 야유한 데서 연유했다. 면허의사들에게 돌팔이는 쓸모없는 사이비 처방으로 대중을 속이는 가짜나 사기꾼에 불과했다.

하지만 돌팔이들의 처방이 면허의사들에 비해 효과가 없는 것이 결코 아니었다. 그리고 민중들은 면허의사를 찾을 경제적 여유가 거의 없어서, 대부분 무면허 시술자들에게 의존했다. 게다가 전문적인 치료를 받기 원한다면 돌팔이들을 찾아가지 않을 수 없었다. 왜냐하면 대학에서 교육받은 의사들은 일반의였던 반면 돌팔이들은 종종 접골, 안과, 신장결석 제거 등으로 전문화되어 있었기 때문이었다. 여성 돌팔이들도 전문화되어 있는 경우가 많았다.

여성들은 대학 교육으로부터 배제되어 면허의사가 되는 기회를 원천적으로 박탈당했지만, 실제 의료에 종사하는 사람들 가운데 적어도 4분의 1을 차지하고 있었던 것으로 추정된다. 법·제도와 현실은 이렇게 동떨어져 있었다.

(8) 대학에서 국가로 의사면허 권한의 이관: 프로이센(프러시아)의 경우

중세 대학은 당대의 주류 지식을 생산하고 전파할 뿐만 아니라 전통을 고수하는 것을 대학의 책무라고 자임한 잘 조직되고 권세도 매우 큰 기관이었다. 하지만 르네상스 이후 대학은 점차 힘과 권위를 잃어 갔다. 대학은 낡은 전통에 매달릴 뿐 시대의 변화에 뒤처지기만 했다. 르네상스 이래 새롭게 발전하고 있던 의학은 대학의 울타리를 넘어서고 있었다. 왕립학회, 왕립의사회 등 새로운 단체와 기관이 대학의 지식 생산 역할을 상당 부분 대체하게 되었다.

중세시대에는 대부분의 대학이 교회의 후원과 감독을 받으며, 큰 편차 없이 비교적 높은 수준을 유지했다. 하지만 종교개혁을 겪으면서 상황은 크게 변화했다. 교회가 대학에 대한 지배권과 영향력을 상실하게 되었고, 대신 국가가 대학 일에 관여하는 경향이 뚜렷해졌다. 또한 17, 18세기를 거치면서 대학별 수준 차이가 점점 커졌으며, 대학에 따라서 학위에 대한 신용도가 형편없이 떨어진 경우도 적지 않았다. 의학 분야도 마찬가지였다.

대학이 의사면허에 대한 권한을 독점했던 데에서 국가가 그 역할을 대신하는 시대로 변화하고 있었다.

프로이센에서는 누구든지 의과대학을 졸업한 사람은 내과의사로 인정을 받았고, 외과의사 길드의 장인 면허장을 가진 사람은 외과의사 일을 할 수 있었다. 하지만 1725년 새로운 법령이 제정되어서 프로이센 정부 보건국의 심사를 통과해야만 의사로 활동할 수 있게 되었다. 새로 의사가 되기 위해서는 기왕의 자격에 덧붙여서 해부학 강좌 이수와 보건국 시험 합격이라는 조건을 충족해야만 했다. 요컨대 의사면허를 부여하는 권한이 대학과 길드에서 국가로 이관된 것이다. 구체적인 면에서는 차이가 없지 않지만 오스트리아-헝가리 왕국, 스위스도 비슷한 과정을 거쳤다.

1789년과 1791년에는 새로운 법이 제정되어, 의사가 되기 위해서는 두 가지 시험에 합격해야 했다. 한 가지는 의과대학 졸업시험이고, 또 한 가지는 보건국이 주관하는 시험이다. 이와 함께 별개의 외과의사 면허장은 의사면허장으로 통합되었다. 중세와 근대 초 두 가지로 확연히 구분되어 있던 직종이 요즈음처럼 하나가 된 것이다.

정부는 의학교육에도 개입했다. 의과대학에서는 정부가 승인한 교과과정을 충실히 따랐고 보건국 시험도 거기에 준해 치러졌다. 그리고 정부가 의사면허장을 발급했다. 독일이 통일된 이후, 한 주에서 취득한 면허장은 독일연방 모든 주에서 똑같이 인정되었다. 의사면허장이 없으면 누구도 스스로 의사로 행세할 수 없었다.

하지만 1869년 통과된 법에는 치명적인 독소 조항이 있었다. 누구든지 스스로 의사라고 자처하지 않는 한 의사면허장이 없어도 의료행위를 할 수 있다는 조항이다. 이 조항 덕분에 1880년대 법이 개정되기까지 돌팔이들도 법적 자격을 누리게 되었다. 가장 뛰어난 20세기 의사학자 가운데 한 사람으로 평가받는 헨리 시거리스트(Henry Ernest Sigerist, 1891~1957)는 당시 자유주의적인 분위기 탓에 그런 독소 조항이 들어가게 되었으며, 그렇게 된 데에는 그 무렵 독일 의학계와 사회운동에 지대한 영향력을 가지고 있던 병리학자이자 사회의학자인 개혁가 루돌프 피르호(Rudolf Virchow, 1821~1902)의 책임이 크다고 비판했다.

(9) 다시 영국으로: 〈1858년 의료법〉과 국가의사면허제도의 확립

대학에서 교육받은 면허의사의 수가 그 전보다 늘어났음에도 불구하고 18세기에도 면허의사는 전체 의료 종사자들 중 작은 부분을 차지할 따름이었다. 예를 들어 영국 중부의 링컨셔의 경우 에든버러에서 면허를 획득한 내과의사 5명, 외과의사와 약종상 11명, 산파 63명, 그 밖의 다른 시술자 40명이 활동하고 있었음이 밝혀졌다.

그리고 직종 간의 대립도 계속되었다. 예컨대 약제처방권을 둘러싼 약종상과 의사 사이의 알력이다. 갈등은 스코틀랜드 의과대학 출신과 런던의 왕립의사회 의사 사이에도 있었다. 왕립의사회는 스코틀랜드 의사들의 자격 인정을 거부했다.

1760년대 영국 의학교육의 중심지는 옥스퍼드나 케임브리지가 아니라 에든버러 의과대학이었다. 에든버러 출신들은 런던과 그 밖의 잉글랜드 지역으로 진출해서 활동하려 했다. 하지만 왕립의사회는 스코틀랜드 의사면허를 인정하지 않았고 에든버러 출신들의 염원은 실현될 수 없었다. 스코틀랜드 의사들이 왕립의사회를 점거하는 실력 행사까지 벌였지만 아무런 성과도 거두지 못했다. 그 뒤 19세기 초에도 회원이 200명에 미치지 못한 왕립의사회는 스코틀랜드 의사들의 면허 인정을 완강히 거부했다.

산업혁명으로 크게 늘어난 중산층은 적당히 저렴하면서도 믿을 만한 의료서비스를 원했다. 그들은 다양한 방면에 지식과 기술을 갖춘 의사를 원했는데, 여러 의과대학에서 다량으로 배출되는 일반의가 거기에 해당되었다.

일반의의 수가 늘어나면서 의료계 조직을 근본적으로 개혁할 것을 요구하는 목소리도 점차 커졌다. 왕립의사회와 왕립외과의사회 등의 특권은 더 이상 세상의 변화에 적합하지 않았다. 일반 외과의사들은 왕립외과의사회의 회원에서 여전히 제외되었고 스코틀랜드 의사들 역시 왕립의사회에 의해 인정받지 못했다. 한편 국가는 구빈법 의사, 정신병 수용소의 관리 의사, 지방정부의 보건의료직 공무원 등 점점 더 많은 수의 의사를 채용할 필요가 있었다. 이러한 자리는 대부분 특권을 가진 의사가 아니라 최소한의 자격을 갖춘 일반의이면 충분했다.

개혁은 절실했지만 그것을 실현하는 과정은 멀고 험난했다. 투쟁의 한쪽 편에는 어떠한 변화에도 완강하고 강력하게 저항하는 왕립의사회, 왕립외과의사회, 약종상협회가 있었다. 또 다른 편에는 다양한 종류의 의료인과 사회개혁 세력이 있었다. 싸움을 해 나가는 가운데 새로운 전략과 전술이 채택되었다. 하급 의료인들은 자신들의 처지를 개선하기 위해 산업별 노동조합주의를 채택했고 결국 커다란 성공을 거두었다. 1832년 그들은 새로운 노동조합, 즉 영국의사협회(British Medical Association: BMA)를 결성했으며, 1840년에는 대중적 기관지인 《영국의사잡지(British Medical Journal)》를 창간했다.

그러나 당시 개혁의 선두에 섰던 것은 《영국의사잡지》보다 훨씬 앞선 1823년에 창간된 또 다른 의학 대중지인 《란셋(Lancet)》이었다. 《란셋》의 창간자이자 편집인인 외과의사 토머스 와클리(Thomas Wakley, 1795~1862)는 1831년 300~400명의 외과의사들을 이끌고 왕립외과의사회를 점거하고 집회를 열었다. 격렬한 몸싸움 끝에 와클리는 경찰에 의해 쫓겨났지만 사회적 반향은 대단했다.

마침내 〈1858년 의료법(Medical Act 1858)〉 제정으로 의료직과 의학교육에 관련된 오랜 문제점과 난맥 상황이 바로잡히고 근대적인 국가의사면허제도가 확립될 때까지는 이로부터도 27년이 더 걸렸다. 이것을 "30년 전쟁"이라고도 부른다.

이 법으로 영국의 의사면허에 관한 모든 사항은 국가를 대신하여 "최고의료심의회(General Medical Council: GMC)"가 관장하게 되었으며, 현재도 마찬가지이다. 1858년 의료법의 법률적 핵심은 바로 최고의료심의회의 구성과 그 권한이었다.

무려 16번의 시도 끝에 마침내 통과된 그 법으로 내과의사, 외과의사, 약종상이라는 예전부터의 세 가지 직종은 폐지되고 대신 두 개의 새로운 전문직, 즉 의사와 약사로 대체되었다. 법

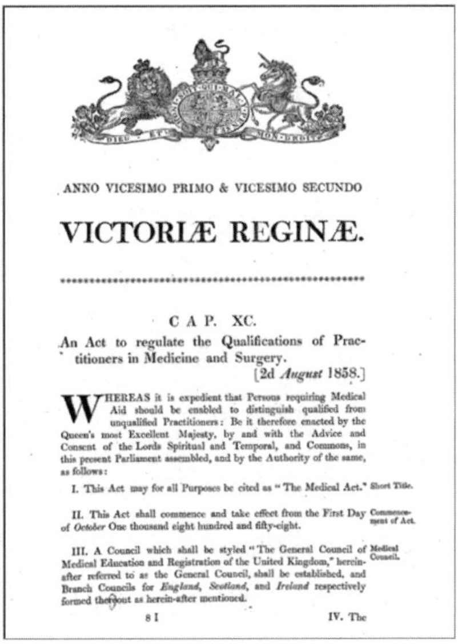
ANNO VICESIMO PRIMO & VICESIMO SECUNDO

VICTORIÆ REGINÆ.

C A P. XC.

An Act to regulate the Qualifications of Practitioners in Medicine and Surgery.

[2d *August* 1858.]

WHEREAS it is expedient that Persons requiring Medical Aid should be enabled to distinguish qualified from unqualified Practitioners: Be it therefore enacted by the Queen's most Excellent Majesty, by and with the Advice and Consent of the Lords Spiritual and Temporal, and Commons, in this present Parliament assembled, and by the Authority of the same, as follows:

I. This Act may for all Purposes be cited as "The Medical Act." Short Title.

II. This Act shall commence and take effect from the First Day of *October* One thousand eight hundred and fifty-eight. Commencement of Act.

III. A Council which shall be styled "The General Council of Medical Education and Registration of the United Kingdom," hereinafter referred to as the General Council, shall be established, and Branch Councils for *England*, *Scotland*, and *Ireland* respectively formed thereout as herein-after mentioned. Medical Council.

8 I IV. The

그림 1-7 〈1858년 의료법(Medical Act 1858)〉.

에 규정한 대로 의사는 교육 병원에서의 체계적인 훈련뿐만 아니라 관련되는 모든 의학 분야에 관해 대학 교육을 받게끔 되었다. 그리고 이러한 정규 교육을 받지 못한 사람들은 모두 의료시장에서 추방되었다. 또한 그로 인해 한동안 여성들은 의사가 될 기회를 더욱더 제한받게 되었다. 역설적으로 들릴지 모르지만 이 법 덕택에 엘리자베스 블랙웰(Elizabeth Blackwell, 1821~1910)은 여성으로는 처음으로 〈1858년 의료법〉에 의한 면허의사가 되었다. 영국에서 의과대학에 진학할 수 없었던 블랙웰은 규제가 상대적으로 허술한 미국에서 1849년에 의과대학을 졸업했다. 그리고 외국의 의학교육을 인정하는 법 덕분에 정식으로 의사면허를 받을 수 있었던 것이다.

지게리스트는 몇백년 동안 우여곡절을 겪었지만 결국 페데리코 2세(프리드리히 2세) 시절과 매우 비슷한 제도로 돌아갔다고 평가했다. 대학이나 길드가 아니라 국가가 의사면허를 관장한다는 점에서는 타당한 견해이지만 그 사이 국가의 성격, 의학의 특성과 수준, 소비자로서 환자의 권리 등 많은 것이 변화했다는 사실도 함께 고려해야 근대적 의사면허제도를 올바르게 이해할 수 있을 것이다.

2) 일본의 의사면허제도

(1) 서양과 동아시아, 일본과 한국(조선), 선진과 후진, 근대와 전근대

앞에서 살펴보았듯이 기독교 문명권, 즉 서양의 의사면허제도는 거의 900년에 이른다. 이슬람 문명권의 의사면허 역사는 그보다 200여 년을 더 거슬러 올라간다.

반면 동아시아 문명권에서는 (애당초 없어서인지, 우리가 몰라서인지) 1800년대 전반기까지 오늘날 우리가 생각하는 의사면허제도라고 할 만한 것이

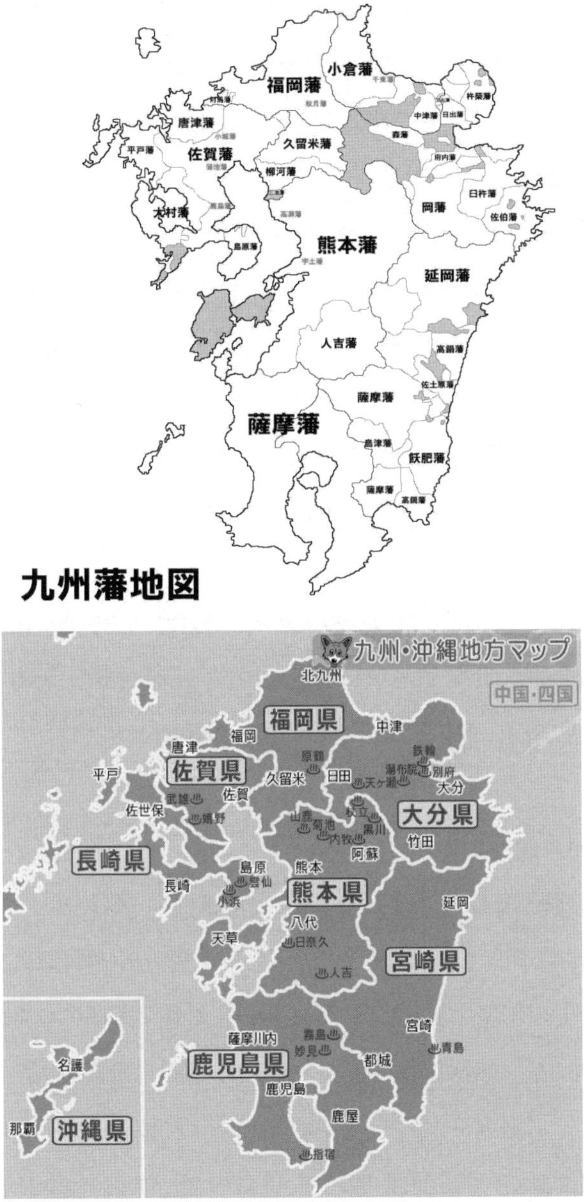

그림 1-8 에도 막부(幕府) 시대 사가번의 위치와 영역. 오늘날의 사가현과 대체로 일치한다. 1853년 미국의 페리 제독에 의한 강제 개국 이전 대외 교류의 (거의 유일한) 창구였던 나가사키(長崎)와 바로 붙어 있다.

보이지 않는다. 1870년대에야 비로소 일본에서부터 서양의 영향으로 "선진적인" 의사면허제도가 도입되기 시작했다는 것이 지금까지의 "정설"이었다. 그리고 그러한 정설은 "선진 서양, 후진 동아시아"라는 역사 인식을 뒷받침하는 중요한 근거로 작용해 왔다.

우리나라에는 개항 초기인 1880년대 후반 처음으로 의사면허제도가 도입되었으며 1890, 1900년대를 거치면서 점차 확대되고 정착되어 갔다. 그리고 그 과정에 일본의 영향이 컸던 것으로 여겨진다. 특히 1905년 을사늑약 강제 체결과 1906년 한국통감부 설치 이래 1945년 일제 패망까지 근 40년 동안은 일제가 한국, 조선, 한반도의 의사면허에 관한 사항들을 완전히 장악했다. 그 시기 일제의 의료 지배는 때로는 초법적인, 또 때로는 합법적인 양상을 띠었다.

따라서 개항 초기부터 일제강점기까지, 나아가 오늘날에 이르도록 우리나라 또는 한반도 지역 의사면허제도의 역사를 이해하기 위해서는 일본의 의사면허제도 발전 과정을 파악하는 것이 필수적이다.

(2) 1850년대 사가번의 의사면허제도

에도시대에는 의사면허제도가 없었기 때문에 누구나 의사가 될 수 있었다. 18세기부터 의약에 대한 수요가 커지면서 민간의 의학교육도 확대되었고, 의사들의 자제뿐 아니라 사무라이와 유력한 농민의 자제들 중에서도 의사를 지망하는 사람이 증가했다. 그에 따라 의사들의 의술 수준은 편차가 매우 컸다. 그럼에도 막부나 번(藩) 당국이 관여하는 일은 거의 없었다.

사가번(佐賀藩)은 에도시대 말기인 1851년 번 영토 안의 모든 의사에게 의무적으로 시험을 치르도록 하고 합격한 사람에게만 개업을 인허하는 의업면찰(醫業免札)을 주었다. 즉 의사면허제도를 도입한 것이다.

그보다 앞서 사가번은 18세기 중엽 이래 번이 고용한 번의(藩醫)에게 타지 유학 비용을 지원하는 등 의사들의 의술 수준을 높이기 위한 조치들을 취했다. 더욱이 1785년부터는 번의뿐만 아니라, 영내에서 활동하는 모든 의사에게 번이 운영하는 학교인 홍도관(弘道館)에서 연수를 실시하기도 했다.

1806년, 유학자 코가 코쿠도(古賀穀堂, 1778~1836)는 번주(藩主)에게 의학 교육을 비롯해서 교육의 중요성을 강조하며 난학(蘭學)을 장려할 것을 권고했다. 코쿠도의 제언은 그 뒤 사가번의 공식적인 교육 방침이 되었다.

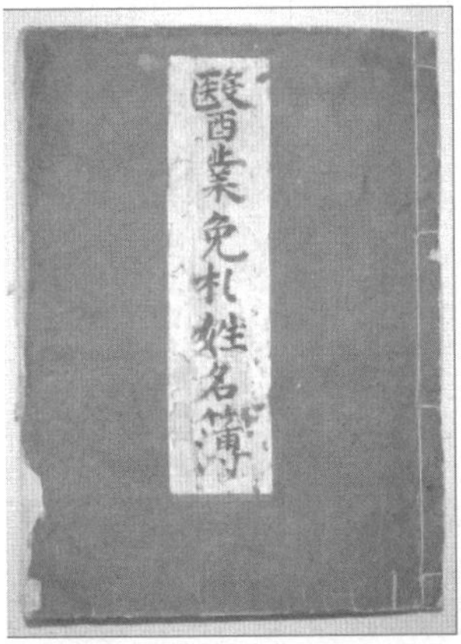

(위) 그림 1-9 의업면찰성명부(醫業免札姓名簿). 사가현 의료센터 호생관(好生館) 소장. 이 명부에는 1851년부터 1858년까지 사가번 당국으로부터 의업면찰(의술개업면허)을 부여받은 648명의 성명과 나이, 내과·외과·안과·산과·부인과·난과(蘭科, 네덜란드 의술)·구과(口科, 치과)·침과(針科) 등 전문 분야, 면찰 발급일과 수학 이력(스승의 이름)이 기재되어 있다.

(아래) 그림 1-10 1864년 12월 호생관이 내과의사 마고오리 모토타카(馬郡元孝, 34세)에게 발급한 의술개업면장. 직인에는 "의학료(醫學寮)"라고 적혀 있다. 현존하는 일본 최초의 의사면허장인 듯하다.

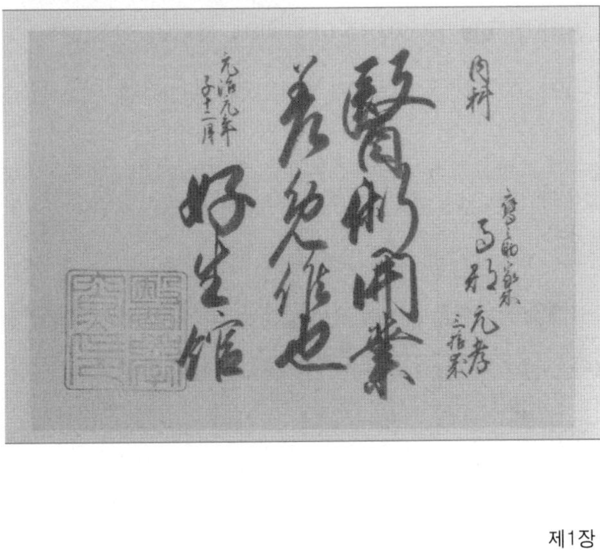

1834년 사가번은 전문의학교육기관인 의학료(醫學寮)를 설립해 번의뿐만 아니라, 영내의 모든 의사에게 의학료에 기숙하며 연수를 받도록 했다. 강제력은 없어서 큰 효과를 거두지 못했지만, 의학교육의 중시는 사가번의 전통이 되었다.

1850년 사가번은 사무라이 자제들의 자질을 높이기 위해 문무과업법(文武課業法)을 제정하고, 25세까지 홍도관에서 학업을 수료하지 않는 경우, 부친에게 봉록(토지) 지급을 줄이는 등 강력한 교육개혁 정책을 시행했다.

이러한 개혁 정책은 의사들에게도 적용되었다. 1851년 2월 7일 사가번은 의학료에서 자질을 시험하여 유능함이 인정된 의사에게만 개업할 수 있는 면찰을 줄 것이라고 포고했다. 그리고 10달 동안의 준비 기간을 거쳐 12월에 실제로 시행했다. 이렇게 일본에서 처음으로 의사면허제도가 탄생했다.

이 제도에 따라 1851년부터 1858년까지 648명이 의사면허를 부여받았다. 그중 1851년 12월 16일 처음으로 면허를 받은 번의 26명은 무시험으로 면허를 받은 것으로 보인다. 26명 중에는 뒤에 언급할 사가라 도모야쓰(相良知安, 1834~1906)의 아버지인 외과의사 사가라 나가미(相良長美)도 포함되어 있다. 사가라 집안은 사가번에서 명망 있는 의사 가문이었다.

의학료가 담당하던 면허 업무는 1858년에 번이 새로 설립한 의학교인 호생관(好生館)으로 이관되어 호생관 명의로 의사시험 합격자에게 의술개업 면장이 발급되었다.

사가번은 유학자 코가의 제언에도 있었듯이 일찍부터 난학 도입에 적극적이었다. 의학의 경우도 나가사키에서 요하네스 폼페(Johannes Pompe van Meerdervoort, 1829~1908)에게서 배운 의사들이 호생관 교사가 되어 해부학 등 서양의학을 가르쳤다. 더욱이 1861년에는 한의학을 전면적으로 금지하고 의사들이 서양의술만을 활용하도록 하는 매우 과감한 조치를 시행했다.

메이지(明治) 정부가 서양의학을 국가의 공식의학으로 채택한 것보다 여러 해 앞선 일이었다.

살펴보았듯이, 사가번은 1851년 일본에서 최초로 의사면허제도를 실시했다. 그 이전에도 의학교육을 장려하고 의사들의 의술 수준을 높이기 위해 노력한 점으로 보아 우발적으로 의사면허제도를 도입한 것은 아니라고 생각한다.

사가번이 의사면허제도를 채택하는 과정에 외국(인)의 영향이 있었을까? 네덜란드 의사 폼페는 1857년에야 일본에 왔으니 폼페와 사가번의 의사면허제도는 무관하다. 1823년부터 1829년까지 나가사키의 네덜란드 상관에 근무했던 독일인 의사 필리프 지볼트(Philipp Franz von Siebold, 1796~1866)도 시기적으로 많이 떨어져 있어서 가능성이 희박하다.

호생관과 나가사키에서 서양의학을 배운 사가번 번의 사가라 도모야쓰는 1873년 문부성 의무국의 초대 국장에 임명되어 근대적 의료행정의 기본 틀이 되는 〈의제약칙(醫制略則)〉을 작성했다. 앞에서 언급했듯이, 사가라의 집안은 사가번에서 명망 있는 의사 가문이고, 아버지는 1851년 최초로 의사면허를 받은 26명 가운데 한 사람이다. 사가라의 이런 개인적 경험이 의사면허제도 등 〈의제약칙〉 작성에 어떤 영향을 미쳤을까?

에도시대에 오와리번(尾張藩, 현재 나고야 일대), 아키타번(秋田藩, 현재 아키타현) 등에서 시험으로 번의를 채용한 적은 있지만 영내의 모든 의사에게 강제적·의무적으로 시험을 치르게 해서 합격자에게만 의사면허를 부여한 것은 지금까지 알려진 바로는 사가번이 유일하다.

(3) 〈의제〉 및 관련 법제 정비와 국가 의사면허제도

일본에서 전국적인 규모로 의사면허제도가 시행된 것은 〈의제(醫制)〉가 반포된 1874년부터이다. 그 뒤 여러 차례 변천을 거쳐 1906년 〈의사법(醫師法)〉 제정에 이르게 된다.

에도 막부가 국왕(천황)에게 통치권을 반환(大政奉還)한 이듬해인 1868년 메이지 신정부가 수립되었다. 메이지 정부는 "부국강병"을 국시로 내세우며 서양의 근대적 의학과 과학기술을 적극적으로 도입하기 시작했다. 사실 메이지 시기 이전에도 사가번 등 여러 번에서 양성된 서양 의사들이 적지 않았다. 이들 가운데 상당수는 메이지 초기 군의로 활동했다.

정부는 1871년 12월부터 1873년 9월까지 ① 조약 체결 상대국들에 국서 전달, ② 불평등조약의 개정을 위한 예비교섭, ③ 군사·교육·문화·과학기술·의료·경제구조 등 서양의 선진 문물에 관한 정보 수집을 목적으로 유럽 제국과 미국에 총 인원 107명의 대규모 사절단을 파견했다. 보통 사절단을 이끈 이와쿠라 도모미(岩倉具視, 1825~1883)의 이름을 따서 "이와쿠라 사절단"이라고 부른다. 뒤에 〈의제〉 제정에 핵심적인 역할을 하게 될 오무라번(大村藩, 현재 나가사키현) 출신의 나가요 센사이(長與專齋, 1838~1902)도 사절단의 수행원으로 파견되어 주로 의료제도, 위생, 의학교육 등에 관한 조사를 담당했다.

1872년 2월 문부성에 의무과가 설치되어 근대적인 보건의료 행정을 담당했다. 의무과는 1년 뒤인 1873년 3월 의무국으로 승격했고(문부성 의무국은 1875년 7월 내무성 위생국으로 이관, 개칭되었다), 사가번 출신인 사가라 도모야쓰가 국장에 임명되었다. 사가라는 네덜란드, 프랑스, 독일 등 유럽 국가들의 법령을 참조하여 85개조로 된 〈의제약칙〉을 작성했다. 1873년 6월에는 이와쿠라 사절단 본진보다 조금 앞서 귀국한 나가요가 사가라를 이어서 제2대 의무국장에 취임하여 근대적인 의료체계 확립에 더욱 박차를 가하게 되었다.

표 1-1 일본의 의사 수 추이, 1874~1879년

연도	총수	시험 면허	漢醫	洋醫	漢洋醫	和醫#	인구 (천 명)	의사 1인당 인구
1874	28,262		23,015	5,274			35,154	1,244
1875	23,284	25	14,807	5,097	2,524	87	35,316	1,517
1876	31,268	200	20,568	6,402	4,098		35,555	1,137
1877	33,503	1,142					35,870	1,071
1878	35,999	1,817					36,166	1,005
1879	38,322	2,371					36,464	952

和醫는 난학의사(蘭學醫師)를 뜻하며 和漢醫(33명), 和洋醫(12명), 和漢洋醫(17명)를 포함한다. 난학을 배운 의사는 이보다 훨씬 많았을텐데, 아마도 和醫가 아닌 洋醫로 집계된 것 같다.
注: 인구는 《일본장기통계 자료》(2007년판)에서 인용했고, 의사 1인당 인구는 저자가 구한 것이다. 일본은 1870년대에 이미 의사 1인당 인구가 1,000명 내외로 수적으로는 별로 부족한 상태가 아니었다. 문제는 의사들의 진료 수준과 자질이었다.
자료: 厚生省, 《医制百年史 資料編》(1976: 571).

나가요는 곧 각 지방의 의사, 약사, 병원 등의 현황을 파악하는 조사에 착수했다. 그리고 조사 결과와 사가라의 〈의제약칙〉을 참조, 76개조로 된 〈의제〉를 작성하여 1873년 12월 최고 행정기관인 태정관(太政官)에 제출했다. 그뒤 태정관의 재가를 거쳐 1874년 8월 18일 〈의제〉가 반포되었다. 하지만 당초 계획과는 달리 의료 상황이 양호한 도쿄, 교토, 오사카에서만, 그것도 〈의제〉의 일부 항목에 대해서 우선적으로 시행하게 되었다. 종래 습속으로 인해 전국에서 동시에 시행하기 어려웠기 때문이었다.

76개조로 구성된 〈의제〉는 의료제도, 의사와 약사 규제, 의학교육 등 의료와 관련된 모든 영역을 포괄하는 것으로 주된 목적은 다음과 같았다. ① 문부성 관할 아래 위생행정 확립, ② 서양의학에 기반한 의학교육 확립, ③ 의사개업면허제도 수립, ④ 근대적 약사(藥事)제도 수립.

〈의제〉 76개조 중 처음부터 시행된 것은 6, 7, 37, 42, 45, 71~74조(약포 및 매약) 등 9개조에 불과했다. 이 중 6, 7, 37, 42, 45조를 아래에 보인다.

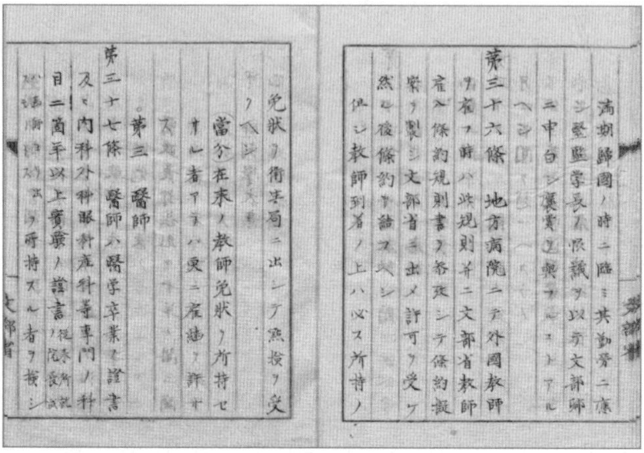

그림 1-11 1874년에 제정된 〈의제〉(필사본).

제6조 지방관청에 의무 공무원 1, 2명을 두어 관내의 의무 업무를 맡긴다. 그들은 문부성과 위생국에 보고해야 한다. (이것은 〈의제〉 제4조 "전국 7개소에 위생국을 설치한다"는 조항에 따른 것이다. —저자)

제7조 지방에 의사, 약포주(藥舖主), 가축의(家畜醫) 등을 뽑아 의무단속반을 조직하고, 위생국 지방관의 지시를 받아 부내 일상의 의무를 취급토록 한다.

제37조 의학교 졸업증서 및 내과·외과·안과·산과 등 전문과목 2년 이상 실습증서(종래 근무하던 곳의 원장이나 의사가 발급하는 것)를 소지하는 자를 검증하여 의사면장(免狀)을 주고 개업을 허가한다.

(당분간) 종래 개업하던 의사는 학술시험 없이 단지 이력과 치료 실적을 평가하여 2등급으로 나누어 임시[假] 면장을 준다. (〈의제〉 발포 후 약 10년 동안) 개업을 신청하는 자는 아래 시험을 거쳐 면장을 준다.

(갑) 해부학 대의(大意), (을) 생리학 대의, (병) 병리학 대의, (정) 약제학 대의, (무) 내외과(內外科) 대의, (기) 병상처방 및 수술

개업을 위한 임시 면장을 받은 자라 해도 30세 이하인 자는 3년마다 반드시 위 시험을 보고 면장을 받아야 한다. 단 독지(篤志)의 자는 연령과 상관없이 시험을 신청할 수 있다.

산과·안과·정골과(整骨科) 및 구중과(口中科, 치과) 등 일과(一科)를 배운 자는 해당 부위의 해부·생리·병리 및 수술 시험을 보아 면장을 부여한다.

종두는 천연두의 병리, 치방(治方)의 개략 및 우두의 성상종법(性狀種法)을 심득(心得)한 자를 검사하여 임시 면장을 주어 시술을 허가한다.

제42조 처방서에는 환자의 성명·연령·병명·조제분량 및 용법을 기입하고, 그 아래 발급 연월일과 의사의 성명을 기재한 뒤 날인한다.

제45조 치료를 받은 환자가 사망한 경우 의사는 3일 안에 병명, 경과 일수, 사망 원인(허탈, 경련, 질식 등)을 적고, 의사의 성명과 생년월일을 기재한 뒤 날인하여 의무단속반에 제출해야 한다.

이 조항들 가운데 특히 제37조가 의사면허와 관련된 것으로, 여기에 규정된 의사는 기본적으로 서양의학 교육을 받은 의사를 뜻했다.

정부는 37조에 따라 이미 개업하고 있던 의사들에게도 면허를 인정했다. 표 1-1에 따르면, 〈의제〉가 반포된 1874년에 한의(漢醫) 23,015명, 양의(洋醫) 5,274명이 활동하고 있었다. 전체 의사 중에서 한의가 80% 이상이었지만 양의도 19%나 되었다. 통계자료는 없지만 이 가운데 "의학교 졸업증서 및 전문과목 2년 이상 실습증서를 소지한 의사"는 얼마 안 되고 대부분 "종래 개업하던 의사"였던 것으로 생각된다. 비록 서양의학을 국가의 공식의학으로 채택한 메이지 정부이지만 현실을 도외시할 수는 없었던 것이다. 하지만 임시[假] 면허를 받은 자든 앞으로 새로 면허를 신청하는 자든 해부학, 생리학, 병리학, 약제학, 내과·외과, 병상 처방 및 수술 등 서양의학 위주의 시험에 합격해야만 면허를 유지하거나 새로 받을 수 있도록 했다. 단 임시 면허를 받은 자 중 30세 이상에게는 시험을 면제했다. 이 경우도 원하는 자에게는 시험을 볼 기회를 주었는데, 임시 면허보다는 시험에 합격해서 정식 면허를 받는 것이 유리했음을 유추할 수 있다.

요컨대 〈의제〉의 핵심은 서양의학을 습득한 자들만 의사 자격을 인정하고 면허를 부여하겠다는 것이었다. 그리고 그 면허란 개업을 허가하는 것이었다.

〈의제〉에는 별도로 처벌 조항은 없다. 하지만 취지상 개업을 하려면 정부의 허가가 필요하다는 점은 명백했다. "누구든지 스스로 의사라고 자처하지 않는 한 의사면허장이 없어도 의료행위를 할 수 있었던" 독일과는 크게 달랐다. 그렇다면 메이지 초기 일본이 "독일식" 의학을 채택했다는 의미는 무엇인가?

레오폴트 뮐러(Leopold Müller, 1822~1893), 테오도르 호프만(Theodor Hoffmann, 1837~1894), 에밀 슐츠(Emil Schultze, 1840~1924), 알브레히트 베르니히(Albrecht Wernich, 1843~1896), 에르빈 벨츠(Erwin von Bälz, 1849~1913) 등 독일인 의사들이 1870년대 일본의 의학교육을 주도했던 것은 사실이다. 또 사토 스스무(佐藤進, 1845~1921)를 필두로 일본인 의사들이 독일 유학을 많이 했던 것도 틀림없다. 즉 일본이 다른 서양 나라들보다 독일과 의학 분야에서 활발한 인적 교류를 한 것은 분명하다. 하지만 일본이 독일의 의사면허제도를 도입했다는 통설은 근거가 별로 없다.

〈의제〉에는 의사면허시험의 구체적인 방법과 절차, 그리고 시험 면제 대상 등 미흡한 점이 많았다. 이에 내무성은 5년 뒤인 1879년 2월 24일 〈의사시험규칙(醫師試驗規則)〉을 제정했다. 이 규칙에 따라 관립대학(도쿄대학) 및 구미 제국의 의과대학을 졸업한 자는 무시험으로 면허장을 받았다.

〈의사시험규칙〉에 따르면 시험문제 출제는 면허발급기관인 내무성이 주관했으며, 실제 시험은 지방별로 치러졌다. 시험 과목은 8개, 문제 수는 과목당 1~3개, 시험 시간은 문제당 2시간인 것으로 보아 시험은 3, 4일 동안 치러졌을 것으로 추산된다. 결코 허술하거나 만만한 시험은 아니었던 것으로 생각된다.

아래에 〈의사시험규칙〉의 중요한 부분들을 열거했다.

제1조 시험 과목

제1 이학[물리학] 제2 화학 제3 해부학 제4 생리학 제5 병리학 제6 약물학 제7 내과학 제8 외과학 또는 [제7, 제8 대신] 전문 각과

제2조 의술을 개업하고자 하는 자는 의술 과목(내외과, 전문 내과, 전문 외과, 및 산과, 안과, 치과 등), 개업 장소를 적은 원서에 그 수학 이력서 및 교사의 증서를 첨부하여 관할청에 제출하여 시험을 신청해야 한다. 단, 시험을 신청하는 자는 연령 만 20년 이상이어야 한다.

제3조 일본 관립대학 및 구미 제국의 대학교에서 의학졸업증서를 받은 자는 다시 시험을 볼 필요는 없다. 그 수학 이력서에 졸업증서를 첨부하여 관할청을 경유해 면장을 신청할 수 있다.

제4조 지방청에서는 매년 2월 5월 8월 11월의 4차례 시험장을 열어야 하며 그 정기[시험] 전에 미리 시험 개장일과 출원 기한을 관내에 광고해야 한다. 단, 지방의 편의, 지원자의 다과를 감안하여 정기[시험 횟수]를 줄여 매년 2번으로 하는 것은 문제가 없다. 그럴 경우 그 이유를 당성[내무성] 위생국에 통지해야 한다.

제6조 문제는 내무성에서 선정하여 한 학과마다 1, 2 문제 내지 3 문제로 한다.

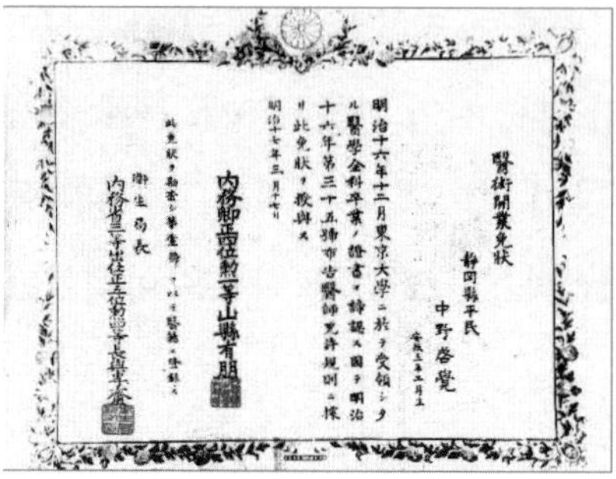

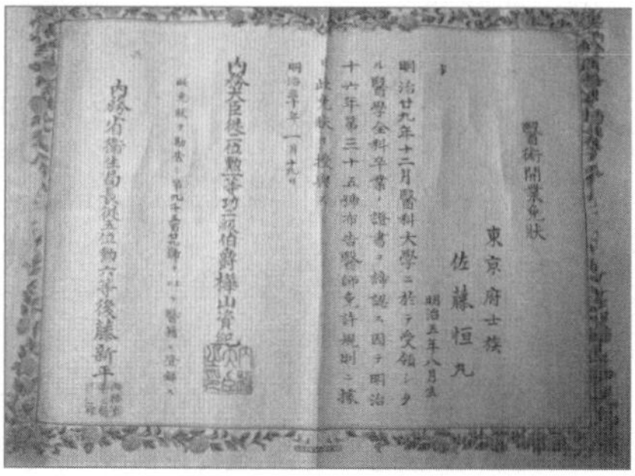

(왼쪽) 그림 1-12 1884년 3월 17일 나카노 게이카쿠(中野啓覺)에게 수여된 의술개업면장. 당시 내무성 위생국장은 나가요 센사이였다.

(오른쪽) 그림 1-13 1897년 1월 19일 사토 쓰네마루(佐藤恒丸)에게 수여된 의술개업면장. 당시 내무성 위생국장은 고토 신페이(後藤新平, 1857~1929)였다.

제7조 지방청은 매기(每期) 공립(부현립을 포함) 병원장, 부병원장 또는 관하(管下) 의사 중 학술 있는 자 및 이화학사(理化學士) 등을 뽑아 시험위원으로 해야 한다.

제9조 시험 답기(答記) 시간은 문제마다 2시간을 넘어서는 안 된다. 만약 이 시간에 답기하지 못한 자에게는 바로 다음 문제를 주어야 한다.

제10조 수험인은 서적을 휴대하고 시험장에 들어가기를 허용하지 않는다.

제13조 시험을 모두 끝낸 후 시험위원은 수험인의 답기를 묶어 별도로 1부를 등사(謄寫)하여 이를 장관에게 제출해야 한다. 장관은 그 본서(本書)에 첨서(添書)하여 내무성에 알려 부서(副書)는 [해당]청에서 비치해야 한다.

제14조 내무성은 전 조의 서류를 심사하여 합격자에게는 면장을 부여해야 한다.

이어서 정부는 1882년 2월 17일 〈태정관 포달〉 4호를 통해서 관립대학 의학부 외에 아래와 같이 소정의 조건을 갖춘 의학교 졸업자에게도 무시험으로 의사면허를 부여하는 조치를 취했다. 또한 의사면허를 관장하는 것은 내무경(內務卿)과 내무성이지만 의학교의 수준을 평가하는 것은 문부경(文部卿)과 문부성이라는 점을 명백히 했다. 이러한 업무 분장은 지금까지도 이어지고 있으며, 이 점은 우리나라도 마찬가지이다.

> 의사시험규칙 제3조에 기재한 자 이외는 모두 개업시험을 통과하여야 면장을 교부해 왔지만, 이제 문부경의 인가를 받아 다음 조건을 갖춘 의학교 졸업생은 논의를 거친 뒤 시험을 치르지 않고 곧 개업면장을 하부할 수 있다.
> 1. 3명 이상의 의학사(구미 대학교 졸업자 등 이력이 본 조항에 준하는 자도 포함)가 교유(敎諭)에 충당할 것
> 1. 생도 인원 수에 상당한 조교를 둘 것
> 1. 4년 이상 학기를 정하고 교칙 및 시험법을 완비할 것
> 1. 부속병원을 갖추고 생도에 실지연습을 시킬 것

그리고 정부는 그동안의 조치들을 종합, 정리하여 1883년 10월 23일 〈태정관 포고〉 35호로 〈의사면허규칙〉을 제정하여 1884년 1월 1일부터 시행한다고 공포했다. 이 〈의사면허규칙〉에 따라 의사는 의술개업시험을 보아 내무경으로부터 개업면장을 받은 자로 규정되었다. 그 밖에 관립 및 부현립 의학교의 졸업증서를 받은 자, 외국의 대학 의학부 또는 의학교를 졸업한 자에게는 시험 없이 개업면장을 수여했는데, 사실은 이들이 국가가 의도하는 의사에 걸맞은 존재였다. 또 이 규칙은 면허 취득자의 성명과 본적을 내무성 의적(醫籍)에 등록하고 공고하도록 했다. 〈의사면허규칙〉의 중요한 조항은 아래와 같다.

제1조 의사는 의술개업시험을 보아 내무경으로부터 개업면장을 받은 자로 한다. 단, 이 규칙 시행 이전에 받은 의술개업증은 유효하다.

제2조 개업면장을 받고자 하는 자는 시험급제증서를 가지고 지방청을 경유하여 내무경에 출원해야 한다.

제3조 관립 및 부현립 의학교의 졸업증서를 받은 자가 그 증서로 개업면장 발급을 출원할 때는 내무경이 그 증서를 심사하여 시험 없이 면장을 수여할 수 있다.

제4조 외국의 대학 의학부 또는 의학교를 졸업한 자 또는 외국에서 의술개업면허를 받은 자가 그 졸업증서 또는 개업증서로 개업면장을 신청할 경우 내무경은 그 증서를 심사하여 시험 없이 면장을 수여할 수 있다.

제5조 의사가 적은 곳에서는 부지사, 현령의 구상으로 내무경은 의술개업 시험을 보지 않은 자라 해도 그 이력으로 임시[假] 개업면장을 수여할 수 있다.

제7조 개업면장을 취득한 자의 성명, 본적은 내무성의 의적(醫籍)에 등록하여 공고한다.

제10조 의사가 폐업하거나 사망한 경우 지방청을 경유하여 그 개업면장을 내무성에 반납해야 한다.

제11조 의사는 그 업에 관해 범죄 또는 부정행위가 있을 경우 중앙위생회의 심의를 거쳐 내무성에서 그 업을 정지 또는 금지할 수 있다.

제12조 전 조에 따라 의업 금지 처분을 받은 자가 있을 때 지방청은 곧 그 개업면장을 몰수하고 이를 내무성에 반납해야 한다.

정부는 같은 날 〈태정관 포달〉 34호로 〈의술개업시험규칙〉도 제정하여 1884년 1월 1일부터 시행한다고 공포했다. 그에 따라 내무성이 1879년 2월

24일 제정했던 〈의사시험규칙〉은 근 5년 만에 폐지되었다. 새로 제정된 〈의술개업시험규칙〉의 골자는 다음과 같다.

제1조 의술개업을 하려는 자는 이 규칙에 따라 시험을 보아야 한다.

제2조 내무경은 매년 2회 의술개업시험을 거행한다. 단, 시험을 거행할 지방 및 시험기일은 6개월 전에 고지한다.

제3조 내무경은 의술개업시험을 거행할 때마다 관립 및 부현립 의학교병원에 종사하는 자 또는 지방에서 학술로 명망 있는 의사·이화학자 등을 골라 시험위원으로 임명해야 한다. 단, 치과의술개업시험에서는 치과의사 1명을 시험위원으로 추가할 수 있다.

제4조 내무경은 주사자(主事者)를 파견하여 시험 일체를 감독, 정리하도록 해야 한다.

제5조 의술개업시험은 2기로 나누어 전기시험·후기시험으로 한다. [수험자는] 전후 2기 시험을 동시에 치를 수 없다.

제6조 시험과목은 다음과 같다.

전기시험 과목: 1 물리학, 2 화학, 3 해부학, 4 생리학

후기시험 과목: 1 외과학, 2 내과학, 3 약물학, 4 안과학, 5 산과학, 6 임상실험

제8조 전기시험은 1년 반 이상, 후기시험은 추가로 1년 반 이상 수학한 자가 아니면 치를 수 없다. 단, 치과의술개업시험은 2개년 이상 수학한 자가 아니면 치를 수 없다.

제11조 시험문제는 시험 주사자와 시험위원이 협의한 후 선정하여 시험장에서 수험인에게 필답시켜야 한다. 단, 경우에 따라 구답(口答)시킬 수 있다.

제12조 시험 주사자는 시험이 끝난 후 시험위원과 함께 그 성적을 평정하

여 급제한 자에게 곧 급제증서를 주어야 한다.

그에 앞서 정부는 1882년 3월 2일 〈내무성 포달〉 을14호를 통해 종래 개업의의 자제로서 그 조수가 되어 의업으로 가명상속(家名相續)을 하기 원하는 경우 연령이 만 25년 이상인 자에 한해서 "종래 개업의"로 간주하여 시험 없이 개업을 허가하는 "불요시험개업허가증서(不要試驗開業許可證書)"를 준다고 천명했다. 하지만 그런 특례는 1882년 8월까지 신청하는 경우로 한정한다고 했다.

이런 일련의 과정을 통해 정부가 인정하는 서양식 의학교육기관을 졸업하거나 서양의학 과목으로만 구성된 의사시험에 합격하는 것 외에 의사가 되는 길은 막히게 되었다. 결국 한의술로 진료하는 사람이 의사가 될 방법은 없어진 것이고, 남아 있는 한의들도 시간이 지남에 따라 점차 감소하여 마침내 소멸될 운명이었다. 메이지 정부가 서양의학을 공식의학으로 채택한 방침은 이로써 법률적으로나 실제로나 안착하게 되었다. 또 그만큼 관립 및 부현립 의학교에서 근대 서양식 의학교육이 비교적 순조롭게 이루어지고 있었던 것이다. 우리나라와는 시기적으로나 거둔 성과로나 크게 대조적인 전개 과정이었다.

(3) 개업 면허에서 신분 면허로: 1906년 〈의사법〉이 제정되기까지

1890년대 후반부터 10여 년에 걸쳐 대일본의회(大日本醫會)와 메이지의회(明治醫會) 등 이해관계를 달리하는 여러 의사단체 사이에 〈의사법〉을 둘러싼 논란이 계속되었다. 그러다 마침내 1906년 개업의사와 대학(병원)에 근무하는 의사들의 이해가 비교적 고르게 반영된 법이 제정되었다. 그러면서도 이 법은 정규 의학교 졸업생들의 특권과 우위를 보장했다.

1880년대에 접어들면서 일본 각지에 의사단체가 결성되기 시작했다. 이들 단체는 당초 상호 친목과 의학지식 교류를 목적으로 삼았지만 점차 의사들의 권익 향상을 위한 활동을 벌여 나갔다.

특히 "대일본의회"는 1893년 결성된 때부터 의사의 신분 보장, 개업의사의 이권 확립 등을 주장했고, 점차 활동 목표를 의사 신분의 법제화에 집중하게 되었다. 대일본의회는 이 밖에도 지방 공립병원을 시료병원으로 할 것, 한의를 없앨 것, 의약분업을 법제화하지 말 것 등을 결의하고 정부에 압력을 가하기 시작했다.

의사단체 가운데 〈의사법〉 법안을 처음으로 마련한 것은 "도쿄의회(東京醫會)"(1886년 설립)였다. 1896년 도쿄의회는 의사이자 중의원 의원들인 하세가와 타이(長谷川泰, 1842~1912)와 스즈키 만지로(鈴木萬次郎, 1860~1930)를 중심으로 "의사법안(醫士法案)"을 작성했다. 이 법안은 의사의 자격과 면허를 명확히 규정하고 의사단체를 법정화함으로써 개업의사들의 권익을 보장받는 데에 목적이 있었다. 하지만 모리 오가이(森鷗外, 1862~1922), 아오야마 다네미치(青山胤通, 1859~1917) 등 "도쿄대학파"가 의사법 제정은 시기상조라는 이유로 반대하고, 마침 중의원이 해산됨으로써 이들의 노력은 무산되었다.

1898년 12월, 이번에는 대일본의사회(대일본의회의 후신)가 "의사법안(醫師法案)"을 중의원에 제출했다. 법안의 요지는 도도부현(都道府縣)마다 의사회 설립, 의사회에 가입하지 않은 의사는 환자 진료 금지, 내무대신은 의사회에 가입하지 않고 환자를 진료하는 의사의 업무를 정지시킬 것 등이었다. 이 법안은 몇 차례 수정을 거친 뒤 중의원을 통과했지만 귀족원에서 부결되었다. 대학 출신 의사들에게 우호적인 의원이 많았던 귀족원은 개업의를 중심으로 구성된 대일본의사회의 법안에 반대했던 것이다.

모리 오가이 등 도쿄제국대학 의학부 측은 의술개업시험규칙을 폐기하고 전문학교 이상의 의학교 졸업자로 의사 자격을 한정해야 한다고 주장하며 "의사회법안반대동맹회(醫師會法案反對同盟會)"를 결성했다.

이 동맹회는 1899년 "메이지의회"로 개칭하고 의사의 자격, 책임, 권리 등을 규정한 독자적인 법안 작성에 나서면서 대일본의사회와 본격적으로 대립하기 시작했다. 메이지의회 역시 의사의 신분을 확립하는 법이 필요하다는 점을 인정한 셈이었다. 메이지의회 법안의 골자는 의사는 의학교 졸업자로 한정하고, 5년 내에 의술개업시험을 폐지하는 것 등이었다. 그 뒤 도쿄의회, 관서연합의회도 의사법안을 제출했는데, 메이지의회와의 가장 뚜렷한 차이는 의술개업시험의 존속 여부였다.

1903년 도쿄의회와 관서연합의회는 "제국연합의회(帝國聯合醫會)"로 통합했고, 기타사토 시바사부로(北里柴三朗, 1853~1931)가 위원장을 맡았다. 통합의 주된 목적은 의사법안의 국회 통과였다. 개업의사의 권리 보장을 중시한 제국연합의회 법안의 요지는 의사는 제국대학 의학부 또는 의학전문학교 졸업자, 외국 의학교를 졸업하고 문부대신에 의해 인정받은 자로 한정하고, 기왕의 개업 면허는 새 법 시행 후에도 유효하며, 법 시행 후 10년 동안 의술개업시험의 존속 등이었다.

1906년 제국연합의회와 메이지의회는 각각의 법안을 거의 동시에 중의원에 제출했다. 제국연합의회는 개업의의 이익을, 메이지의회는 도쿄제국대학 의학부 등에서 정규 과정을 밟고 졸업한 의사의 특권을 지키는 데 주안점을 두었다. 양측 모두 공통적으로 의사 자격을 대학과 의학전문학교 졸업자로 한정했다. 차이점은 ① 의술개업시험을 전자는 10년, 후자는 5년 동안 존속토록 한 점, ② 의사회 설치를 전자는 강제, 후자는 임의로 한 점, ③ 면허의 취소와 정지에 대해 전자는 행정처분, 후자는 사법처분으로 한

점 등이었다.

이에 중의원 특별위원회는 양측의 법안을 절충하여 ① 의술개업시험은 8년 존속, ② 의사회 설립은 임의로, ③ 면허 취소와 의업 정지는 행정처분으로 하는 타협안을 마련했다. 그리고 마침내 수정 법안이 중의원과 귀족원을 연이어 통과하여 〈의사법〉이 제정, 공포되었다. 이로써 1896년 이래 10년에 걸쳐 의사단체들 간에 합종연횡을 거듭한 "의사법 제정 운동"은 드디어 종지부를 찍었다.

〈의사법〉 제정으로 1876년 이래 실시되어 온 의술개업시험은 8년간의 유예기간을 거친 뒤 결국 폐지되었다. 이로써 의과대학이나 의학전문학교를 졸업해야만 의사면허를 받을 수 있게 되었다. 또 한의(漢醫)가 설 자리는 완전히 사라졌다. 그리고 무엇보다도 면허의 성격이 "개업 면허"에서 "신분 면허"로 크게 바뀌었다. 이후 〈의사법〉은 1909년, 1914년, 1919년, 1923년, 1933년에 부분적으로 개정되었으며, 1942년에 〈국민의료법〉에 통합되었다가, 전후인 1948년에 다시 제정되어 지금에 이르게 되었다.

요컨대 〈의사법〉에 의해 의사는 의과대학 또는 의학전문학교 졸업자로 한정됨으로써 그 지위가 승격되었고, 그와 더불어 면허의 성격이 "신분 면허"로 변경됨으로써 의사의 사회적 위상이 크게 높아지고 생활도 안정되었다.

아래는 〈의사법〉과 〈의사시험규칙〉의 골자이다.

〈의사법〉 (1906년 5월 1일, 법률 제47호)

제1조 의사가 되고자 하는 자는 다음 자격을 가지고 내무대신의 면허를 받아야 한다.

1. 제국대학 의과대학 의학과 또는 관립·공립 또는 문부대신이 지정한 사립 의학전문학교 의학과를 졸업한 자

2. 의사시험에 합격한 자

3. 외국 의학교를 졸업하거나 외국에서 의사면허를 받은 자로 명령의 규정에 해당하는 자

의사시험은 중학교 또는 수업연한 4개년 이상의 고등여학교 졸업자 또는 이와 동등 이상의 학력을 지닌 자로서 의학전문학교를 졸업하거나 외국 의학교에서 4개년 이상 의학과정을 수료한 자가 아니면 치를 수 없다.

제2조 아래 제시한 자는 면허를 받을 수 없다.

1. 중죄형을 받은 자. 단 국사범(國事犯)으로 복권하면 제외한다.

2. 공권(公權) 정지 중인 자

3. 미성년자, 금치산자, 준금치산자, 농자(聾者), 아자(啞者), 맹자(盲者)

제4조 내무성에 의적(醫籍)을 구비하고 의사면허에 관한 사항을 등록한다. 등록해야 할 사항은 명령으로 정한다.

제8조 의사는 의사회를 설립할 수 있다. 의사회에 관한 규정은 내무대신이 정한다.

제11조 면허를 받지 않고 의업을 한 자, 면허 정지 중에 의업을 한 자 또는 제5조, 제6조, 제7조 또는 제13조 제3항 단서에 위배한 자는 500엔 이하의 벌금에 처한다.

부칙

제12조 본 법은 1906년 10월 1일부터 시행한다.

제13조 본 법 시행 전의 의술개업면장은 본 법 시행 후에도 효력을 유지한다. 본 법 시행 전 제1조 제1항 제1호에 해당하지 않은 관립, 부현립 의학교를 졸업한 자에게는 제1조 제1항의 자격을 갖지 않아도 면허를 줄 수 있다.

본 법 시행 전 임시[假] 의술개업면장을 받은 자는 본 법 시행 후에도 의업을 할 수 있다. 단, 면허 지역 외에 진료소, 치료소, 또는 그 출장소를 설치

할 수 없다.

제14조 본 법 시행 후 8년간은 제1조 제2항의 규정을 적용하지 않는다. 의술개업시험규칙에 의해 의술개업시험을 거행한다. 전항 시험에 합격한 자는 제1조 제1항의 자격을 갖는 자로 간주한다.

〈의사시험규칙〉 (1913년 9월 13일, 문부성령 27호)

제1조 의사시험은 매년 2회 도쿄시에서 행한다. 시험기일은 문부대신이 공지한다.

제2조 시험은 다음 4부로 나누어 행한다.

제1부 해부학(조직학 포함), 생리학

제2부 병리학(병리해부학, 법의학 포함), 약물학, 외과학(이비인후학 및 피부병학, 미독학 포함), 내과학(소아과학 및 정신병학 포함)

제3부 안과학, 산과학, 부인과학, 위생학(세균학 포함)

제4부 임상시험. 임상시험은 외과학 및 내과학 외에 산과학, 안과학의 2과목 중 1과목에 대해 행한다.

제3조 시험은 제1부부터 시작하며 각 부의 사이는 적어도 1주일을 두어 순차적으로 행한다.

제7조 시험을 보고자 하는 자는 수험원서(제1호 서식)에 다음 서류를 붙여 매년 7월, 12월 중에 문부대신에 제출해야 한다.

1. 이력서(제2호 서식)
2. 신분에 관한 본적지 시구촌장 또는 이에 준하는 자의 증명서(제3호 서식)
3. 의사법 제1조 제2항의 요건에 관한 당해 의학교장의 증명서

제9조 시험에 합격한 자에게는 합격증서를 부여한다.

제12조 시험에 관해 부정행위가 있는 자는 수험을 정지하거나 그 시험을

표 1-2 일본의 의사 수 추이, 1884~1945년

연도	총계	대학 졸업	醫專 졸업	외국 학교 졸업	시험 급제	봉직 이력	종래 개업	한지 개업	인구 (천 명)	의사 1인당 인구
1884	40,880	494	86	8	3,313	1,640	35,319	21	37,962	929
90	40,215	1,340	1,602	19	5,595	1,536	30,003	120	39,902	992
95	39,487	1,437	3,028	40	7,478	1,394	25,711	399	41,557	1,052
1900	40,924	1,514	4,835	94	10,779	1,293	21,940	469	43,847	1,071
05	35,511	1,691	6,864	102	11,981	761	13,786	375	46,620	1,313
10	38,055	2,674	10,814	117	13,126	628	10,357	339	49,184	1,292
15	43,813	3,640	14,812	61	17,113	460	7,452	275	52,752	1,204
20	45,488	4,776	18,485	62	16,685	325	4,923	232	55,473	1,220
25	45,327	6,311	22,268	67	13,904	157	2,447	173	59,737	1,318
30	49,681	11,465	24,347	66	12,197	93	1,392	121	64,450	1,297
35	57,581	18,822	27,992	68	10,071	33	520	75	69,254	1,203
40	65,332	25,451	31,551	88	7,993	20	193	36	71,933	1,101
45	12,812	5,232	6,021	44	1,338	119	57	1	72,147	5,631

주 1: 인구는 《일본장기통계 자료》(2007년판)에서 인용했고, 의사 1인당 인구는 저자가 계산한 것이다.
2: 1945년은 군대에 차출된 의사들이 매우 많아 민간 영역에서 활동하는 의사가 대폭 줄어든 것이다.
자료: 厚生省, 《医制百年史 資料編》(1976: 572~575).

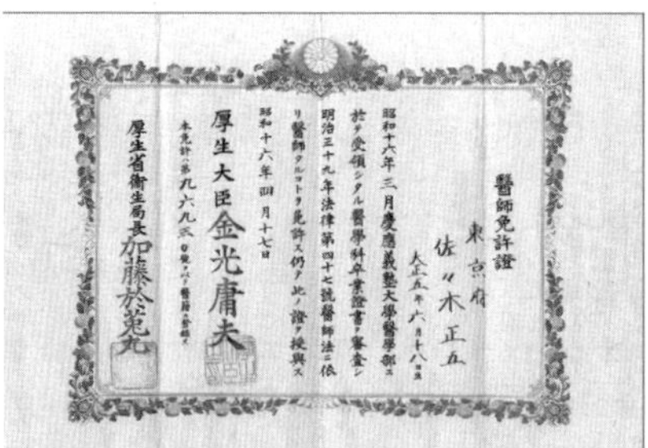

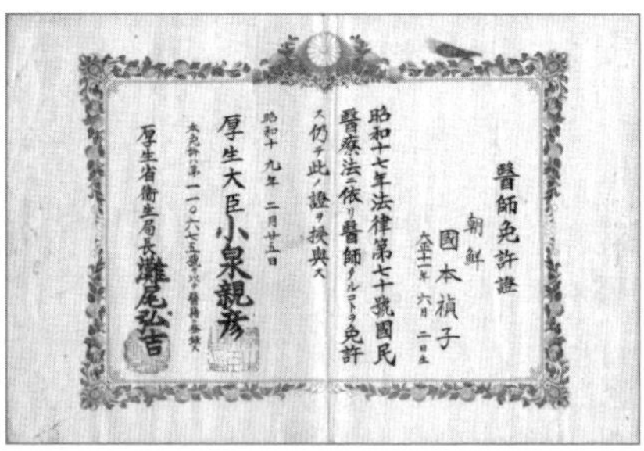

(왼쪽) 그림 1-14 1941년 4월 17일 사사키 쇼고(佐々木正五)에게 부여된 의사면허증.

(오른쪽) 그림 1-15 1944년 2월 25일 조선인 구니모토 사다코(國本禎子, 1922년 6월 2일 생)에게 부여된 의사면허증.

무효로 하며, 또 기간을 정하여 시험을 볼 것을 허락하지 않을 수 있다.

부칙

본령은 1914년 10월 1일부터 시행한다.

의술개업시험규칙은 치과의술개업시험에 관한 규정을 제외하고 폐지한다.

3. 조선시대의 의과 시험과 의사면허제도

조선시대에도 의학에 관한 국가시험인 "의과" 시험이 있었다. 하지만 그것은 오늘날의 의사면허시험과는 성격이 달라서, "의관" 즉 의료직 관리를 선발하는 일종의 채용 시험이었다. 의과 시험 자체가 의사면허제도나 의료행위의 독점과 직결되는 것은 아니지만, 간접적으로 관련된다고 판단한다. 이 절에서는 조선시대의 의과 시험에 대해 살펴보려 한다.

조선시대의 과거 시험은 문과(文科), 무과(武科), 생원진사시(生員進士試), 잡과(雜科)로 구분되어 있었다. 이 가운데 잡과는 전문 기술직 관리를 선발하는 시험으로 의과(醫科), 역과(譯科), 음양과(陰陽科), 율과(律科) 등 네 가지였다. 이 절의 서술은 한국학중앙연구원의 "한국역대인물 종합정보시스템"(http://people.aks.ac.kr/index.aks)에 수록되어 있는 "잡과방목(雜科榜目) 해제"의 내용을 주로 참고하여 서술한 것이다.

잡과 시험에 입격(入格, 합격)하여 해당 부문 관리로 임용된 전문 기술직들은 오늘날 많은 사람들이 선망하는 의사, 외교관, 과학자, 법조인에 해당한다. 하지만 불과 100여 년 전만 해도, 그들의 신분은 양반과 양인 사이의 중간 신분층인 "중인(中人)"에 지나지 않았다.

일반적으로 중인이라 하면 의관(醫官), 역관(譯官), 음양관(陰陽官), 율관

(律官), 산원(算員), 화원(畵員), 악원(樂員) 등의 기술직뿐만 아니라 서리(胥吏), 향리(鄕吏), 서얼(庶孼) 등 포괄되는 층이 넓다. "잡과 중인"은 그중에서도 잡과에 합격하여 상급 기술관으로 진출한 본인 및 혈연과 통혼 관계로 맺어진 가계 구성원까지 포함하는 범주라 할 수 있다. 잡과 중인들은 사회적 지위와 처우 면에서 여타의 일반 기술직들과 달랐다. 잡과에 합격했다는 사실은 곧 기술관으로서의 입지를 보장할 뿐만 아니라, 고위직 기술관으로 출세할 수 있는 가능성을 담보하는 것이었다. 잡과 합격자가 아닌데도 종1품까지 올랐던 허준(許浚, 1539~1615)처럼 예외가 없지는 않았지만 참상관(參上官, 종6품 이상)으로 승진하기 위해서는 잡과에 합격해야만 했다. 《잡과방목》 등을 분석해 보면 잡과 합격자의 71%가 참상관으로 승진했다.

잡과 중인은 국가의 각종 행정 실무와 실용 기술을 담당하는 국정의 중요한 담당자였다. 그런 만큼 국가에서는 합격 이후에도 취재(取才), 거관(去官), 구임(久任), 표폄(褒貶) 등을 통해서 잡과 중인들이 가지고 있는 전문 기능의 수준을 유지하려고 했다. 전문 기능에 대한 장려와 함께 그것을 담당하는 잡과 중인들에 대한 통제도 함께 이루어졌던 것이다.

특히 의학은 인명을 다루는 일이므로 의관을 임명할 때는 반드시 의술 지식과 기술을 철저히 검증했다. 그렇게 실력을 인정받은 만큼 국왕 가까이에서 어약(御藥)을 담당하는 의관들은 가자(加資)도 쉽게 받을 수 있었다.

또한 조선은 개국 초부터 외교 관계를 중시했으므로 외교에서 상대국과 의사소통 업무를 담당하는 역관은 소중한 존재였다. 천하 정세의 흐름을 파악하는 역할이 역관에게 맡겨져 있다고 해도 과언이 아닐 정도였다. 역관들이 보고하는 문견사목(聞見事目)이나 별단(別單)은 중국과 일본을 비롯하여 주변 국가들의 정세 파악 등에 중요한 역할을 했다.

그럼에도 잡과 중인들은 사소한 사건이나 의료행위의 잘못으로 중하게 처벌받는 등 양반 관료들로부터 심한 차별 대우를 받았다. 전문 기능은 중시하면서도 신분이 낮은 전문 기능인들은 차별하는 경향이 조선시대 내내 일관되었다. 이에 대해 불만이 컸던 잡과 중인들은 조선말에 이르면 신분 차별 폐지 운동인 "중인통청운동(中人通淸運動)"을 전개하기도 했고 근대화 과정에 적극 참여하기도 했다.

잡과는 조선이 개국한 지 5년 뒤인 1397년에 처음 실시되어 1894년 갑오개혁으로 과거제도가 폐지될 때까지 500년 동안 총 233회 실시되었다.

《잡과방목》은 잡과에 합격한 사람들의 명부로, 1498년부터 1894년까지 177회(식년시 116회, 증광시 61회)에 걸쳐 합격자의 성명뿐만 아니라 합격자의 신분과 가족 상황 등 사회적 지위와 배경을 알려 주는 다양한 정보를 수록하고 있다. 현전하는 《잡과방목》은 《의과방목》, 《역과방목》, 《음양과방목》, 《율과방목》 등과 같이 과목별로 구성되어 있다.

잡과는 문·무과와는 달리 국왕이 직접 주관하는 전시(殿試)는 없고 초시(初試, 1차 시험)와 복시(覆試, 2차 시험)만 치렀다. 시험 종류는 3년마다 실시되는 식년시(式年試)와 나라에 큰 경사가 있을 때 보이던 증광시(增廣試)가 있었다.

잡과의 합격자 정원은 《경국대전(經國大典)》의 규정상 식년시와 증광시 모두 매회 총 46명으로 역과 19명, 의과·음양과·율과 9명씩이었는데, 실제 합격 인원은 시기에 따라 다음과 같이 차이가 있었다. 19세기 전반까지는 대체로 합격자가 정원에 약간 미치지 못했다. 그것은 정원에 크게 구애받지 않고 기능이 우수한 자들만을 선발했기 때문으로 여겨진다. 19세기 후반이 되면 합격자가 평균 58명으로 정원보다 10여 명씩 더 선발했다. 이는 잡과 운영의 이완에 기인하는 것이지만, 선발 과정이 극도로 문란했던 문·무과에 비해서는 훨씬 양호한 것이었다.

의과의 경우《경국대전》의 규정에 따르면 우선 초시에 18명을 선발했고, 복시에서 그 절반인 9명을 최종적으로 선발했다. 의과 역시 19세기 전반까지는 대체로 합격자가 정원에 미치지 못했던 반면, 19세기 후반이 되면 평균하여 식년시는 12.2명, 증광시는 18.6명으로 정원보다 3~9명 남짓 더 선발했다.

의과 시험 과목은 중국 의학 서적들과《경국대전》이었다. 이 가운데《찬도맥(纂圖脈)》,《동인경(銅人經)》은 외우게 하고,《직지방(直指方)》,《득효방(得效方)》,《부인대전(婦人大全)》,《창진집(瘡疹集)》,《태산집요(胎産集要)》,《구급방(求急方)》,《화제방(和劑方)》,《본초(本草)》와《경국대전》은 책을 펴놓고 읽도록(臨文考講) 했다. 초시와 복시의 시험 과목은 동일했다.

잡과 합격자들에게는 합격증서인 백패(白牌)를 수여했고 성적 등위에 따라 7품에서 9품까지의 관품을 주었다. 그리고 1등은 해당 관청에 정식으로 임용했고 2, 3등은 권지(權知, 임시직)에 임명했다. 의과의 경우, 해당 관청은 내의원(內醫院), 전의감(典醫監), 혜민서(惠民署), 활인서(活人署) 등이었다.

《잡과방목》의 기록을 종합하면, 조선 중·후기 400년 동안 실제로 시험에 합격하여 선발된 인원은 의과 1,548명, 역과 2,976명, 음양과 865명, 율과 726명 등 총 6,115명이다.

표 1-3에 왕대(王代)별 의과 합격자 수와 생년을 확인할 수 있는 합격자들의 합격 당시 평균 연령을 보였다. 의과에 합격했을 때의 연령은 21~25세가 33%로 가장 많았고, 26~30세(18%), 16~20세(13%)가 뒤를 이었으며, 매우 드문 경우이지만 60세 이상(5명)과 10세 이하(2명)도 있었다. 합격 당시의 평균 연령은 시기에 따른 차이가 별로 없었고, 전체 평균은 25.3세였다. 합격자 이외에 응시자의 수와 연령 등 응시자에 관한 자료가 있으면 조선시대의 의료 상황을 파악하는 데 큰 도움이 되겠지만, 아쉽게도 아직까지

표 1-3 조선시대 왕대별 의과 합격자 수와 합격 당시 평균 연령

왕대	연도	합격자(명)	평균 연령(세)
연산	1498~1506	9	
중종	1506~1544	54	
명종	1545~1567	18	
선조	1567~1608	81	
광해	1608~1623	42	27.7
인조	1623~1649	76	24.6
효종	1649~1659	38	22.7
현종	1659~1674	57	23.6
숙종	1674~1720	260	24.2
경종	1720~1724	29	24.4
영조	1724~1776	230	25.8
정조	1776~1800	92	24.5
순조	1800~1834	162	25.6
헌종	1834~1849	68	26.9
철종	1849~1863	58	25.3
고종	1863~1894	274	24.5
합계	1498~1894	1,548	25.3

주: 평균 연령은 물론 생년을 확인할 수 있는 합격자들에 한정된 것이다.

발굴된 것은 없다. 매회 33명을 선발하는 문과의 경우, 몇만 명이 응시하는 경우도 드물지 않았는데(1894년 2월 8일 시험에는 237,299명이 응시했다는 기록이 있다) 9명을 뽑는 의과는 어떠했을까?

《잡과방목》을 분석해 보면, 시대에 따라 차이가 있지만 표 1-4와 같이 대략 30개 성관(姓貫)이 잡과 시험을 독점했다는 사실을 확인할 수 있다. 전체 합격자 가운데 30대 성관이 차지하는 비율은 의과(1498~1894년) 57%, 역과(1498~1891년) 59%, 음양과(1713~1885년) 64%, 율과(1609~1861년) 57%로, 전체로는 59%이다. 이는 성관에 따른 독점이 역시 강했던 문과 시험의 30대

표 1-4 30대 성관의 잡과 합격자 독점 상황

	의과	역과	음양과	율과	합계
30대 성관 합격자(명)	879	1,766	550	417	3,612
전체 합격자(명)	1,548	2,976	865	726	6,115
30대 성관 비율(%)	57	59	64	57	59
5대 성관	전주 李 경주 崔 천령 玄 태안 李 경주 鄭	전주 李 남양 洪 밀양 卞 천령 玄 우봉 金	전주 李 직산 崔 경주 金 함양 朴 금산 金	청주 韓 김해 金 안음 林 밀양 朴 밀양 卞	전주 李 경주 崔 남양 洪 천령 玄 경주 金

성관 합격자 비율 45%보다 더 높은 값이다.

잡과 과목에 따라 지배적 성관은 똑같지 않았다. 의과의 경우, 전주 이(李)씨, 경주 최(崔)씨, 천령 현(玄)씨, 태안 이(李)씨, 경주 정(鄭)씨 등이 특히 독점적 지배권을 누렸다. 그리고 합격자들의 조상을 조사하고 가계도를 그려 보면, 특정 성관 가운데에서도 몇몇 집안이 대대로 합격자를 많이 배출했던 사실을 파악할 수 있다. 그러한 세전성(世傳性)은 의과가 가장 뚜렷했고 그다음으로 음양과, 역과, 율과 순이었다.

표 1-5는 성관별 의과 합격자 수를 나타낸 것으로, 30대 성관이 의과 합격자 전체의 57%를 배출했고 특히 1위부터 15위의 성관이 38%를 차지했음을 보여 준다. 의과 합격자를 1명 이상 배출한 성관은 216개에 이르지만 이 가운데 일부 성관, 그중에서도 소수의 집안이 의과 합격자와 의료와 관련된 관직을 독점했던 것이다.

잡과 중인들은 전문적인 지식과 기술을 바탕으로 하는 동류의식, 그들 사이의 폐쇄적인 통혼(通婚)을 통한 신분적 유대, 경제적인 풍족함, 그리고 세전성이라는 특성을 잘 보여 주는 조선시대 특유한 계층 집단이다. 이들은 실무적인 행정 능력과 전문 기능을 바탕으로 하는 직분을 활용해서 여

표 1-5 성관별 의과 합격자 수

순위	성관	합격자(명)	순위	성관	합격자(명)
1	전주 이(李)	70	16	강음 이(李)	22
2	경주 최(崔)	54	16	신평 한(韓)	22
3	천령 현(玄)	46	16	안산 이(李)	22
4	태안 이(李)	45	16	청주 한(韓)	22
5	경주 정(鄭)	42	20	하동 정(鄭)	21
5	밀양 박(朴)	42	20	해주 김(金)	21
7	김해 김(金)	39	20	해평 윤(尹)	21
7	온양 정(鄭)	39	23	홍천 피(皮)	20
9	경주 김(金)	36	24	광주 김(金)	19
9	온양 방(方)	36	24	삼척 김(金)	19
11	경주 이(李)	34	26	천안 이(李)	18
12	원주 변(邊)	29	27	승평 강(康)	17
13	밀양 변(卞)	27	27	청양 김(金)	17
14	순흥 안(安)	24	29	풍기 진(秦)	16
15	남양 홍(洪)	23	29	해주 이(李)	16
	소계(1~15)	586(38%)		소계(16~30)	293(19%)
	합계(1~30)	789(57%)			
	합격자 총수	1,548			

주: 1895년 관비 유학생으로 일본에 유학, 1899년 도쿄 지케이의원 의학교를 졸업하여 한국인으로는 최초로 근대식 의사가 된 김익남(金益南)은 해주 김씨, 한국 최초의 근대식 의학교육기관인 "의학교" 제1회 수석 졸업생인 방한숙(方漢肅)은 온양 방씨이고, 김익남에 이어 도쿄 지케이의원 의학교를 졸업한 안상호(安商浩)는 순흥 안씨이다. 이들은 성관만이 그렇다는 것이 아니고 대대로 잡과 합격자를 배출한 전형적인 잡과 중인 집안 출신들이다. 전통과 근대는 이렇게 연결되고 있었다.

러 가지 경제활동도 전개했다. 역관들은 밀무역 등을 통해 "역관 자본"이라 할 수 있을 정도의 경제력을 소유했다. 의관들은 약재 무역업, 민간인들을 대상으로 하는 의료활동을 통해 부를 축적했으며, 19세기에 이르면 약방(藥房)을 개설한 의관도 많이 나타났다. 이렇게 의관과 역관 등 잡과 중인들은 관직뿐만 아니라 민간 영역에서도 큰 지분을 차지했다. 그리고 그들은 새

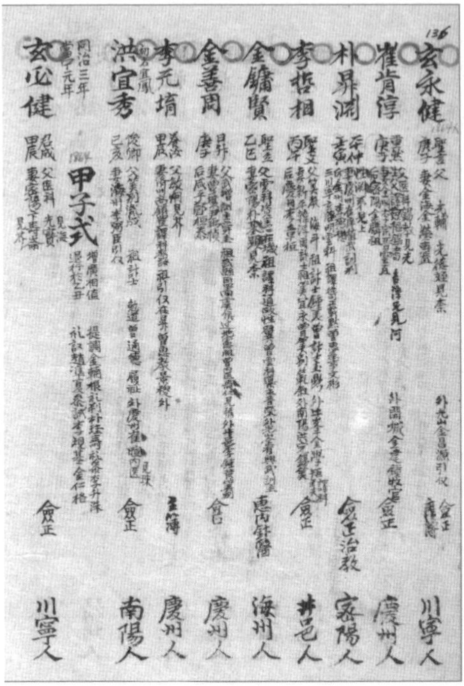

그림 1-16 《의과방목》 중 1864년 증광시 의과 합격자 명단. 이름뿐만 아니라 생년, 본관, 관직, 집안(본가·외가·처가) 배경 등이 기재되어 있다. 맨 가운데 김용현(金鏞賢)은 바로 앞에서 언급한 김익남의 4촌형이다. 해주 김씨로 1845년 생인 김용현은 혜민서와 내의원의 침의(針醫)를 지냈으며, 아버지는 음양과에 합격한 김재기, 할아버지는 역과에 합격하여 통정대부(정3품)까지 오른 김성익, 장인은 의과에 합격하여 혜민서와 내의원에서 봉직한 박기현이라는 사실 등 집안 내력도 적혀 있다. 박기현은 증조부부터 본인까지 내리 4대가 의과에 합격한 밀양 박씨이다. 김용현과 함께 합격한 박승연(朴昇淵)도 박기현과 같은 집안이다.

로운 문물과 학문을 도입하는 데도 적극적이어서 조선 사회의 근대적 발전에 기여하면서 새로운 시대의 선도자 역할도 담당했다. 바로 앞에서 언급한 김익남이 좋은 본보기가 될 것이다.

이 절의 서두에서 "의과 시험 자체가 의사면허제도나 의료행위의 독점과 직결되는 것은 아니지만, 간접적으로 관련된다고 판단한다"고 했다.

잡과 중인들은 잡과 합격을 1880년대 초까지 줄곧 독점했으며, 자신들의 서자들에게조차 응시할 기회마저 주지 않다가 1885년에야 비로소 개방하기 시작했다. 앞에서 살펴보았듯이 몇몇 성관, 그 가운데에서도 소수의 집안이 의과를 비롯한 잡과 시험과 관직을 독점했던 것이다.

이들의 독점은 잡과 시험과 관직에서 그쳤을까? 양반들과 마찬가지로,

잡과 중인 집안에서는 자식들에게 일찍부터 교육을 시작했다. 대개 10세 이전, 빠르면 다섯 살 무렵부터 가문의 학교라고 할 가숙(家塾)에서 의과, 역과 등 과거 시험에 대비한 공부를 시켰다. 그래야만 과거에 합격해서 가업의 정통성을 이어받을 가능성이 높기 때문이었다.

하지만 과거 시험의 문이 매우 좁았기 때문에 "명문 중인 집안"이더라도 합격자에 비해 낙방자가 훨씬 많았을 터이다. 낙방자들은 어떤 일을 했을까? 10년, 혹은 그 이상 갈고닦은 의업을 포기하고 새길을 찾았을까? 이들이 오랫동안 축적된 집안의 인적·지적·물적 기득권과 노하우로 민간 의료시장에서 활동했으리라고 추정하는 데에는 별 무리가 없을 것이다.

면허제도가 없던 전통시대에는 누구든지 의사를 자처·자임하고 의료시장에 참여할 수 있었다. 하지만 그들 모두가 의료시장에서 성공할 수는 없었을 것이다. 시장에 뛰어드는 데에도 낮지 않은 진입 장벽이 있었을 터이다. 민간 의료시장 역시 의과 시험과 관직을 독점했던 몇몇 성관, 그 가운데에서도 소수의 집안이 월등한 인적·지적·물적 네트워크를 이용해서 장악했을 것으로 추정된다. 앞으로 관련 자료들을 발굴하여 구체적으로 실증할 과제이다.

민간 의료시장을 독점한 기득권 세력에게 면허제도는 어떤 의미였을까? 면허제도에는 국가의 개입과 간섭이 따르기 마련이다. 면허제도 없이 시장을 독점할 수 있는 상황에서 국가의 간섭이 동반될 면허제도는 성가신 것이었을 뿐이다. 그리고 관직을 차지한 기득권 세력은 관련 제도에 대해서도 좌지우지할 힘이 있었다.

전통시대 조선에서 의사면허제도와 관련된 논의는 발견되지 않는다. 따라서 앞의 서술은 아직 가설에 그치지만, 당시의 상황을 이해하는 데에 도움이 될 것으로 생각한다.

제2장

근대 초기(1880년대~1910년)의 의사면허제도

1. "최초의 면허의사" 우두의사, 그리고 종두의양성소

1) 우두의사

(1) 우두술의 도입

조선은 1876년의 "조일수호조규(강화도조약, 병자수호조약)" 체결을 계기로 의료를 비롯해서 근대적 선진 문물을 접하게 되었다. 그리 길지 않은 기간 동안 우여곡절을 겪으며 이 땅에 정착해 주도적인 지위를 차지하게 되는 근대 서양의학과 의술 가운데 맨 처음 도입된 것은 우두술(牛痘術)이었다. 1790년대 영국 의사 에드워드 제너(Edward Jenner, 1749~1823)가 개발한 우두술은 다음과 같이 의학사에서 중요한 자리를 차지한다.

우선 우두술은 인류사에 지대한 공헌을 했다. 인류가 겪어 온 수많은 질병이 흥망성쇠를 거듭했지만, 그 가운데 인간의 힘으로 완전히 물리친 것

표 2-1 연도별 두창 환자와 사망자, 1940~1960년

연도	환자	사망자	치명률(%)	연도	환자	사망자	치명률(%)
1940	3,265	629	19	1951	43,213	11,530	27
41	4,720	1,061	22	52	1,313	277	21
42	1,600	404	25	53	3,349	571	17
43	1,284	383	30	54	790	127	16
44	1,654	464	28	55	2	0	0
45	?	?	?	56	9	0	0
46	20,810	4,234	20	57	10	1	10
47	402	220	55	58	6	2	33
48	1,197	?	?	59	0	0	0
49	10,085	2,068	21	60	3	0	0
50	2,845	517	18	1940~60	96,557	22,488	23

자료: 《보건사회통계연보》(1965년판).

은 아직까지도 두창(痘瘡, 일본식 병명으로는 천연두)이 유일하다. 두창은 한국에서는 1960년에 마지막 환자가 보고되었는데, 다른 나라에서와 마찬가지로 오랫동안 한국인들을 괴롭혀 온 질병이다. 그 두창으로부터 인류를 구한 수단이 바로 우두술이다. 제너의 우두술 발견과 보급은 근 2세기에 걸친 두창 퇴치의 길을 열었을 뿐만 아니라, 인류가 처음으로 질병에 대해 진정으로 효과적으로 대처한 근대화의 상징이라고 할 만하다.

또한 우두술은 조선, 중국, 일본 등 동아시아를 비롯해 서양 이외의 나라와 지역들에서 서양의술의 효능을 뚜렷하게 인식시키는 역할을 했다. 동아시아 세 나라 모두 우두의사를 양성하는 교육이 근대 서양식 의학 도입에 교두보 역할을 하기도 했다.

우두술이 서양 사회에서 일시적으로는 저항을 받았지만, 곧 광범위하게 보급되었던 것은 우두술이 종래의 인두술(人痘術)에 비해 효과가 뚜렷하고

부작용이 적었기 때문이다. 하지만 더 크게는 서양의 여러 나라들이 근대 국민국가의 성격을 갖추었다는 점이 중요한 배경으로 작용했다. 즉 국가가 국민의 건강을 국가 통치의 중요한 과제로 생각하게 된 것이다. 그 점은 우리나라도 별로 다를 바 없었다.

(2) 지석영과 우두술

지석영(1855~1935)은 의사이자 역관(譯官)인 박영선에게서 어려서부터 한문과 한의술을 배웠다. 그러한 인연은 지석영이 우두술을 습득하고 보급하는 데에 영향을 미쳤다.

당시 조선에는 여러 가지 전염병이 만연했는데 특히 치명률이 매우 높은 두창이 수시로 유행하고 있었다. 조선에서도 인두술로 두창을 예방했지만 사람의 두창을 이용하는 인두술은 소의 두창(우두)을 활용하는 우두술에 비해 부작용이 적지 않았고 효과도 떨어졌다.

1876년 5월 박영선이 수신사 김기수(1832~?)의 수행 의원 겸 통역관으로 일본을 방문하게 되었다. 이 여행에서 일본에서는 이미 인두술 대신 서양에서 전래한 우두술로 두창을 효과적으로 예방하고 있다는 사정을 알게 된 박영선은 도쿄 준텐도의원(順天堂醫院)의 의사 오타키 도미조(大瀧富三)에게서 약식으로 우두술을 배우고 또 구가 가쓰아키(久我克明)가 저술한 《종두귀감(種痘龜鑑)》을 가지고 귀국했다.

박영선은 자신의 방일 체험을 지인과 제자들에게 술회하는 자리에서 우두술에 관한 이야기도 했는데, 특히 지석영이 우두술에 관심을 보였다. 지석영은 박영선이 가져온 《종두귀감》을 통해 더욱 우두술에 관심을 가졌거니와, 1879년의 두창 대유행 시 조카딸을 잃은 개인적 체험도 있었기에 우두술 습득과 보급에 적극적이었을 것으로 여겨진다.

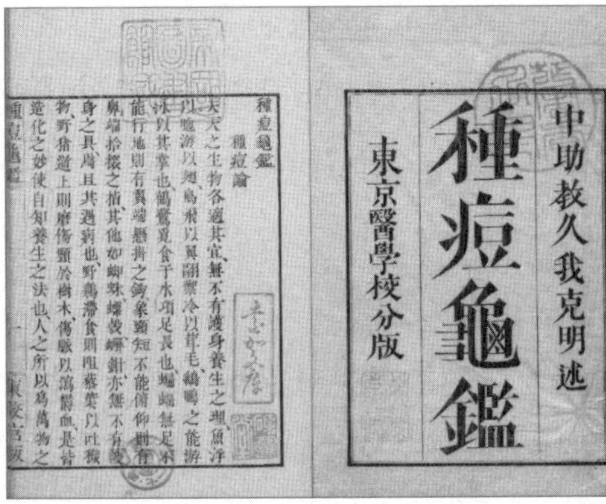
中助教久我克明述
種痘龜鑑
東京醫學校分版

그림 2-1 《종두귀감》 표지와 첫 페이지. 본문 22쪽의 소책자로, 대학 동교(도쿄대학의 전신)의 중조교(中助教)이자 대학 종두관(種痘館) 간사인 구가 가쓰아키가 1871년에 펴낸 것이다.

우두술을 배우기로 결심한 지석영은 1879년 9월, 조선에 세워진 최초의 근대 서양식 병원인 일본 해군 소속의 제생의원에 가서 마쓰마에 유즈루(松前讓)와 도쓰카 세키사이(戸塚積齋)로부터 두 달 동안 우두술을 익히고 두묘(우두 원료)와 종두침을 얻어 귀경하게 되었다. 지석영은 부산의 제생의원에서 주로 우두술을 배웠지만 그 밖에도 그곳에서 시술되던 근대 서양의술의 효과들을 체험하기도 했다.

지석영은 귀경길에 자신의 본향이자 처가가 있는 충주에 잠시 머물렀다. 부산에서 한성으로 돌아왔다가 충주로 갔다는 설도 있다. 그리고는 그곳에서 두 살 난 처남에게 우두술을 시술했다. 우두에 관한 지식이 있을 리 없는 장인 등 처가 식구와 갈등을 겪기도 했지만 지석영은 마침내 어린 처남에게 우두를 시술하는 데 성공했다. 지석영의 첫 우두 시술 날짜는 1879년 12월~1880년 2월경으로 여겨진다.

자신을 얻은 지석영은 그곳에서 40여 명에게 더 시술을 하여 우두술의 효과를 거듭 확인한 뒤 한성으로 돌아와 1880년 3월 사설로 우두국을 설치하고 공개적으로 우두를 보급하기 시작했다.

그리고 제생의원에서의 수학에 미흡함을 느끼고 있던 지석영에게 곧 새로운 기회가 찾아왔다. 즉 1880년 6월(음력) 김홍집(1842~1896)이 제2차 수신사로 일본에 가게 되었을 때 지석영은 김옥균(1851~1894) 등의 도움으로 수행원 자격으로 동행할 기회를 얻은 것이다.

지석영은 이 여행에서 일본 내무성 위생국의 우두종계소(牛痘種繼所)를 방문해 제생의원에서 미처 배우지 못했던 종묘(種苗) 제조법과 채장법(採漿法) 등 우두술과 관련된 모든 지식과 기술을 습득했다.

일본 방문에서 기대했던 성과를 거두고 귀국한 지석영은 1880년 10월 한성에 종두장을 차리고 본격적인 우두 접종 사업을 비교적 순조롭게 펼쳐 나갔다.

하지만 지석영의 우두 사업에 역풍이 불어 닥쳤다. 1882년 7월(음력 6월)의 "임오군란"이 그것이다. 7월 19일, "신식 군대"에 비해 형편없는 대우를 받던 "구식 군대"의 항거(도봉소 사건)로 시작된 민군(民軍) 합동의 봉기는 이른바 모든 "개화 문물"에 미치게 되었다.

조선 정부와 국왕이 도입한 최초의 근대 서양식 제도는 군대에 관한 것이었다. 이는 외세의 침략 가능성이 점차 높아져 가던 당시에 왕권과 국가를 보호하기 위해 불가피한 조치였을 것이다. 하지만 "개화"라는 미명 아래 소외되고 궁핍해진 구식 군인과 민중들은 그냥 지켜보지는 않았다.

이 저항 세력에는 우두술이 자신들의 생계를 위협한다고 생각한 무당들도 포함되어 있었기 때문에 그들은 지석영의 종두장을 개화운동의 텃밭이라며 불태워 버렸고 지석영을 개화운동자로 몰아붙여 처단을 요구했다. 이에 놀란 지석영이 충주의 처가로 피신함으로써 지석영의 우두 사업 제1막이 일단 막을 내리게 되었다.

당시 많은 민중들은 개국과 개화 조치 이래 자신들의 삶이 더욱 피폐해졌다고 생각했다. 조금 앞서 산업화를 시작한 일본의 공산품들이 들어와 가내수공업의 기반을 허물어트리기 시작했고, 인플레이션이 심해짐으로써 경제생활이 더 악화되었다. 그와 더불어 새로운 외래 문물이 가져온 문화적 충격 역시 민중들이 감내하기 쉽지 않은 것이었다.

(3) 최초의 우두 시술자들

이 무렵 정부에서도 우두술 보급의 필요성을 인식하여 정책 시행을 준비해 나가고 있었다. 먼저 박정양(1842~1905)은 1881년 조사시찰단(朝士視察團, 신사유람단)의 일원으로 일본을 방문해서 내무성 위생국에서 관할하는 우두 제도와 그 실시 상황 등을 상세히 조사해서 국왕에게 보고했다. 요컨대 일본에서는 도쿄부 산하에 우두종계소를 설립해서 시술을 하는 등 우두 사업을 정부가 주관하여 전국적으로 실시하고 있다는 것이었다.

박정양은 종두의사의 면허와 역할, 접종 대상자의 관리, 접종 시기 등을 규정한 〈종두의규칙(種痘醫規則)〉을 정부에 제출했다. 종두의사의 면허에 대해서도 규정한 이 〈종두의규칙〉은 1880년대 조선에서 "우두의사면허제도"를 실시하는 데 중요한 참고 자료가 되었을 것으로 생각된다.

이 밖에 박정양이 제출한 〈중앙위생회직제〉, 〈의사시험규칙〉, 〈약품취급규칙〉, 〈전염병예방규칙〉 등은 당장 활용되지는 않았다. 그만큼 우두술 도입과 우두의사 관리가 당시 조선에서 무엇보다 시급한 과제였던 것이다.

1882년 9월(음력) 임오군란 후 민심 수습을 위해 전라도로 파견 나간 어사 박영교(1849~1884)는 전주에 우두국을 설치할 계획을 세우고 다음과 같이 도민들에게 우두 접종을 장려하는 권유문을 발표했다.

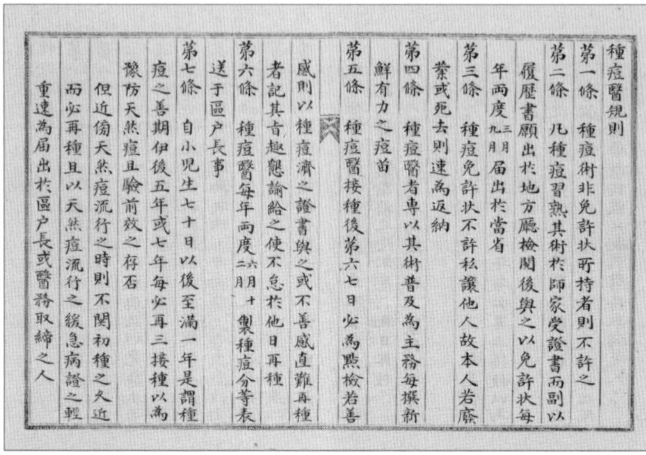

種痘醫規則
第一條 種痘術非免許狀所持者則不許之
第二條 凡種痘習熟其術於師家受證書兩副以履歷書願出於地方廳檢閱後與之以免許狀每年兩度三月九月届出於當省
第三條 種痘免許狀不許私讓他人故本人若廢業或死去則速為返納
第四條 種痘醫者専以其術普及為主務每撰新鮮有力之痘苗
第五條 種痘醫接種後第六七日必為點檢若善感則以種痘濟之證書與之或不善感直難再種者記其旨趣懇諭給之使不怠於他日再種
第六條 種痘醫每年兩度六月十二月製種痘分等表送于區戶長事
第七條 自小兒生七十日以後至滿一年是謂種痘之善期伊後五年或七年每必再三接種以為豫防天然痘且驗前效之存否
但近傍天然痘流行之時則不關初種之久近而必再種且以天然痘流行之緩急病證之輕重速為届出於區戶長或醫務取締之人

그림 2-2 박정양이 일본 시찰을 마치고 귀국한 뒤 정부에 제출한 〈종두의규칙〉. 일본의 〈종두의규칙〉(1874년 제정)을 한문으로 번역, 요약한 것이다. 모두 7개조로 이루어져 있는데 다음과 같이 제1조부터 제4조까지가 종두의사 면허에 관한 것이다.
제1조 종두술은 면허장을 소지하는 자가 아니면 허용되지 않는다.
제2조 종두의가 되고자 하는 자는 사가(師家)로부터 그 기술을 충분히 익혔다는 것을 증명할 서류를 받아 이력서를 첨부해서 지방청에 출원해야 한다. 지방청에서는 검열 후 면허장을 부여해 매년 3월과 9월, 두 번씩 당성(내무성)에 신고해야 한다.
제3조 종두면허장은 타인에게 양도해서는 안 된다. 따라서 본인이 그 업을 그만두거나 사망했을 때는 신속하게 반납해야 한다.
제4조 종두의는 종두술을 보급하는 것이 주요 임무이며 신선하고 효과적인 두묘를 골라야 한다.

천화두역(天花痘疫)은 귀천을 가리지 않는바, 이 병이 창궐할 때마다 어린이들이 그 위험에서 벗어나지 못한다. 의원의 치료도 여의치 않아 10명 중 8, 9명이 죽고 요행히 1, 2명이 살아남는다 하더라도, 그 10명 중 2, 3명은 얼굴에 상처가 남는 등 폐인이 된다. 이러한 자가 1년에도 몇백명이나 되니 눈물 없이 볼 수 없다. (…) 영국의 신의(神醫) 점나(占那, 제너)가 고생 끝에 우두라는 새로운 방법을 생각해내었는데, 100번 시험해서 100번 효험을 보고 또 사람에게 해를 끼치지 않으니 정말로 좋은 방법이다. 이 우두는 한 번의 접종만으로도 실패가 없으며 또 그 효과가 영구히 지속되므로 가장 좋은 방법이다. 이 방법은 시행한 지 87년이 되었으며, 중국에서

> 도 78년 전부터 널리 시술되고 있다. (…) 우리나라에서는 지석영이 제생의원에서 그 이치를 배워 여러 해 동안 한성에서 열심히 시술하여 귀신같은 효과를 거두었다. 그래서 요즈음에는 많은 고관이 자식과 가족들에게 접종을 하도록 하는데 모두 뚜렷한 성과를 거두고 있다. (…) 이번에 전주에도 우두국을 설치하고 지석영을 교사로 초빙해서, 이 방법을 배우고자 하는 도내 각 읍의 인사들에게 가르쳐 보급함으로써 자녀를 가진 모두가 그 효험을 보도록 하려 한다(일본의 〈의사신문〉 1883년 6월 15일 자).

박영교의 이 권유문으로 몇 가지 사실을 알 수 있다. 우선 당시 조선에서 두창이 커다란 사회적·국가적 문제였으며 그 문제를 박영교 같은 정부 당국자도 심각하게 여겼다는 점이다. 또한 종래의 방법으로는 두창에 효과적으로 대처할 수 없는 반면 제너의 우두술로는 능히 그 문제를 감당할 수 있다는 사실을 관리들도 인식하고 있었다는 점이다.

두 번째로 알 수 있는 것은 비록 전국적인 차원은 아니더라도 정부에서 두창을 예방하기 위해 우두술을 실시할 계획을 구체적으로 세우게 되었다는 점이다.

권유문에 나오는 대로 당시 전주에 우두국이 실제로 설치되어 우두술이 시술되었는지는 지금까지 발굴된 자료로는 확인할 수 없지만, 그러한 계획이 있었던 것은 틀림없다. 또한 어사라는 박영교의 직책을 생각할 때 그러한 계획은 박영교 개인의 것이라기보다는 정부 정책이었음을 짐작케 한다.

더욱이 전주 우두국 설치에 관한 권유문이 나온 시기가 개화에 대한 민중들의 불만이 거세게 터져 나왔던 임오군란 직후임을 생각할 때 우두술 보급에 관한 정부 시책이 즉흥적으로 마련된 것이 아니었음도 짐작할 수 있다. 웬만하면 우두국 설치와 같은, 민심을 수습하기는커녕 오히려 자극

할 정책을 적어도 당분간은 발표하지 않았을 텐데도 권유문을 발표한 것을 보면 정부에서 그에 관해 지속적으로 논의해 왔기 때문으로 생각된다.

권유문을 통해 알 수 있는 또 한 가지 사실은 우두술에 관해 지석영의 명망이 높았다는 점이다. 박영교도 1880년 김홍집 수신사절단의 일원으로 일본을 방문하면서 수행원이었던 지석영의 우두술에 대한 관심과 조예를 익히 알고 있었던 터였다.

그리고 지석영이 일본에서 우두술을 더욱 철저히 익힌 것은 자신의 개인적 관심에서 비롯된 것이지만, 그에게 그러한 임무가 맡겨져 있었기 때문이기도 함을 전후 사정을 통해 알 수 있다. 지석영은 자신을 사절단 수행원으로 추천한 김옥균이 "우두법을 배우는 데 그치지 말고 우두약의 제조법까지 배우라고 쉬임없이 독려했다"(〈매일신보〉 1931년 1월 25일 자)라고 술회했다.

당시 우두술에 관한 지석영의 명성은 여러 자료로 확인할 수 있는데, 지석영이 1885년에 펴낸 《우두신설(牛痘新說)》에 실린 김홍집과 이도재(1848~1909)의 서문을 통해서 특히 잘 알 수 있다.

> 어린이가 태어나 두창으로 죽는 경우가 태반이지만 의원들이 그 기술을 시행하지 못해서 그러하니 군자는 그것을 명(命)으로 여기지 않는다. 지석영이 아직 과거에 합격하지 않았을 때 우두법을 알게 되어 그것을 시험해 보고는, 두창을 구제할 수 있겠다고 했다. 경진년(1880년) 여름 나를 따라 일본에 사신으로 갔을 때 지석영은 그곳 의사를 방문해서 우두법의 묘리를 터득하고 돌아왔다. 그리고 우두술을 베풀어 보니 곧 효과가 있어 백명에 한명도 실패가 없었다. (…) 지석영은 살린 사람의 수가 거의 만명에 이르도록 이 법을 널리 베풀었으며, 이제 그 방법을 감추지 않고 경험을 책으

로 펴내 널리 전파하게 되었다. 장차 온 세상 사람들을 장수하게 하여 일찍 죽는 두려움을 없앨 것이니 그 공을 어찌 헤아릴 수 있겠는가?(김홍집의 서문)

두창이 사람을 해친 지는 오래되었다. 어린이가 그 병에 걸려 열명에 두셋이 살아남지 못하고 혹 살아남더라도 나쁜 병으로 변해 고통을 받으며 일생을 마친다. (…) 우두법을 터득함으로써 비로소 환난을 예방하는 방법을 알게 되었다. 이 법이 서양에서 유래하여 세계 각지에 전해져 일찍 죽는 사람이 없는데 오직 우리나라만이 궁벽하여 이를 모르고 있었다. (…) 지석영은 마음에 자비로움이 있어 바다를 건너 스승을 찾아 그 지극히 간단하고도 신묘하며 넓은 법을 다 터득하고 돌아와서 시험했다. (…) 신령한 효험이 무척 빨랐으므로 이를 널리 베풀었다. 이에 소문을 듣고 그것을 배우려고 찾아오는 사람이 날로 문에 이어졌다. 지석영은 번거로움을 마다하지 않고 그 방법을 남김없이 가르쳐 주었다(이도재의 서문).

지석영은 이처럼 김홍집과 이도재, 그리고 김옥균과 박영교 등 개화파 정치인들에게 인정을 받고 그들의 도움을 적지 않게 받았다.

개화 초기 우두술을 습득하고 시술한 사람으로는 지석영 외에도 이재하, 최창진, 이현유 등이 있었으며, 그중에서도 가장 먼저 시술한 사람으로 이재하를 꼽는 견해가 있다. 이재하는 1889년에 펴낸 《제영신편(濟嬰新編)》의 서문에서 다음과 같이 언급했다.

을해년(1875년)에 내가 평양에 머무를 때 계득하를 만나 교류하게 되었는데, 지식이 깊고 인정이 넓은 사람이었다. 그는 매번 나에게 영국 양의(良

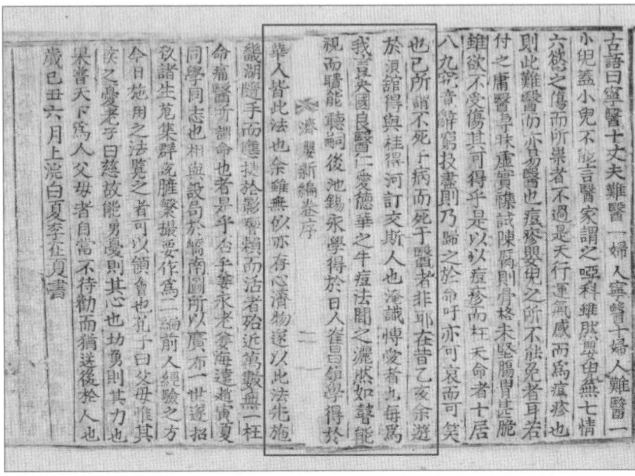

古語曰寧醫十丈夫難醫一婦人寧醫十婦人難醫一
小兒蓋小兒不能言醫家謂之啞科雖然嬰兒無七情
六慾之傷而所祟者不過是天行運氣感而爲痘疹也
則此難醫而亦易醫也痘疹嬰兒之所不能免者耳若
付之庸醫專昧虛實樣試陳腐則骨格未堅腸胃甚脆
鮮欲不受傷其可得乎是以以痘疹而枉天命者十居
八九余常辭篇投書則乃歸之於命吁亦可哀而可笑
也已所謂不死于病而死于醫者非耶在昔乙亥余遊
於浪舘得與桂得河訂交斯人也深識博覽者也每爲
我言英國良醫仁愛德華之牛痘法聞之灑然如瞽能
視而聵能聽嗣後池錫永學得於日人崔昌鎭學得於
華人皆此法也余雖無似亦存心濟物遂以此法先施
畿湖隨手而應捷於影響賴而活者殆近萬數無一枉
命痛醫所謂命也者是乎否乎姜永老姜海遠趙寅夏
同學同志也相與設局於嶠南圖所以廣布一世遂招
致諸生蒐集群說艫繫撮要作爲一編前人經驗之方
今日施用之法覽之者可以領會也孔子曰父母惟其
疾之憂老子曰慈故能勇憂則其心也切勇則其力也
果嘗天下爲人父母者自當不待勸而猶送後於人也
歲己丑六月上浣白夏李在夏書

그림 2-3 이재하가 펴낸 《제영신편》의 서문. 이재하는 자신이 지석영, 최창진보다 먼저 우두술에 대해 전해 들었다고 적었다.

醫)의 어질고 덕이 빛나는 우두법에 대해 말해주었다. 그 말을 들으니 장님이 눈을 뜬 듯, 귀머거리가 귀가 트인 듯 상쾌했다. 뒤에 지석영이 일본인에게서, 최창진이 중국인에게서 이 방법을 배웠다.

이 인용문을 꼼꼼히 짚어 보면, 이재하가 계득하에게 우두술에 대해 전해 들었다는 얘기만 있을 뿐 실제로 그것을 배우고 시술을 했다는 언급은 없다. 이재하는 이어서 언제부터인지는 언급하지 않은 채 자신이 기호 지방에서부터 우두 시술을 했으며, 그 뒤로 강영로, 강해원, 조인하 등과 함께 영남에 우두국을 설치하여 본격적으로 우두 사업을 벌였다고 기록했다.

그러면 이재하에게 우두술에 대한 관심을 불러일으킨 계득하는 누구인가? 그는 우두술에 대해 그저 알고만 있었을까, 아니면 시술도 했을까? 이재하가 계득하의 국적을 언급하지 않은 것으로 보아 계득하는 거의 틀림없이 조선인일 터이지만, 그 밖에는 알려진 바가 없다.

개국을 전후해서 누가 처음으로 우두 시술을 했는지 지금까지 발굴된 자료로는 단정할 수 없다. 그리고 그것은 별로 중요한 문제가 아닐지 모른다. 오히려 지석영만이 아니라 여러 사람이 서로 별다른 관련도 없이 우두술을 시술했고 또 보급했다는 사실이 더 큰 의미를 가질 터이다.

국가가 아직 우두 사업을 계획하기 전에, 이미 이재하, 지석영을 비롯한 민간인들이 얼마 전까지도 외래 문물이라 금기시되었던 우두 접종을 시술하고 있었다. 근대는 위에서 주어지기 전에 바닥에서부터 꿈틀거리고 있었다.

민간에서 시작된 우두 시술은 정부가 국가사업으로 채택하면서 더욱 탄력을 받게 된다. 이렇듯 우두술 보급을 비롯한 새로운 보건의료 조치들은 외부에서 주어진 것이 아니었다.

(4) 국가의 우두 사업

박영교의 권유문 외에는 전주 우두국에 관한 자료가 없어 실제로 우두 사업이 시행되었는지는 확실하지 않다. 그러나 이듬해인 1883년 충청우도 어사 이용호(1842~?)의 건의와 정부의 결정에 의해 충청도 우두국이 설치, 운영된 것은 분명하다. 이로써 우두는 민간인들이 사적으로 시술하던 데에서 정부가 주관하는 사업으로 발전하게 되었다. 그리고 충청도 우두국은 1885년 이후의 전국적인 우두국 설치와 연결된다는 점에서도 의의가 크다.

《고종실록》 1883년 10월 23일(음력 9월 23일) 자에는 이용호가 제안한 우두국 설치에 대해 국왕에게 보고하고, 건의대로 실시할 것을 요청하는 내용이 실려 있다.

> 이용호는 "우두법은 서양 의학에서 비롯된 것으로 백번 시험해서 백번 효과가 있으며 만번 중 한번의 실패도 없었습니다. 사징전(査徵錢) 2,900여

냥을 내어 충청감영에 우두국을 설치하고, 경상도 의원(嶺醫)으로 하여금 그 기술을 가르치도록 하며, 필요한 기구 등을 갖출 수 있게 내의원이 지시하도록 해 주십시오"라고 건의해 왔습니다. 우두국을 설치해서 기술을 가르치면 성과를 기대할 수 있으니, (국왕께서는) 우선 감영과 고을에서 적절하게 권면하도록 명령을 내려 주십시오.

이 기록에 의하면, 1883년에는 우두 보급이 전의감이 아니라 왕실 의료를 담당하는 내의원 소관이었던 것으로 생각된다. 또 충청도 우두국에서 우두의사를 양성하는 일이 지석영이 아니라 경상도 의원에게 맡겨졌음도 알 수 있다. 구체적인 이름이 나와 있지 않지만 이재하일 가능성이 높다고 생각한다.

〈한성순보〉 1883년 12월 9일(음력 11월 10일) 자에도 거의 같은 기사가 실려 있는데, 다만 "영의"를 "경상도 의원(嶺醫)"이 아니라 "관청 의원(營醫)"이라고 표기한 점이 다르다. 《고종실록》과 〈한성순보〉 가운데 어느 쪽이 맞는지 단정하기는 어렵지만, 주로 영남 지역에서 활동했던 이재하가 《제영신편》에서 자신이 기호 지방에서 우두 시술을 시작했다고 언급한 것으로 보아 《고종실록》의 기록이 더 타당해 보인다.

어쨌든 충청도 우두국에서는 지석영이 아닌 다른 의사(아마도 이재하)를 우두 시술과 교육의 책임자로 활용했다는 점에서, 초기에 우두술을 보급한 공로가 지석영에게만 있지 않았다는 사실을 다시 확인할 수 있다.

정부가 최초의 근대 서양식 국립병원인 제중원을 설립한 1885년에 접어들면 우두 사업도 더욱 본격화된다. 아마 1883년에 설치한 충청도 우두국이 성과를 거두었기 때문일 것이다. 제중원과 마찬가지로 우두 보급 사업도 당시 외래 문물의 도입과 시행을 담당했던, 오늘날의 외교부에 해당하는 외아문(통리교섭통상사무아문) 소관이었다.

외아문은 1885년 11월 6일(음력 9월 30일), 다음과 같이 충청도 관찰사에게 우두술을 널리 보급하여 백성들을 구제하라는 공문을 보냈다.

> 국왕의 명령을 받들어 부사과(副司果) 지석영을 본도(충청도) 우두교수관으로 임명하여 보내니 공문이 도착하는 즉시 각 읍에 지시하여 총명한 젊은이를 뽑아 정밀하게 배우도록 하고, 또한 철저하게 효유하여 백성들로 하여금 깨우침이 있도록 하십시오.

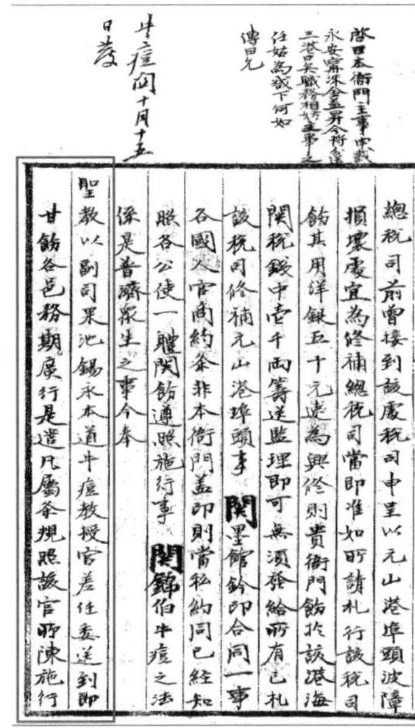

그림 2-4 〈통리교섭통상사무아문일기(統署日記)〉 1885년 11월 6일(음력 9월 30일) 자. 충청도 관찰사에게 지석영을 우두교수관으로 임명하여 보내니 우두술을 널리 보급하라는 공문을 보냈다는 내용이다.

외아문의 우두 사업이 2년 전에 이용호가 제안해서 설치한 우두국과 어떤 관련이 있는지 이 기록만을 보아서는 알 수 없지만, 이때부터 외아문이 우두 사업을 관장한 것은 확실하다.

그리고 이 공문에서 "우두교수관(牛痘教授官)"이라는 직책이 처음 거론되며, 그 첫 번째 우두교수관으로 종6품(부사과)의 지석영이 임명된 것은 주목할 일이다. 지석영은 조선 정부가 정식 직책을 부여하여 공인한 최초의 근대식 의사이자 의학교수였던 것이다.

한편, 1880년대부터 조선에 와서 활동한 외국인 의사의 자격에 대해 정부가 공식적으로 인정하거나 규제한 기록은 발견되지 않는다. 다만 1887년부터, 정부가 운영한 제중원에서 진료한 호레이스 알렌(Horace Newton Allen, 1858~1932)과 존 헤론(John W. Heron, 1856~1890), 찰스 빈턴(Charles C. Vinton, 1856~1936), 올리버 에비슨(Oliver R. Avison, 1860~1956) 등에게 "제중원 의사"라는 직책을 부여했을 뿐이다. 이렇듯 정부의 공인 절차가 없었기 때문에 애니 엘러스(Annie J. Ellers, 1860~1938)와 로버트 하디(Robert A. Hardie, 1865~1949)처럼 자기 나라에서는 의사 자격이 없는데도 조선에 와서 의사로 행세한 경우도 생길 수 있었다.

이어서 외아문은 한 달 뒤인 12월 8일(음력 11월 3일) 함경북도에도 우두국을 설치할 것을 지시하고 유학(幼學) 김병섭(1850~?)을 우두교수관으로 파견했다. 기록으로 확인되기로는 김병섭이 두 번째 우두교수관이다.

1885년 충청도와 함경북도부터 시작된 우두의사 양성과 우두 보급 사업은 1년이 채 안 되어 전국적으로 실시된 것으로 보인다. 이렇게 판단하는 근거는 1886년 10월 2일(음력 9월 5일) 외아문이 경기도에 보낸 다음의 공문이다.

> 우두 신법(新法)을 널리 펴기 위해, 다른 도에는 관찰사의 시행 지침과 제반 규칙, 세칙(章程)이 구비되어 있고 우두교수관이 파견되어 있는데, 유독 본도(경기도)만 미비되어 있습니다. 그래서 전정(前正) 박응조를 (우두교수관으로) 파견하여 혜택을 주려 합니다. 감영에서는 우두를 거치지 않고 곧장 종두(인두)하는 자는 중벌로 다스릴 것이라는 사실을 즉시 각 읍에 고지하십시오.

국가적인 우두 보급 정책을 제일 먼저 시행했을 법한 경기도가 오히려 가장 늦어진 이유는 알 수 없지만, 어쨌든 경기도를 마지막으로 정부의 우두 사업은 전국적으로 실시되었다. 또 이 기록을 통해 알 수 있는 것은, 도마다 시행 지침과 제반 규칙, 세칙 등을 마련했고 우두교수관을 중심으로 우두 보급을 했다는 점이다. 또한 우두는 장려한 대신 인두는 금지했다는 사실도 알 수 있다.

하지만 이렇게 전국적으로 확대 실시된 우두 보급 사업이 순조롭게 진행된 것은 아니었던 것 같다. 1886년 10월 이후에도 외아문이 우두국을 설치하라는 공문을 몇 개 도에 새삼 보낸 것을 보면, 일단 시작했더라도 도중에 중단되거나 유명무실해진 경우가 없지 않았음을 짐작할 수 있다.

(5) 우두교수관의 우두의사 교육과 면허제 실시

1880년대 후반 충청우도에서 펴낸 《우두절목(牛痘節目)》과 《경기관초》(양력 1888년 9월 29일 자), 《함경도관초》(양력 1890년 4월 25일 자) 등의 문서들을 종합해 보면 다음과 같은, 우두국의 구체적인 운영 방식을 알 수 있다.

각 도는 감영(도청) 소재지에 우두국(본국)을 설치하고 읍진(邑鎭)에는 분국을 설치했다. 그리고 각 지역에서 필요한 우두 기계와 우두약은 본국에서 구매하도록 했다.

관찰사(감사)는 도에서 행해지는 우두 사업 전반을 감독했다. 군수와 현감은 우두 사업 실시, 우두의사 감독, 우두 접종 방해자와 기피자 처벌, 외아문에 납부하는 우두세 징수 등을 관장했다. 동과 면의 담당자인 존동임과 면임은 군수, 현감의 지휘를 받아 아직 접종을 받지 않은 미두아 명단 작성, 무료 접종 대상자 파악, 접종비 수령 등의 실무를 맡았다.

규정에 따라 모든 영아(嬰兒)는 귀천(신분)에 관계없이 돌이 되기 전에 자

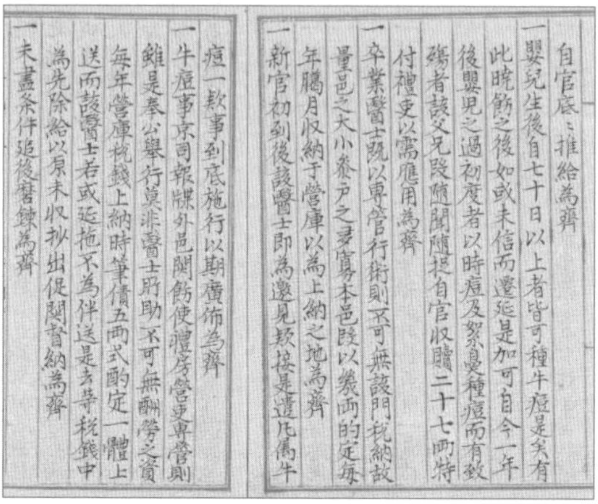

自官底〻推給為齊
一嬰兒生後自七十日以上者皆可種牛痘是矣有
此曉飭之後如或未信而遷延是加可自今一年
後嬰兒之過初度者以時痘及染是種痘而有致
殤者該父兄段隨聞隨捉自官收贖二十七兩特
付禮吏以需應用為齊
一卒業醫士既以專管行術則不可無該門耗納故
量邑之大小發戶之多寡本邑段以幾兩酌定每
年臘月收納于營庫以為上納之地為齊
一新官初到後該醫士即為邀見款接是遣凡偶牛
痘一款事到底施行以期廣佈為齊
一牛痘事京司報牒外邑關飭使禮房營吏專管則
雖是奉公舉行莫非醫士所助不可無酬勞之資
每年營庫稅錢上納時筆債五兩式酌定一體上
送而該醫士若或延拖不為伴送是去等稅錢中
為先除給以東未收抄出促關督納為齊
一未盡條件追後磨鍊為齊

그림 2-5 충청우도에서 펴낸《우두절목》. 태어난 지 70일이 지난 영아는 누구나 우두 접종을 받아야 했다. 서양에서도 대체로 강제 접종을 했지만, 조선은 일본의 영향을 받아 그러한 방침을 채택했던 것으로 보인다. 박정양이 일본을 시찰한 뒤 우두에 관해 보고한 사항은 거의 그대로 실현되었는데, 그 핵심은 강제 접종과 우두의사면허제도였다. 한 가지 뚜렷한 차이는 일본은 "종두"라 했던 반면, 조선은 "우두"라는 용어를 사용했던 점이다.

격 있는 우두의사에게 우두 접종을 받아야 했다. 접종비는 1회당 5냥이었으며, 접종 효과가 확인된 다음에 접종 받은 사람(부모)이 존동임/면임에게 지불했다. 경제 능력이 없는 노비, 홀아비, 홀어미의 자녀는 접종비를 면제 받았다. 인두 접종을 받거나, 돌이 지나도록 접종을 받지 않았다가 두창에 걸리는 경우에는 벌금 27냥을 내야 했다.

요컨대, 이 당시의 우두 접종은 강제적이었지만 경제 능력이 없는 일부를 제외하고는 국가의 지원은 전혀 없이 접종을 받는 사람이 전적으로 접종비를 부담하는 방식이었다. 이러한 식의 강제 접종은 우두라는 외래 문물에 대한 정치적·문화적 거부감과 더불어 민중들이 정부 시책에 저항하는 이유가 되었고, 나아가 국가에 의한 우두 사업이 1890년에 들어 일단 좌초하는 데 중요한 요인으로 작용했다.

우두의사 교육은 감영이 주관했으며, 소정의 교육을 받은 사람에게는 졸업장과 면허장 격인 "본관차첩(本官差帖)"을 주었다. 이러한 조치는 충청우도의 《우두절목》과 같은 각 도의 우두국장정(牛痘局章程)에 따른 것이며 장정은 외아문의 허가를 받아야 했으니 결국 중앙정부가 지방정부를 통해 면허제도를 시행한 것이었다.

이렇게 우두의사는 조선에서는 처음으로 배타적·독점적인 시술권을 정부로부터 인정받았다. 또한 정부는 무당과 종두(인두) 시술자의 권리를 일절 인정하지 않았으며, 자격을 인정받지 못한 사람이 우두 시술을 하는 것도 금지했다.

〈조선정부병원 제1차년도 보고서〉에서 알렌과 헤론은 1885~1886년 무렵 조선인의 60~70%가 인두 접종을 받았음을 시사했다. 그런데 정부는 어떻게 해서 박제가(1750~1815)와 정약용(1762~1836)이 처음 도입한 1800년 이래 80년 넘게 널리 활용되어 온 인두술을 일거에 금지하고 전면적으로 우두술을 채택했을까? 물론 우두는 인두에 비해 효과가 좋고 부작용이 적은 것이 의학적 정설이다. 하지만 정부가 어떻게 거기에 대해 확신을 가지게 되었을까?

우두의사는 세 가지의 세금 또는 수수료를 납부했다. 액수가 가장 큰 것은 군현과 감영을 통해 외아문에 납부하는 우두세였다. 충청우도의 경우, 매해 외아문에 납부하는 우두세는 우두의사 1인당 평균 150냥으로, 총액은 6천 냥 가량이었다. 이는 1883년 이용호의 건의로 설립된 충청우도 우두국의 설치 비용 2,900냥의 2배에 해당한다. 그 밖에 우두의사들은 존동임/면임에게 수고비로 접종 1회당 1전을, 군현에 각종 문서 수수료로 1년에 5냥씩 납부했다.

우두의사는 읍에 1명씩 배치되어 독점적으로 우두 시술을 했다. 충청우도의 경우 홍주읍에만 예외적으로 3명의 우두의사가 있었다. 충청우도 지

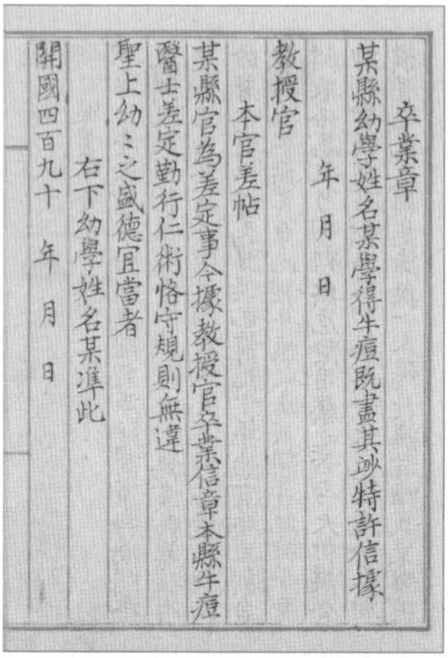
卒業章
某縣幼學姓名某學得牛痘既盡其妙特許信據
年 月 日
教授官
本官差帖
某縣官爲差定事今據教授官卒業信章本縣牛痘
醫士差定勤行仁術恪守規則無違
聖上幼幼之盛德宜當者
右下幼學姓名某準此
開國四百九十 年 月 日

(위) 그림 2-6 충청우도의 《우두절목》 중 졸업장과 본관차첩(本官差帖) 양식. "졸업장"은 우두 접종법을 교육받아 우두의사면허를 받은 사람에게 주는 졸업증서 서식이며, "본관차첩"은 우두의사를 임명할 때 주는 임명장 내지 면허증의 서식이다.

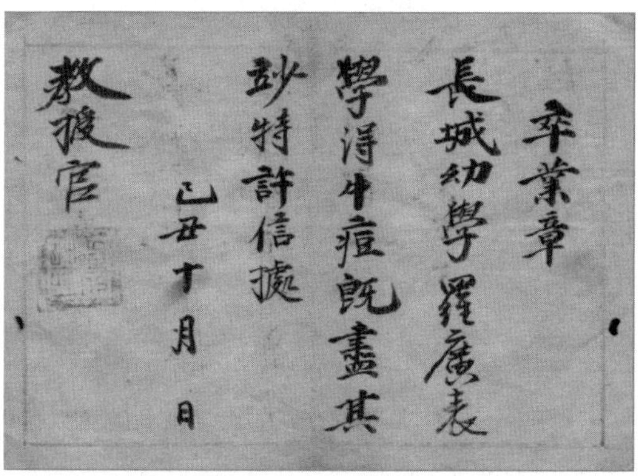
卒業章
長城幼學羅廣表
學得牛痘既盡其
妙特許信據
己丑十月 日
教授官

(가운데) 그림 2-7 1889년 10월(己丑十月) 장성(長城)의 유학(幼學) 나광표(羅廣表)에게 수여된 우두의사 졸업장(독립기념관 소장). "특허"를 부여한다는 문구가 적혀 있다. 장성은 전라도 장성군을 뜻한다. 따라서 이것은 전라도 (우두)교수관 명의로 발급된 우두의사 졸업장이자 면허장(특허장)이다.

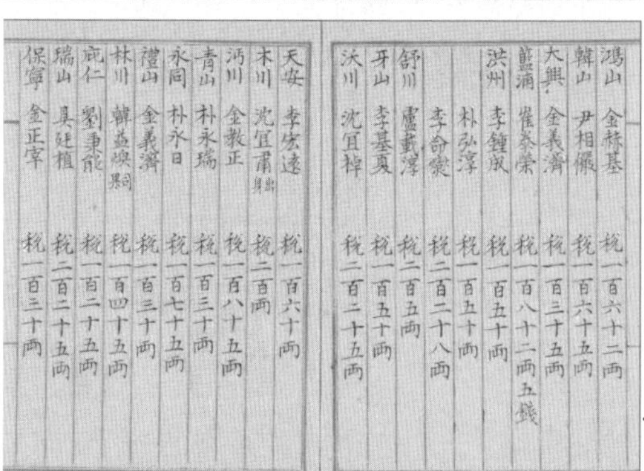

(아래) 그림 2-8 충청우도의 《우두절목》 중 우두의사 명단과 우두세 납부 상황.

역에서만 적어도 39명의 우두의사가 활동한 것을 보면, 전국적으로는 우두의사가 수백 명에 이르렀을 것으로 추정된다.

이들은 어떤 신분의 사람이었으며, 어떤 동기로 우두의사가 되었을까? 먼저 《우두절목》에 나와 있는 충청우도 우두의사의 명단은 다음과 같다(가나다 순으로 다시 정리한 것임).

구정식, 김교정, 김연풍, 김의제(대흥읍), 김의제(예산읍), 김정재, 김진남, 김혁기, 노재순, 박상면, 박영빈, 박영서, 박영일, 박홍순, 신정균, 심용섭, 심의도, 심의숙, 유병능, 윤상규, 윤상엄, 윤석긍, 윤일병, 이굉원, 이기하, 이명섭, 이민영, 이종성, 임백찬, 임병문, 임보상, 임헌일, 지동필, 지수영, 최규일, 최태영, 표기섭, 한익환, 홍병철.

이 가운데 한익환은 사과(司果, 정6품)였으며, 심의숙과 윤석긍도 이름 아래에 "출신"이라고 적혀 있는 것을 보면 과거 시험을 통과한 사람으로 여겨진다. 나머지 사람들의 신분과 배경은 알 수 없지만, 한익환 등 중급 관리와 과거 합격자가 포함되어 있는 것을 보면 우두의사의 계층이 그리 낮지 않았으리라고 생각된다.

우두의사를 교육, 양성하는 우두교수관은 당연히 우두 시술 경험이 많은 사람 중에서 선정되었을 것이다. 우두와 관련된 경력이 비교적 잘 알려진 지석영을 제외한 나머지 사람들은 언제, 어디서, 누구에게 우두술을 배웠던 것일까? 또 그들의 신분과 배경은 어떠했을까?

1880년대 후반, 정부가 주도한 우두 사업에서 핵심적 역할을 했을 우두교수관으로 이름이 확인되는 사람은 지석영(충청도), 김병섭(함경도), 박응조(경기도) 외에 강남형(전라도), 김사익(경기도), 김인제(전라도), 유진화(전라도), 이호익(경기도), 홍종규(전라도) 등이 있다.

또한 외아문과 각 감영의 기록에 우두의사라고 되어 있는 강영로(경상도), 강해원(경상도), 곽호승(평안도), 박상경(수원부), 박영복(평안도), 박중빈(개성부), 손홍조(평안도), 안경국, 안정(황해도), 이재하(경상도), 이정주(강원도), 이혁(황해도), 정태호(강원도), 조인하(경상도), 최성학(경기도), 홍의순(경기도), 황종륜(평안도) 중에서도 기록의 내용에 의하면 실제로 우두교수관 역할을 한 사람이 적지 않을 것으로 생각된다.

이들에 대해 알려진 것이 거의 없지만 적어도 이들은 의과에 합격한 의관은 아니었다. 지석영, 김인제, 박응조, 유진화, 홍종규는 문과 합격자였다. 즉 지석영이 그렇듯이 우두교수관들은 우두술이라는 외래 의술을 시술하는 새로운 종류의 의료인이었던 것으로 생각된다.

우두교수관 중 김인제(1854~?)의 활동이 두드러지는데 정부 기록으로 확인되는 활동으로는 다음과 같은 것이 있다.

> 전 사과(司果) 김인제가 의학이 깊어 전라좌도 우두교수로 삼아 파견하며, 또한 제주에도 겸임케 할 것이니 제주목에 알려 우두술을 널리 시행하도록 하십시오[《전라도관초》 1890년 2월 20일(음력 2월 2일)자].

> 전 사과 김인제는 만국의 의학에 조예가 깊은데, 어린아이를 보호하는 새로운 학설(保嬰新說)에 더욱 익숙합니다. 현재 우두로 영아를 전부 살려 한 번도 실수한 적이 없으므로 그 의술을 넓혀 온 세상에 공개하여 드러내려고 합니다. 이전의 공문대로 본도 의학교수 겸 우두교수로 임명하여 내려보내니, 도착하는 즉시 한결같이 절목(節目)에 따라 영(營)에서 관칙(關飭)하고 관에서 전령(傳令)하여 한 도의 백성으로 하여금 다 알아 골고루 널리 베푸는 은택을 골고루 적시게 하여 건강을 지켜 백성들을 불리는 사업을 돕도록 하는 것이 마땅합니다[《경상도관초》 1892년 12월 16일(음력 10월

28일) 자].

김인제는 정부의 우두 사업이 1890년에 들어 일단 좌절된 뒤 재개되는 과정에서도 중요한 역할을 한 것으로 보인다. 바로 위의 《경상도관초》에서 볼 수 있듯이 1892년 말 외아문이 경상도에 우두국을 다시 설치하면서 김인제를 그곳의 우두교수로 임명했다.

그리고 김인제의 활동은 뒷날 대한제국기의 우두 사업에도 연결된다. 즉 그는 1900년 충청남도 종두종계소의 감독을 맡아 새로 배출된 종두의사들과 협력하여 우두 보급 사업을 벌였다(〈황성신문〉 1900년 3월 5일 자).(1890년대 후반부터는 우두 대신 "종두"라는 용어를 더 많이 사용했다.)

그뿐만 아니라 김인제는 1900년 12월, 한성의 광제원과 의학교를 본받아 김원일 등과 함께 자신이 거주하는 공주군에 병원과 의학교를 설립하려고 했다. 그의 시도는 성공을 거두지는 못했지만, 오랫동안 의업에 종사했기 때문에 그러한 시도를 할 수 있었을 것이다.

김인제에 대해서는 "7도(에서) 우두교수하였는데, 본시 대한 제일 선수(善手)라 활인(活人) 수만(數萬)하고 송성(頌聲)이 자자한데"(〈황성신문〉 1900년 3월 5일 자)라는 평판이 있었다. 이러한 평판대로라면 김인제는 조선의 여러 지역에서 수많은 사람에게 우두를 시술하고 우두의사를 양성했던 것이다. 지석영이 아니라 그동안 별로 알려지지 않았던 김인제가 1880년대 후반 이래 우두 보급 사업에서 가장 큰 역할을 했던 인물일지도 모른다.

(6) 국가 우두 사업의 좌초

외아문이 주관하여 1885년 11월에 시작된 국가 우두 사업은 1년 만에 전국으로 확대되었다. 그 뒤 도에 따라 우두 보급이 중단되거나 유명무실해진 경우도 있었지만 사업은 지속되었다. 그것은 그만큼 두창이 당시 조선 사회에서 가장 큰 보건 문제였기 때문일 것이다. 또한 19세기 말까지 세계적으로도, 확실하고 직접적인 수단으로 대항할 수 있는 전염병이 우두술로 예방하는 두창 이외에는 없었기 때문이기도 했다.

조선 정부가 우두술 보급을 가장 시급한 보건 사업으로 추진한 것은 적절하고 타당했다. 하지만 어떤 정책이든 당위성과 필요만으로 성공을 거둘 수는 없다.

당시 외교와 통상뿐만 아니라 우두술을 비롯하여 외래 문물의 도입과 보급을 담당했던 외아문에는 독판(장관)과 협판(차관)을 제외하고 관리가 10명도 채 안 되었다. 이들 가운데 보건의료와 관련된 업무를 전담하는 사람이 있었는지도 의심스럽다. 1894년 갑오개혁기에 내부에 위생국을 설치하여 보건위생 업무를 전담케 한 것은 큰 발전이었다.

외아문이 우두 사업에 관해 실제로 했던 일은 각 도에 우두교수관을 파견한 것과 관찰사에게 우두국을 설치하여 우두를 보급하라는 공문을 보낸 것이었다. 그리고 우두 사업이 제대로 시행되지 않는다는 정황이 파악되면 우두 사업을 독려하는 공문을 재차 보낸 정도였다. 또한 제중원에 했던 것과는 달리 우두 사업에 필요한 정부 재원을 마련하는 노력도 거의 보이지 않는다. 요컨대 국가 우두 사업의 사령탑인 외아문의 행정·재정 능력은 애초부터 커다란 한계를 가지고 있었다.

외아문의 구실이 제한적이었던 만큼 우두 사업 시행에서 도의 역할은 상대적으로 컸다. 그런데 구체적인 사항은 알기 어렵지만, 도에 따라 사업 시행에 편차가 작지 않았다. 관찰사의 관심과 행정 능력, 그리고 우두교수관의 의지와 역량이 우두 사업의 성패에 큰 영향을 미쳤을 것으로 생각된다. 당시 지방의 우두 사업 상황을 잘 보여 주는 《우두절목》을 보면, 충청도의 우두 사업은 비교적 잘 시행되었다. 그런 경우라도 시기에 따른 편차가 없지 않았을 것으로 여겨진다.

1885년부터 가장 중요한 국가 보건 사업으로 추진되었던 우두 보급은 당시에 어느 정도의 지지를 받았을까? 기존의 인두술은 금지하고 외래의 우두술만을 인정하는 강제적 우두 접종, 이러한 자못 급진적인 국가정책에 대해 사람들은 어떻게 반응했을까?

민심이 우두 사업에 호의적이었던 것은 아니었다. 기존의 인두 시술자와 무당처럼 우두 사업의 시행으로 직접적인 손해를 보는 사람들은 말할 것 없고, 외국과 외래 문물에 대해 막연하든 구체적이든 두려움과 적개심을 갖고 있던 수많은 민중들이 강제적인 우두 접종에 저항했던 것은 불가피했던 일로 여겨진다.

1885년 겨울 우두교수관으로 충청도 정산읍을 방문했을 때, 우두술이 어린아이를 죽인다는 소문을 듣고 자녀와 함께 산으로 피신했던 사람이 있었다는 지석영의 술회(〈조선사상통신〉 1928년 11월 26일 자)처럼 우두를 기피한 사람이 적지 않았다. 접종비가 부담스러운 사람들에게는 아예 우두가 증오의 대상이 되었을 수 있다.

우두의사들과 우두교수관들의 비리도 문제였다. 그러한 폐해를 말해 주는 다음과 같은 기록이 있다. 한 가지는 경기우도 우두교수 김사익이 경기우도뿐만 아니라 경기좌도의 각 읍에 보낸 우두의사들이 어린 아기가 있는 집들에 공갈을 쳐서 접종비를 갈취한다는 보고가 있으므로 그 의사들을 압송하라는 것이다[1890년 4월 12일(음력 윤2월 23일) 자 외아문 공문]. 또 한 가지는 전라도 우두교수관 강남형이 공문을 위조했다는 데에 대하여 의정부와 전라도 감영 사이에 1890년 4월 26일(음력 3월 8일)부터 6월 2일(음력 4월 15일)까지 몇 차례 오간 공문이다. 이 사건은 강남형을 해임하고 대신 홍종규를 후임으로 파견함으로써 일단락된 것처럼 보였다.

그러나 그것이 끝이 아니었다. 1890년 7월 4일(음력 5월 18일), 외아문은 급기야 전국 각지에 다음과 같은 공문을 보내 우두국 본국과 분국을 당장 철폐하라고 지시했다.

> 우두 신법을 관에서 허가하여 우두국을 세운 것은 오로지 영아를 보호하고 백성들을 번성케 하는 일에 힘을 쓰려 했기 때문입니다. 우두업을 관칙(官勅)으로 인정하고, 의사를 파견하여 귀 감영에 우두국을 설치토록 했습니다. 지금 각 읍의 우두분국 의사배(醫士輩)들에 대하여 들으니 관에서 허가한 것을 빙자하여 폐단이 많다 합니다. 아예 우두약을 놓지도 않은 채 접종비를 챙겨서, 일반 백성들이 왕왕 어린 아기를 품에 안고 깊은 산골짜기에 몸을 숨길 정도입니다. 이와 같은 소문이 낭자하니 통탄할 일입니다. 이에 이 공문이 도착하는 즉시 귀 감영에서 관할하는 우두국은 본국과 분국을 가리지 말고 일체 철폐하십시오. 그리고 우두의사들의 자격증은 일일이 거두어들이고 해당 의사들을 신속히 압송하여 계속 남아서 민폐를 끼치지 못하도록 하십시오. 우두국에 있는 두묘 한 다발은 귀 감영의 백성들끼리 상의해서 의사를 초빙하여 편리한 대로 접종하여 원래 취지에 부합하도록 하십시오. 의사배들에게 엄히 명령을 내려 다시 이전과 같이 거짓말하고 토색질하지 못하도록 하십시오.

이 공문에 따르면 다만 우두분국에서 일하는 의사들의 전횡 때문에 전국의 우두국을 철폐하고 우두의사들의 자격증을 환수한다는 것이었다. 또한 관에서 설립하거나 허가한 우두국은 폐지하지만 두묘는 남겨서 문제가 된 우두분국 소속 의사들 외에 다른 의사들을 민간에서 초빙하여 우두 시술을 지속할 수 있도록 하라는 것이었다.

외아문의 조치는 5년 동안 어렵사리 지속해 왔던 국가 우두 사업을 일시에 그만둔다는 것이었다. 그렇다고 외아문이 우두 사업의 정당성과 필요성마저 부인한 것은 아니었다. 우두국 철폐의 직접적 계기가 되었던 것은 우두의사들의 횡포였다.

7월 4일 이후에도 민폐를 끼친 의사 이혁과 안정을 잡아 보내라는 외아문의 지시[《황해도관초》 1890년 7월 25일(음력 6월 9일) 자]가 있었다.

그러나 이와 같이 몇몇 기록으로 남아 있는 우두의사와 우두교수관들의 잘못만으로 우두국을 철폐하겠다는 외아문의 조치는 선뜻 이해되지 않는다. 설령 우두의사들의 작폐가 그보다 훨씬 심했다 하더라도 외아문의 조치는 지나쳐 보인다.

또한 우두의사들의 작폐는 일차적으로 그들의 부도덕성에서 기인했겠지만, 아무런 사업 비용도 부담하지 않으면서 강제적으로 우두 사업을 시행하려고만 한 정부에게 더 근본적인 책임이 있을지 모른다. 그런 상황에서 우두의사들은 온갖 방법으로 접종 대상자를 늘려 수입을 올리려 했고, 반면 민중들은 강제 접종 방식과 우두의사들에 대해 반감만 키웠을지 모른다.

이러한 상황에서 정부는 문제를 해결하려는 적극적인 노력보다는 민중들의 불만을 일단 우두의사들에게 돌리는 미봉적이고 책임 회피적인 전략을 구사했던 것이 아닐까?

1890년 7월의 우두국 철폐 조치 이후에도 정부는 우두 사업을 포기하지 않았다. 그렇다고 정부가 우두 사업 방식을 개선했거나 재정 지원을 했던 것 같지도 않다.

외아문은 1892년 11월 경상도에 다시 우두국을 설치하도록 했고, 1894년 1월 21일(음력 1893년 12월 15일)에는 진주를 비롯하여 경상도의 모든 읍진에 우두분국을 설치하도록 독려하는 공문을 보냈다.

요컨대, 1885년에 시작된 국가의 우두 사업은 획기적인 성과를 거두지는 못했지만, 10년 가까이 지속되었다. 그리고 그것은 1890년대 후반 보다 체계적인 우두 사업으로 이어진다.

2) 종두의양성소와 종두의사

(1) 위생국 설립

갑오·을미개혁기의 첫 머리인 1894년 7월 30일 보건의료 업무를 관장하는 우리나라 최초의 근대식 보건의료기관인 "위생국"이 설립되었다. 기존의 6조(六曹) 대신 새로운 중앙 행정 기구인 8아문(八衙門)이 설치되면서, 내무아문 아래 위생국을 둔 것이다. "전염병 예방, 의약, 우두 등에 관한 사무"가 위생국의 소관 업무로 규정되었으며, 직원으로 참의(국장) 1명과 주사 2명을 두도록 했다.

하지만 실제로 위생국이 제 역할을 시작한 것은 이듬해인 1895년 4월 20일 칙령 제53호로 〈내부관제〉가 반포되고, 4월 25일 자로 김인식(1862~?)이 위생국장에 임명되면서부터였다. 그 전에는 위생국의 활동도, 직원 임명도 찾아볼 수 없기 때문이다.

1895년 4월 25일부터 시행된 〈내부관제〉(갑오개혁 초기의 내무아문이 내부로 개칭되었다)에 따르면 위생국의 업무는 다음과 같다.

> 제9조 위생국에서는 다음의 사무를 관장한다.
>
> 1. 전염병, 지방병의 예방과 종두, 기타 일체의 공중위생에 관한 사항
>
> 1. 정박한 선박의 검역에 관한 사항

1. 의사(醫師), 약제사(藥劑師)의 업무 및 약품 판매의 관리와 조사에 관한 사항

이로써 위생국은 당시 가장 큰 문제였던 전염병 예방, 종두 시술, 검역뿐만 아니라 의사, 약제사, 약품 판매에 대한 관리 업무도 맡아 보건의료 전반을 관장하게 되었다. 특히 1880년대부터 우두의사들을 대상으로 시행한 바 있었던 의료인면허제도를 확대할 계획을 정부가 가지고 있었음을 짐작케 한다.

표 2-2 조선과 대한제국 시기의 내부 위생국장

이름	생년	재임 기간	재임시 중요 사항	다른 경력
김인식	1862	1895.4~ 1896.5	〈검역규칙〉 등 제정 의학교 설립 계획	문의군수, 증산군수
이근호	1860	1896.5~ 1897.3		무과 급제, 법부대신 남작(일제강점기)
?	?	1897.3~ 1898.3	종두의양성소 1기 졸업	
최훈주	?	1898.3~ 1900.4	의학교 설립 광제원(내부 병원) 설립 〈의사규칙〉 반포 및 시행	광제원 원장, 고원군수 사립보통학교 설립(1906)
박준승	1847	1900.4~ 1903.7	한성종두사 설립 의학교 1기 졸업	전의(典醫), 함평군수 의생(일제강점기, 제3961호)
홍철보	1853	1903.7~ 1905.3	세브란스병원 준공	전의(典醫) 의생(일제강점기, 제5317호)
민원식	1863(?)	1905.3(?)~ 1907.12(?)	대한의원 설립 〈위생신문〉 발간	광제원 원장, 양지군수
유맹	1853	1907.12~ 1908.8	세브란스의학교 1기 졸업	전북관찰사 내부 토목국장
염중모	1862	1908.8~ 1910.1(?)	대한의원 신축건물 준공	장연군수 내부 지방국장

주: 1897년 3월부터 1898년 3월까지는 《관보》 등에서 위생국장의 임면 사실이 발견되지 않는다. 기록의 누락인지, 공석이었는지는 알 수 없다.

제1대 위생국장으로 임명받은 김인식은 1896년 5월 11일 해주부 주사로 전출될 때까지 1년 남짓 위생국장으로 근무했다. 〈검역규칙〉, 〈호열자병예방규칙〉, 〈호열자병소독규칙〉, 〈종두규칙〉, 〈종두의양성소규정〉 등의 제정, 의학교 설립 계획 등 을미개혁기의 보건의료 및 위생 관련 조치들이 김인식이 위생국장으로 재임했던 시기에 이루어진 것이다.

처음으로 근대식 보건의료 행정의 실무 책임을 맡았던 김인식, 그리고 이근호, 최훈주, 박준승, 홍철보, 민원식, 유맹, 염중모 등 그 이후의 위생국장들에 대해서 알려진 바는 별로 없다.

(2) 1890년대 종두의사 양성 교육

1895년 11월 26일, 내부령 제8호로 〈종두규칙〉이 제정되었다. 1883년부터 정부가 시행해 온 종두 사업을 한층 체계화하기 위한 조치로, 이를 통해 이전까지 대체로 간접적이었던 중앙정부의 역할이 강화되고 구체화되었다. 이 무렵부터 우두 대신 종두라는 용어가 주로 사용되었다.

이 법령에 따라 모든 어린이는 생후 70일부터 만 한 살 이내에 의무적으로 종두 접종을 받아야 했으며, 이때 종두 접종을 받지 않은 경우에는 나이와 무관하게 접종을 받아야 했다. 또한 접종 효과가 없는 경우에는 다시 접종을 받도록 했다.

한편 종두 시술은 "양성소"의 졸업증서를 받고 내부가 주관하는 시험에 합격하여 종두의사 인가를 얻은 사람만 할 수 있도록 했다. 단 내부의 시험규칙이 제정되기 전에는 각 지방에서 활동하는 종두의사가 관찰부의 인가를 받는 경우 시술을 허용했다. 종두의사 중 관리로 임용된 사람들의 관원이력서를 보면 내부대신이 "종두의술개업윤허장(種痘醫術開業允許狀)"을 발급했던 것으로 되어 있다. 이미 1880년대 후반부터 우두의사에 대한 면허

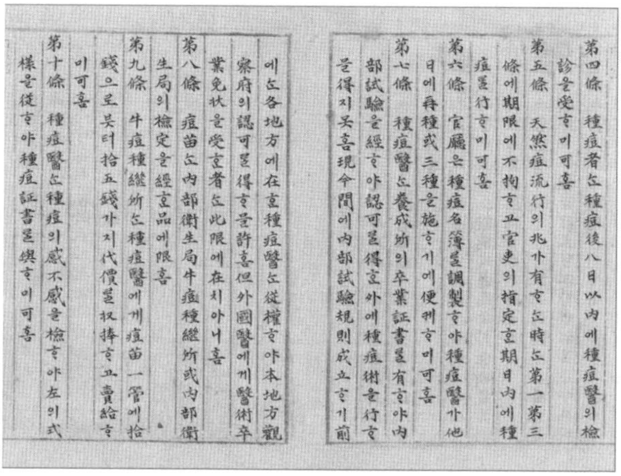

第四條 種痘者ᄂᆞᆫ種痘後八日以內에種痘醫의檢
診을受ᄒᆞ미可홈
第五條 天然痘流行의兆가有ᄒᆞᆫᄂᆞᆫ時ᄂᆞᆫ第一第三
條에期限에不拘ᄒᆞ고官吏의指定ᄒᆞᆫ期日內에種
痘를行ᄒᆞ미可홈
第六條 官廳은種痘名簿를調製ᄒᆞ야種痘醫가他
日에再種式三種을施ᄒᆞ기에便케ᄒᆞ미可홈
第七條 種痘醫ᄂᆞᆫ養成所의卒業證書를有ᄒᆞ야內
部試驗을經ᄒᆞ야認可를得ᄒᆞᆫ外에種痘術을行ᄒᆞ
믈得지못홈現今間에內部試驗規則成立ᄒᆞ기前
에ᄂᆞᆫ各地方에在ᄒᆞᆫ種痘醫ᄂᆞᆫ從權ᄒᆞ야本地方觀
察府의認可를得ᄒᆞ믈許홈但外國醫에게醫術卒
業免狀을受ᄒᆞᆫ者ᄂᆞᆫ此限에在치아니홈
第八條 痘苗ᄂᆞᆫ內部衛生局牛痘種繼所或內部衛
生局의檢定을經ᄒᆞᆫ品에限홈
第九條 牛痘種繼所ᄂᆞᆫ種痘醫에게痘苗一管에拾
錢으로븟터拾五錢까지代價를收捧ᄒᆞ고賣給ᄒᆞ
미可홈
第十條 種痘醫ᄂᆞᆫ種痘의感不感을檢ᄒᆞ야左의式
樣을從ᄒᆞ야種痘證書를與ᄒᆞ미可홈

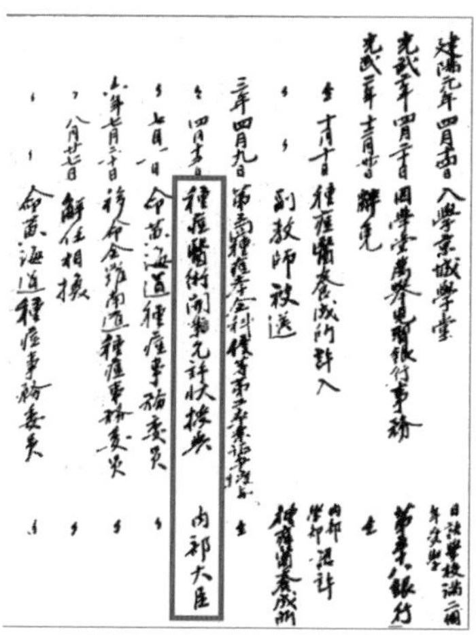

(위) 그림 2-9 〈종두규칙〉 제7조. 종두 시술은 "양성소"의 졸업증서를 받고 내부가 주관하는 시험에 합격하여 종두의사 인가를 얻은 사람만 할 수 있도록 했다.

(아래) 그림 2-10 1899년 4월, 종두의양성소를 제3회로 졸업한 고원식의 이력서. 내부대신이 발급한 "종두의술개업윤허장"을 받은 것으로 기록되어 있다.

제도가 지방정부 차원에서 시행되었지만, 이때부터는 중앙정부가 본격적으로 종두의사의 자격을 관리하고 면허장을 부여하게 된 것이었다.

그리고 종두의사에게는 종두 효과 여부를 검사하여 접종받은 사람에게 종두증서를 발급하고, 관청에 종두명세서를 제출하도록 하는 의무를 부과했다.

또한 종두증서 위조, 무자격 시술, 관의 허가 없는 두묘 판매, 접종 및 진료 태만, 종두의사의 업무 태만 등에 대해 벌금형 또는 신체형(구류)으로 처벌할 것을 규정했다.

이상과 같은 내용의 〈종두규칙〉이 1895년 12월 16일부터 시행되었으며, 〈규칙〉에 나와 있는 "종두의양성소"에 관한 법률은 1895년 12월 22일 칙령 제180호로 반포, 시행되었다. 〈종두규칙〉은 내부령이고 하위법 성격의 〈종두의양성소규정〉은 칙령이라는 점은 법체계상 어색해 보인다.

1895년 12월 22일 반포된 〈종두의양성소규정〉의 각 조항은 다음과 같다.(고어체를 요즈음 표현으로 바꾼 것이다.)

> 제1조 종두의양성소를 한성 내에 설립, 종두의를 양성하여 국내에 종두를 널리 시술함으로써 천연두를 예방하는 것을 주된 목적으로 한다.
>
> 제2조 종두의양성소는 내부 관할에 속한다.
>
> 제3조 종두의양성소에 다음의 직원을 둔다.
>
> 소장 1명, 교수 1명, 서기 1명
>
> 제4조 종두의양성소 관원은 모두 위생국 관원으로 겸임케 한다.
>
> 제5조 수학 기한은 1개월로 한다.
>
> 제6조 학기가 끝날 때 졸업시험을 시행하여 합격한 자에게 졸업증서를 수여하여 종두의로 인정한다.
>
> 제7조 졸업시험에 합격한 자는 종두 의적(醫籍)에 등록하여 국내에서 종두술을 시술할 수 있다.
>
> 제8조 본소의 생도는 연령 20세 이상으로 입학시험에 급제하는 자로 한정한다. 입학시험 과목은 다음과 같다. 한문 작문, 국문 작문, 사자(寫字).
>
> 제9조 입학시험에 응시하려는 자는 제1호 서식에 의해 품청장(稟請狀)을 작성하여 제출해야 한다.

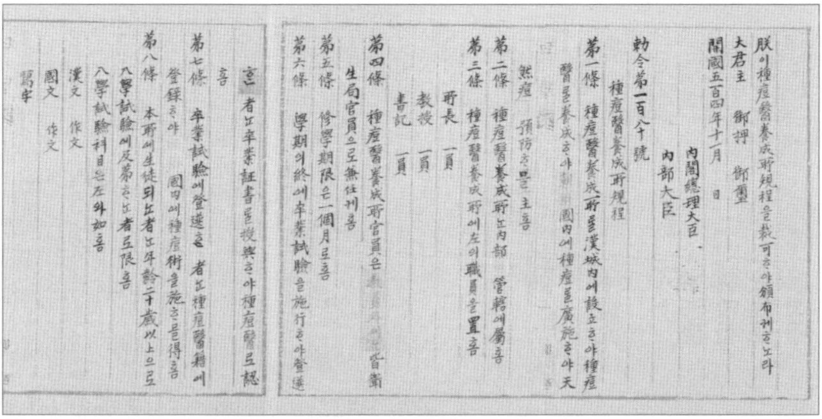

朕이種痘醫養成所規程을裁可ᄒᆞ야頒布케ᄒᆞ노라
大君主 御押 御璽
開國五百四年十一月 日
內閣總理大臣
內部大臣
勅令第一百八十號
種痘醫養成所規程
第一條 種痘醫養成所를漢城內에設立ᄒᆞ야種痘醫를養成ᄒᆞ야 國內에種痘를廣施ᄒᆞ야天然痘 預防ᄒᆞ믈主홈
第二條 種痘醫養成所ᄂᆞᆫ內部 管轄에屬홈
第三條 種痘醫養成所에左의職員을置홈
所長 一員
敎授 一員
書記 一員
第四條 種痘醫養成所官員은 [illegible] 衛生局官員으로兼任케홈
第五條 修學期限은一個月로홈
第六條 學期의終에卒業試驗을施行ᄒᆞ야登選ᄒᆞᆫ 者ᄂᆞᆫ卒業證書를授與ᄒᆞ야種痘醫로認홈
第七條 卒業試驗에登選ᄒᆞᆫ 者ᄂᆞᆫ種痘醫籍에登錄ᄒᆞ야 國內에種痘術을施ᄒᆞ믈得홈
第八條 本所에生徒되ᄂᆞᆫ者ᄂᆞᆫ年齡二十歲以上으로入學試驗에及第ᄒᆞᆫ者로限홈
入學試驗科目은左와如홈
漢文 作文
國文 作文
寫字

그림 2-11 1895년 12월 22일 반포된 〈종두의양성소규정〉(서울대학교 규장각 한국학연구원 소장). 관할 부서, 수학 기간, 입학 자격뿐만 아니라 입학시험 과목까지 구체적으로 규정되어 있다. 이 〈규정〉은 당시 근대적 교육제도가 자리 잡아 가는 모습을 잘 보여 준다.

제10조 입학 허가를 받은 자는 다시 제2호 서식에 의해 보증장(保證狀)을 작성하여 제출해야 한다.

제11조 본 칙령은 반포일부터 시행한다.

〈종두의양성소규정〉에 따르면, 종두의양성소는 내부 관할의 관립이며 교육 기간은 1개월이었다. 또한 학생(생도)은 입학시험을 통해 선발하며, 교육과정을 마치고 졸업시험에 합격한 사람은 종두의로 인정했다. 이렇듯 종두의사가 되기 위한 구체적인 자격과 절차가 법률로 정해졌다. 그리고 이러한 규정은 뒷날 의사를 비롯한 의료인들에 관한 법령에 원용되고 더욱 구체화되었다. 하지만 종두의양성소의 직원을 따로 두지 않고 모두 위생국 직원이 겸임토록 한 것은, 당시 정부의 형편상 그렇게 한 것이겠지만 교육의 충실성이라는 점에서 문제가 있어 보인다.

법률 제정에 이어 1895년 12월 30일, 1896년도 예산에 종두의양성소비

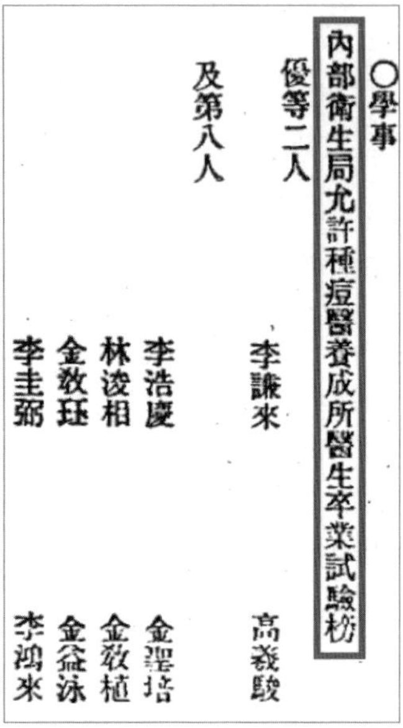

○學事

內部衛生局允許種痘醫養成所醫生卒業試驗榜

優等二人 李謙來 高羲駿

及第八人 李浩慶 金聖培 林浚相 金敎植 金敎珽 金益泳 李圭弼 李鴻來

그림 2-12 《관보》 1897년 7월 10일자. 내부 위생국이 윤허한 종두의양성소의 졸업시험을 통과한 10명의 명단이 실려 있다.

1,368원과 우두종계비 2,866원이 책정되었다. 이로써 중앙정부의 종두 사업이 순조롭게 진행되는 것처럼 보였다.

하지만 1895년 12월 30일의 단발령 선포와 이에 대한 민중들의 거센 반발로 정국은 극도로 혼란스러워졌다. 마침내 1896년 2월 11일 국왕이 러시아 공사관으로 피신하는 "아관파천" 사태가 일어나고 총리대신 김홍집이 참살됨으로써 갑오·을미개혁은 순식간에 막을 내렸다. 이에 따라 종두의양성소 설립도 일단은 무산되고 말았다.

그러면 종두의양성소는 그 뒤에 어떻게 되었을까? 《관보》에는 종두의양성소 졸업에 관한 기록이 세 차례 나오는데, 그 기록에 따르면 1897년 7월 10일 10명, 1897년 11월 24일 18명, 1899년 4월 8일 53명 등 도합 81명이 졸업시험에 합격하여 종두의양성소를 졸업했다.

따라서 1897년 7월 10일 이전에 종두의양성소가 설립된 것은 분명하다. 지금까지 발견된 기록으로는 정확한 설립 날짜를 알 수 없지만, 2기와 3기 졸업생의 실제 재학 기간이 3개월 남짓에서 6개월 내외인 것으로 보아 1897년 초반에 종두의양성소에서 교육을 시작한 것으로 추정된다.

《관보》에 세 차례 실린 종두의양성소의 졸업 기록과 졸업생 명단은 다음과 같다.

(1) [내부 위생국 윤허 종두의양성소 의생(醫生)졸업시험방] 우등 2인 이겸래 고희준 급제 8인 이호경 김성배 임준상 김교식 김교각 김익영 이규필 이홍래(1897년 7월 10일 자)

(2) [학부 인허 종두의양성소 의생(醫生)졸업시험방] 우등 2인 이만식 이세용 급제 16인 신명균 류춘수 박형래 현동숙 조동현 안세현 이응원 유철상 이인식 류홍민 심승덕 이철용 유문종 정해관 최상혁 피병준 광무원년 11월 24일(1897년 11월 29일 자)

(3) [학부 인허 종두의양성소 제3회 의사(醫士)졸업시험방] 우등 9인 이윤선 고원식 김덕준 이공우 장진조 지의찬 임천규 고홍식 이재익 급제 44인 신종희 방춘환 최진성 심승훈 이희민 최종만 이창렬 이영만 김관형 박민수 류상규 김균명 조정국 박화진 원보상 홍현상 이동언 강필우 이승조 이철우 박우용 방한식 이동환 이효선 박희빈 이규용 김완배 윤종모 여규면 유관희 윤석현 김상기 전위현 김서묵 이민교 홍성환 박태훈 정설교 서매순 이종혁 송영진 강문희 성락춘 김연태 모두 53인 광무3년 4월 8일(1899년 4월 13일 자)

그러면 누가 종두의양성소를 설립했을까? 원래 〈종두의양성소규정〉에는 내부가 관할하며 위생국 관원이 양성소의 직원을 겸하는 "관립"으로 되어 있었다. 그러나 위의 《관보》에는 종두의양성소가 관립이 아니라 "내부 위생국 윤허"(1897년 7월 10일 자) 또는 "학부 인허"(1897년 11월 29일 자, 1899년 4월 13일 자)라고 되어 있어 "사립"임을 시사하고 있다. 하지만 사립이되 정부의 윤허(인허)를 받아야만 했으며, 종두의양성소를 담당하는 정부 부서가 "내부"에서 1897년 11월경부터는 "학부"로 바뀐 사실도 알 수 있다.

요컨대, 원래는 정부가 종두의양성소를 세울 계획을 가지고 있었지만 실제로는 정부가 아닌 민간이 설립했던 것이다. 그리고 그 구체적인 설립자는 다음의 몇 가지 기록으로 확인할 수 있다. 우선 한 가지는 〈한성신보(漢城新報)〉 1896년 11월 22일 자의 다음과 같은 광고 기사이다.

> 금회 본 양성소에서 종두의술을 가르칠터히오니 우두종식술(牛痘種植術)을 전습코자 하는 의학학생은 일자(日字) 삼십일간으로써 졸업케 하니 지원자는 내학하시압. 단 수업료를 요(要)치 아니홈. 경성 이현(泥峴) 찬화의원 내 종두의양성소

이것은 찬화의원(贊化醫院)에서 종두의양성소를 개설하고 학생을 모집한다는 광고이다. 광고 일자는 1896년 11월 22일이지만, 실제로 내부의 윤허를 받아 양성소를 설립한 날짜는 알 수 없다. 그리고 이 광고에는 "일자 삼십일간으로써 졸업", 즉 수학 기간이 30일로 되어 있다.

또 한 가지 기록은 1897년 11월 24일 종두의양성소를 졸업한 심승덕의 이력서이다. 여기에는 심승덕이 1897년 8월 4일 진고개(泥峴)에 있는 찬화병원에서 수업을 받기 시작해서 11월 24일 종두의양성소를 제2회로 졸업했다고 기록되어 있다. 〈한성신보〉의 광고대로 찬화병원의 종두의양성소에서 실제로 종두 교육을 했음을 뒷받침하는 기록이다.

세 번째 기록은 "일본 사람 고성매계가 (…) 종두의양성소를 사립하고 우리나라 자제들을 가르쳐서 졸업시킨 자가 80여인이 되는데"라는 〈독립신문〉 1899년 6월 12일 자 기사이다. 이 기사의 고성매계, 즉 고죠 바이케이(古城梅溪, 1860~1931)는 〈한성신보〉 광고와 심승덕의 이력서에 나오는 찬화병원의 원장이다. 또한 80여 명을 졸업시켰다는 기사 내용은 앞에서 보았던 《관보》 기록에 정확히 부합한다.

요컨대, 찬화병원 원장 고죠 바이케이가 1897년(또는 1896년)에 정부의 윤허를 받아 종두의양성소를 설립하고 세 차례에 걸쳐 모두 81명의 종두의사를 교육, 배출했던 것이다.

"사립" 종두의양성소를 세운 고죠 바이케이는 누구인가? 1860년 3월 2일, 일본 규슈(九州) 동북부의 오이타현(大分縣)에서 태어난 고죠는 1880년 3월 오이타 현립 의학교에 입학하여 3년 반을 공부하고 1883년 12월에 졸업했다. 졸업 직후인 1884년 4월 내무성에서 실시한 시험에 합격하여 "의술개업인허장"을 받았다.

고죠는 1884년 11월에서 1886년 4월까지 1년 반 동안 도쿄의 준텐도(順天堂)의원에서 근무한 뒤, 1886년 5월 조선 주재 일본 공사관의 의사로 조선에 왔다. 고죠는 이때부터 1931년 1월 사망할 때까지, 약 6년을 제외하고는 조선에서 생활했다. 40년 간의 조선 생활은 일본인 의사로는 아마 가장 오래일 것이다. 1907년 6월 조선에 와서 1945년 12월 일본으로 돌아갈 때까지 경성의학전문학교 교장, 경성제국대학 의학부 교수, 경성여자의학전문학교 교장 등을 지낸 사토 고조(佐藤剛藏, 1880~1957)보다도 더 오래 조선에서 살았다.

1891년 5월 공사관 의사를 사직한 고죠는 찬화병원을 설립했다. 그리고 1897년(또는 1896년) 찬화병원 부설로 종두의양성소를 설치하고 81명의 조선인 종두의사를 양성, 배출했다.

고죠는 종두의양성소의 운영으로 얻은 명성과 조선 정부의 신임에 힘입어 1899년 5월부터 1년 동안 우리나라 최초의 근대식 의사교육기관인 "의학교"의 교사로 활동했다. 하지만 1900년 4월 의학교 학생들이 그의 해부학 강의를 문제 삼아 스트라이크를 벌이자 의학교 교사를 그만두고 피신하듯 일본으로 돌아갔다가 한 달 뒤 조선으로 다시 와서 찬화병원 원장으로 재차 근무했다.

형 고죠 간도(古城菅堂, 1857~1934)는 1907년 3월부터 1909년 3월까지, 동생 고죠 바이케이는 1909년 3월부터 1913년 3월까지 경성의사회 회장을 맡아 경성(서울)에서 개업한 일본인 의사들의 대표로 활약했다. 고죠 바이케이의 양아들로 찬화병원의 3대 원장인 고죠 겐지(古城憲治, 1879~1942) 또한 1918년 4월부터 1919년 4월까지 경성의사회 회장을 지냈다.

고죠 바이케이는 1931년 1월 사망했으며, 사망 직후 일본 궁내성으로부터 정6위(正六位)를 추서받았다. 조선을 효과적으로 지배하는 데 공을 세운 보상이었을 것이다.

고죠가 찬화병원 부설로 세운 종두의양성소는 어디에 있었는가? 당시 기록에 가장 많이 나오는 표현은 "진고개 찬화병원"이다. 《경성과 내지인(京城と內地人)》(1910년)에는 찬화병원의 주소가 "본정 4정목(本町四丁目)"으로 되어 있다. 본정 4정목은 지금의 중구 명동 세종호텔 일대이다.

그러면 고죠는 왜 종두의양성소를 세웠을까? 물론 두창을 퇴치하려는 의사로서의 책임감, 명성을 얻으려는 욕구가 중요한 요인이었을 것이다. 이러한 개인적인 동기 외에 일본의 대조선 전략도 함께 작용했으리라고 생각된다.

일본은 갑오농민군을 탄압하면서 조선 내정에 본격적으로 개입하기 시작했고, 청일전쟁에서 승기를 잡은 뒤에는 더욱 노골적으로 내정간섭을 했다. 하지만 그만큼 러시아, 미국 등 다른 열강들의 견제도 심해졌고 마침내 "아관파천"(1896년 2월 11일)으로 일본의 영향력은 일거에 퇴조했다. 그뿐만 아니라 방약 무도한 "왕비 암살 사건"(을미사변, 1895년 10월 8일)으로 조선인들의 신뢰마저 크게 잃고 말았다.

이러한 상황에서 일본에게는 조선 정부에 대한 영향력과 조선인들의 민심을 되찾기 위한 새로운 전략, 즉 문화적인 접근법이 무엇보다도 필요했다. 1896년 4월 "대일본해외교육회"가 경성학당(京城學堂)을 세워 조선인들에게 일본어와 근대식 학문을 교육하고, 1895년에 해군 군의 스즈키 유조(鈴木裕三, 1868~1925)가 설립한 한성병원(漢城病院)에서 조선인 구료 기능을 확대한 것은 우발적인 일이 아니었을 것이다. 성공을 거두지는 못했지만 한성병원에서는 조선인 학생들을 대상으로 의사 양성 교육을 시행할 계획(정원 20명, 수업 기간 16개월)도 가지고 있었다. 고죠가 종두의양성소를 세운 것은 바로 그 무렵이었다.

또한 "경성 일본인 부인회"에서 모은 기금을 경성학당, 한성병원, 종두의양성소 세 곳에 균등하게 지원한 것도 우연이 아니었다. 일본 공사관도 본국 정부에 위의 기관들을 지원해 줄 것을 꾸준히 요청했다. 이러한 노력의 결과, 1898년 12월 대한제국 학부는 경성학당에 정부 인가학교 인허장을 교부했고 1899년부터 1년에 360원을 보조하겠다고 통지했다.

한성병원 또한 일본 정부와 민간의 후원을 받아 1900년에 규모를 확대, 현대화하고 한국인 진료에 더욱 힘을 기울임으로써 대한제국 정부와 민중들의 환심을 사는 데 성공했다. 국왕 고종은 1901년 한성병원에 300원을 "하사"했다.

조선 정부가 계획은 했지만 설립하지 못했던 종두의양성소도 비슷한 효과를 나타냈다. 종두의양성소를 설립, 운영하고 실제로 교육까지 담당했던 고죠와 일본에 대한 신뢰와 지지가 올라갔던 것이다.

(3) 종두의양성소 졸업생

1899년 4월 14일, 〈제국신문〉은 4월 9일 남산 노인정(老人亭)에서 열린 종두의양성소 3회 졸업식에 대해 상세하게 보도했다. 기사는 다음과 같이 세 부분으로 구성되어 있다.

첫 부분에서는, 일본 공사 가토 마스오(加藤增雄, 1853~1922)와 공사관 직원, 수비대 장교, 상인 등 일본인이 졸업식에 많이 참석했다는 사실을 보도했다. 이어서 대한제국 궁내부 대신 이재순(1851~1904), 탁지부 대신 조병직(1833~1901), 학부 협판(기사에는 탁지부 협판으로 잘못 표기되어 있다) 민영찬(1874~1948, 민영환의 동생), 학무국장 김각현(1866~1921), 내부 위생국장 최훈주, 의학교장 지석영 등 대한제국 관리 100여 명(이 숫자는 조금 의심스럽다)도 참석했다고 알렸다.

마지막으로 오후 1시 반부터 졸업생 53명에게 졸업장을 주었고, 궁내부와 학부에서는 1천 냥씩의 격려금을, 내부에서는 《위생신론》(고쿄 바이케이 지음) 53권, 종두기계 9벌, 종두침 및 종두반(種痘盤) 44개를 전달했다고 보도했다.

언뜻 평범하게 졸업식을 보도한 것으로 보이지만, 일본인 하객에 관한 보도로 시작하는 이 기사는 종두의양성소의 일면을 잘 보여 준다. 기사는 조선인 종두의사의 졸업을 축하하기에 앞서 일본인들이 찬화병원장 고쿄 바이케이와 일본의 공적을 찬양, 자축하는 분위기를 잘 전달하고 있는 것이다.

하지만 졸업식에는 그런 의미만 있었던 것은 아니었다. 근대의술을 배운 종두의사들에 대한 대한제국 정부와 사람들의 기대가 담겨 있었던 것이다. 그랬기에 종두의양성소, 종두의사와 직접 관련되는 학부와 내부의 관리들뿐만 아니라 궁내부 대신과 탁지부 대신 등 고위 관료들이 참석했을 것이다.

정부의 기대는 4월 말 내부 관할로 신설된 국립병원("내부 병원")의 인사에 반영되었다. 4월 26일 자로 임명받은 의사 12명 가운데 이호형, 한우, 노상일 세 사람을 제외하고, 김교각, 임준상, 김성배, 이호경(이상 1기), 이만식, 이응원, 이인직, 이세용, 박형래(이상 2기) 등 9명이 종두의양성소 출신이었다. 또한 병원의 서기로 임명된 조동현과 하루 뒤에 의사로 발령받은 피병준도 양성소 2회 졸업생이었다.

1899년 4월 24일, 칙령 제14호로 반포, 시행된 〈병원관제〉에는 의사 정원이 15명 이하로 규정되었으며, 그 가운데 3분의 2인 10명이 종두의로 배정되었다. 그리고 종두의양성소 출신이 종두의 정원 모두를 채웠으며, 이로써 그들이 병원을 주도해 나갔을 것이다.

그러면 종두의양성소를 졸업한 이 종두의사들은 대체 어떤 사람들이었을까? 〈관원 이력서〉상에 종두의양성소 졸업 사실이 명기되어 있는 사람은 박형래, 심승덕, 유철상, 이응원, 피병준(이상 2기), 고원식, 고준식, 유일환, 이공우(이상 3기) 등 9명이다. 이 밖에 이력서에 졸업 사실이 명기되어 있지 않지만, 졸업생으로 추정할 수 있는 사람으로 박우용, 이철우 등 몇 명이 더 있다.

이 9명은 전체 81명의 10% 남짓에 불과하며, 또 정식 관원으로 임용되었다는 점에서(졸업생 다수가 역임한 종두사무위원은 촉탁 성격이었던 것 같다) 종두의양성소를 졸업한 종두의사들의 일반적인 특성을 그대로 대변한다고 할 수는 없지만 이들을 통해 당시 종두의사들의 일면을 파악할 수는 있을 것이다.

1890년대 후반에도 종두술을 공부하여 종두의사가 되는 것은 누구에게나 손쉬운 일은 아니었다. 집안 분위기가 "개화적"이거나 자기 자신이 매우 진취적이지 않으면 엄두를 내기 쉽지 않았을 것이다. 이들의 경력에는 대부분 그러한 점이 잘 드러나 있다.

먼저 종두의사 자격 취득 이전의 경력을 살펴보자. 박형래(1861년생), 피병준(1864년생), 유일환(1871년생) 등 나이가 상대적으로 많은 사람을 제외하

표 2-3 관원 이력서상에 종두의양성소 졸업 사실이 명기되어 있는 9명의 학력과 경력 등

이름	기	생년	졸업 시 나이	다른 학력	의업(醫業) 경력
박형래	2	1861	36		내부 병원/광제원 의사 종두사무위원 대한의원 사무원
심승덕	2	1876	21	한성사범 졸업 수학강습증 취득	
유철상	2	1878	19	고등소학교 수업 양잠(養蠶) 졸업 일본군용철도 졸업 사범 속성과 졸업	종두사무위원
이응원	2	1877	20	한성사범 졸업	내부 병원/광제원 의사 종두사무위원 대한의원 약제사
피병준	2	1864	33	과거(의과) 합격	내의원약방 침의(針醫) 내부 병원/광제원 의사 대한의원 의원
고원식	3	1876	23	경성학당 수학	종두의양성소 부교사 종두사무위원
고준식	3	1879	20	우무(郵務)학당 졸업	
유일환 (유관희)	3	1871	28		내부 병원/광제원 의사 대한의원 사무원
이공우	3	1879	20	한성사범 졸업	종두사무위원 내부 병원 의사 광제원 기수

고, 나머지 6명은 종두의양성소 입학 이전에 근대식 교육을 받은 경험이 있었다. 특히 고원식은 일본인이 운영하던 경성학당에서 1896년 4월부터 2년 동안 일본어를 공부했는데, 그가 종두의양성소에 입학하자마자 학생이면서도 부교사 직을 맡았던 것도 일본어 수학 경력 때문이었을 것이다.

피병준은 1885년에 과거시험 의과에 합격하고 왕실 의료를 담당하는 내의원에서 10년가량 침의(針醫)로 일한 경력이 있었다. 박형래와 유일환은 입학 전의 경력이 알려져 있지 않고, 나머지 사람들은 나이로 보아 아마 생

업보다는 수학(修學)의 경험만 있으리라고 생각된다.

한편 종두의사 자격을 얻은 뒤의 경력은 크게 세 가지로 나뉜다. 하나는 의업 활동은 (거의) 하지 않고 다른 일을 한 경우이다. 심승덕은 한성사범학교를 졸업한 경력을 살려, 후동소학교 교사와 경교보통학교 교원을 지냈다. 고준식은 우체사(郵遞司) 주사와 농상공부 서기로 일했다. 유철상은 잠시 종두사무위원을 지냈지만, 새로운 기술과 직업을 찾아 편력의 젊은 시절을 보냈다. 이러한 부류의 사람들은 일본어를 배우고 일본인들과 교제하기 위해, 또는 스펙을 쌓기 위해 종두의양성소에 다녔을지 모른다.

두 번째는 의업 활동을 하다 일반직 관료로 전직한 경우이다. 이공우는 내부 병원 의사 등 의업에 종사하다 1906년에 한성부 주사가 되었는데, 한성부 주사 업무의 구체적 내용을 알 수 없어 그가 의업을 그만두었는지 단정하기는 어렵다. 고원식은 1905년부터 성진 군수, 의정부 참서관을 지낸 것으로 보아 의업 활동은 중단한 것으로 생각된다.

세 번째는 박형래, 피병준, 유일환, 이응원 등과 같이 이력서를 작성한 시점(대체로 1907년)까지 계속 의업에 종사한 경우이다. 이응원을 제외한 나머지 3명은 나이가 많은 사람들이다. 이들은 전직할 수 없어서 마지못해 의업을 계속했던 것일까, 아니면 의업을 천직으로 여겼기 때문이었을까? 또는 종두의사 중에서는 내부 병원, 광제원, 대한의원 등 가장 안정된 직장을 가졌기 때문이었을까?

종두의양성소를 졸업한 81명 가운데 (종두)의사 경력이 확인되는 사람은 53명이다. 1기 4명, 2기 6명, 3기 18명 등 28명은 (종두)의사로 활동한 기록이 남아 있지 않은데, 기록의 누락이나 유실에 기인하는 경우, 또는 실제로 활동을 하지 않은 경우일 것이다.

의업 활동이 확인되는 53명 가운데는 한성종두사(9명), 내부 병원(13명),

표 2-4 종두의양성소 졸업생들의 (종두)의사 경력

	종두사무위원	한성종두사 (1900~1905년)	내부 병원 (1899~1900년)	광제원 (1900~1907년)	대한의원 (1907~1910년)	비고
1기 (10명)	김교식 김익영 (2명)	이호경 김성배 (2명)	이호경 김성배 임준상 김교각 (4명)	김성배 임준상 (2명)		4명
2기 (18명)	이세용 신명균 류춘수 박형래 안세현 이응원 유철상 류흥민 이인직 이만식 (10명)	이세용 박형래 (2명)	이인직 이세용 박형래 조동현 이응원 피병준 (6명)	박형래 조동현 이응원 피병준 (4명)	박형래 이응원 피병준 (3명)	6명
3기 (53명)	이윤선 고원식 이공우 장진조 지의찬 임천규 이재익 심승훈 최종만 이창렬 이영만 김관형 김균명 조정국 박화진 홍현상 이철우 박우용 박희빈 이규용 김완배 여규면 윤석현 김서묵 이민교 홍성환 박태훈 정설교 서매순 이종혁 송영진 강문희 성낙춘 김연태 (34명)	이공우 홍현상 유일환 송영진 성낙춘 (5명)	이공우 유일환 성낙춘 (3명)	유일환 송영진 (2명)	유일환 (1명)	18명
81명	46명	9명	13명	8명	4명	28명

주 1: "비고"는 (종두)의사 경력이 발견되지 않는 인원 수이다.
2: 한성종두사는 한성의 종두 업무를 전담하는 기구로 1900년에 설치되었다가 1905년 광제원에 부속되었다,

광제원(6명), 대한의원(4명)에 근무한 경우도 있지만, 87%인 46명이 지역 종두사무위원으로 활동했다. 즉 종두의양성소 졸업생들의 주된 활동 무대는 각 지방이었으며, 이들은 이전 시대의 우두교수관처럼 담당 지역에서 종두

시술을 하는 한편 "종두인허원(種痘認許員)"(과거의 우두의사 격)을 양성하는 역할도 했다.

종두사무위원 가운데에는 김능준, 조필하, 최경욱 등과 같이 종두의양성소와 무관한 사람도 더러 있지만, 대부분 양성소 졸업자였다. 즉 대한제국기의 종두 업무는 종두의양성소 졸업자들이 주도했다. 새로운 종두의사들의 등장과 세력 장악에는 고죠 바이케이가 교육한 종두술이 과거의 것보다 진일보한 점도 작용했겠지만, 일본 세력의 새로운 부상이라는 정치적인 요인도 관련이 있을 것이다.

(4) 전통과 근대를 넘나든 의사들

종두의양성소 1기 졸업생 김달식(1878~1936)은 전형적인 기술직 중인 집안인 해주 김씨이다. 그의 이력서에 따르면, 1896년 종두학교(종두의양성소)에 입학했다. 종두의양성소가 1897년이 아니라 1896년에 시작되었음을 보여 주는 한 가지 근거지만 이것만으로 개교 시기를 1896년으로 단정할 수는 없을 것이다.

김달식(일명 김교식)은 1899년 8월 함경북도 종두사무위원으로 임명받아 7개월가량 근무한 뒤, 1900년 4월 의학교에 입학하여 3년을 다니고 1903년 7월 제2회로 의학교를 졸업했다. 김달식은 종두의양성소와 의학교를 모두 졸업한 유일한 사람이다.

의학교를 졸업한 김달식은 다시 전라남도(1903년 9월), 강원도(1904년 9월) 종두사무위원으로 임명받아 활동했으며, 1905년 4월부터 1907년 8~9월 일제에 의해 대한제국 군대가 해산될 때까지는 군의관으로 근무했다.

김달식이 의학교를 졸업하여 의사가 되었는데도 당분간 종두의사로 활동한 것은 당시 의학교 출신 의사들이 일할 자리가 별로 없었기 때문인 것으로 생각된다. 1904년부터 대거 군의관으로 입대할 때까지 의학교 출신들은 대개 "임시위생원 위원", "임시 유행병 예방위원" 등 말 그대로 임시 관직에만 촉탁되었을 뿐 안정적인 일자리를 갖지 못했다.

일제에 의해 군대에서 축출된 뒤 김달식은 어떤 활동을 했을까? 〈황성신문〉 1910년 9월 2일 자 광고에는 김달식이 화평당진찰소에서 의사로 활동하고 있다는 사실이 나타나 있다. 화평당은 이응선이 1909년 무렵 개설한 약방 겸 진찰소로 일제강점기 내내 번창했다. 김달식은 화평당의 고용의사로 일한 것이었는데, 그 뒤 어느 정도 재산을 모아 독자적으로 개업을 한 것으로 여겨진다. 의학교 출신 의사들, 즉 우리나라 초창기 의사들의 처지를 엿볼 수 있는 모습이다. 김달식은 우리나라 최초의 근대식 의사인 김익남의 종질(5촌 조카)이기도 하다.

이번에는 종두의양성소 2기 졸업생 피병준에 대해 알아보자. 피병준의 초·중기 경력은 1907년에 작성된 관원 이력서에 고스란히 담겨 있다. 1864년 1월 3일(음력) 한성에서 태어난 피병준은 스물한 살 때인 1885년 9월 과거시험 의과에 합격했다. 1882년 2월부터 4년 동안(햇수로) 의학수업을 받았다고 되어 있는데, 처음에는 혜민서에서 공부하다 혜민서가 폐지된 뒤 전의감으로 옮겨 수학했을 것으로 생각된다.

피병준은 조선시대 말 대표적인 의관 가문인 홍천 피씨이다. 《의과방목》과 《승정원일기》에 따르면 아버지 피상건은 혜민서 참봉, 할아버지 피종순은 혜민서 주부, 증조부 피재원은 전의감 직장(直長)을 지냈다. 또한 홍천 피씨는 희성인 데도 불구하고 1874년부터 1891년까지 의과 합격자의 6%인 12명을 배출했다.

피병준은 과거에 합격한 지 석 달 뒤인 1885년 12월 내의원 침의에 임명되어 9년 동안 근무했다. 그리고 갑오개혁 때인 1894년 7월 군무아문 주사를 지냈고, 1896년 3월 관직에서 물러나 개업을 했다.

의과에 합격하고 내의원 근무 경력까지 있는 피병준은 1897년 5월 9일 종두의양성소에 입학하여 11월 24일(이력서에는 12월) 졸업했다. 그리고 1898년 4월 12일 내부대신이 발급하는 "내부 관립 종두의사" 면허장을 받았다. 같은 2기 졸업생인 이응원과 박형래의 이력서에도 마찬가지로 적혀 있는데, 다만 박형래의 이력서에는 날짜가 4월 11일로 되어 있다.

3기생인 고원식, 고준식, 이공우의 이력서에는 면허장의 명칭이 "종두의술개업윤허장"으로 되어 있으며 발급 날짜도 졸업 3일 뒤인 4월 12일이다. 의료인 관리 제도가 점차 정착되어 가는 과정을 보여 주는 것일 터이다.

그 뒤 피병준은 1899년 4월부터 내부 병원과, 내부 병원을 개칭한 광제원에서 계속 근무했으며, 1907년 일제가 의학교, 광제원, 적십자사병원을 통폐합하여 만든 대한의원에서도 의사 생활을 지속했다. 피병준은 대한의원을 승계한 조선총독부의원에서 1915년까지 근무하다가 그해 4월 창덕궁 앞 와룡동에 "외과 전문" 창덕의원을 개업했다.

또한 피병준은 1911년 8월 4일 총독부 당국으로부터 "의술개업인허장"을 발급받았다. 의술개업인허장은 통감부(통감 이토 히로부미) 시절인 1908년 6월부터 일제가 정식으로 근대식 의학교육을 받았다고 인정한 사람들에게 발급한 것(1910년 8월 29일 강제 병탄 때까지는 대한제국 내부 명의로 발급)으로, 일제의 기준에 비추어 자격에 문제가 있는데도 발급받은 사람으로는 피병준(98호) 외에 이규선(87호)이 있다. 대한의원에 근무했던 이들은 정식으로 근대식 의학교육을 받은 경력이 없는데도 의술개업인허장을 수여받았다.

피병준은 1885년 의과에 합격한 이래 30년이 넘게 전통의술과 근대의술을 넘나들고 아우르는 의사 생활을 지속했다. 그는 내부 병원 창립 때부터 조선총독부의원에 이르기까지 16년 동안 내리 근무한 유일한 사람이었다.

피병준처럼 의과에 합격한 전형적인 전통의사이면서도 근대의학을 공부한 사람으로는 의학교 제1회 졸업생인 김성집(1871~1934)과 이제규(1873~?) 등 두 명이 더 있다.

1885년 열네 살 때 의과에 합격한 김성집의 집안은 전형적인 의원 가문이었다. 아버지 김윤은 내의원 침의, 할아버지 김낙용은 전의감 전함(前銜)과 직장(直長)을 지냈으며, 증조부 김규는 내의(內醫)로 자헌대부(정2품)의 품계까지 받았다. 장인 한정현도 의과에 합격하고 첨정(僉正) 벼슬을 지냈다.

열다섯 살 되던 1888년 의과에 합격한 이제규의 집안 역시 의원이 적지 않았는데, 증조부 이진우가 의과에 합격했으며, 외조부 김형적은 혜민서의 교수를 지냈다. 사실 이제규의 친가보다 처가인 천녕 현씨가 의원 집안으로 더 유명했는데, 이제규의 장인 현행건을 비롯하여 고종 시대에만 10명의 의과 합격자를 배출했다.

김성집과 이제규 모두 의과에 합격한 뒤 내의원에서 근무했고, 1891년에 함께 국왕으로부터 상을 받았다. 두 사람이 언제까지 내의원에 근무했는지는 알 수 없지만, 1899년 9월 의학교에 제1회로 입학하여 3년간 수학한 뒤 1902년에 졸업하고 근대식 의사가 되었다.

친가나 처가가 조선시대 말 대표적인 의원 가문이었던 피병준, 김성집, 이제규가 (종두)의사가 되어 근대의술을 시술한 사실을 보면, 이 당시 전통의학과 근대의학이 적대적이지만은 않았다는 생각을 하게 된다. 이제규는 의학교를 졸업한 뒤인 1904년 태의원(太醫院, 내의원의 후신) 주사로도 근무했다.

2. 의학교와 의술개업면허장

1899년에 설립된 "의학교"는 우리나라 최초의 근대식 정규 의학교육기관이다. 의학교는 정부가 세운 학교이지만, 거기에는 선각적 지식인들과 민중들의 염원과 노력이 담겨 있다.

조선은 1876년의 조일수호조규 체결 이후 공식적으로 근대 서양의료를 받아들이기 시작했다. 민간과 정부에 의한 우두술 보급과 우두의사 양성, 우리나라 최초의 근대식 국립병원인 "제중원" 설립과 운영, 근대식 보건의료제도 도입 등이 그러한 과정에서 거둔 성과였다.

근대 서양의료를 도입하여 정착시키는 데에는 민중들의 수용 자세와 더불어 의사 양성이 핵심적인 일이었다. 정부는 1880년대부터 근대식 의사를 양성할 계획을 세웠으며, 실제로 제중원에 학당을 설치하고 학생들을 선발하여 교육을 시행했지만 의사를 배출하는 데까지는 이르지 못했다.

그 뒤에도 정부는 근대식 의사를 교육할 의학교 설립을 추진했지만 정치적·외교적·경제적 사정 등으로 실현하지 못하다가 마침내 1899년 민중들의 열망에 힘입어 의학교를 설립할 수 있었다. 요컨대 의학교 설립은 당시 20여 년에 이르는 근대의료 도입 역사의 분수령을 이루는 쾌거였다.

의학교는 제국주의 열강의 침탈이 더욱 가중되는 시기에 설립되고 존속했지만 1907년 일제와 친일 부역자들에 의해 대한의원으로 통폐합됨으로써 역사의 뒤안길로 물러날 때까지 만 8년 동안 자주적으로 운영되었다.

1902년 의학교는 교장 지석영과 교관(교수) 김익남 등의 노력으로 사상 최초로 온전한 자격을 갖춘 근대식 면허의사 19명을 배출하는 데 성공을 거두었다. 비록 일본보다 30년가량 뒤늦은 일이었지만 일본의 초기 의사 양성이 독일인 등 서양인 의사들에게 크게 의존했던 데에 비해 훨씬 자립적인 모습을 보이는 것이었다.

의학교는 36명(입학 기준으로는 54명)의 근대의사를 배출하고는 일제에 의해 역사 속으로 사라졌다. 뿐만 아니라 일제와 그 동조자들에 의해 역사적인 성과마저도 폄하되고 무시되곤 했다. 국가가 패망하고 민족이 자주성을 잃은 시대에는 어쩔 수 없었던 일이었을지 모른다.

1) "의학교"의 설립

1899년 3월 24일 칙령 제7호로 〈의학교관제〉가 반포됨으로써 의학교가 세워졌다. 당시 신문들은 입을 모아 정부의 의학교 설립 조치를 환영했다. 여기에서는 〈독립신문〉과 〈제국신문〉 보도를 살펴보도록 하자.

> 현금 셰계에 문명한 각국들은 인민의 위생을 위하야 정부에셔 무슈한 돈을 들여 의학교를 셜시하고 병원을 만히 두는대 대한셔는 의학교라 하는 명색이 당쵸에 업고 근년에 와셔 영미국과 일본에셔 나온 몃몃 의원이 병원을 셜시하고 젹지 아니한 쟈본을 허비하야 가며 대한 사람들을 위하야 혹 학도를 뽑아 의슐도 갈으치며 병인을 극진히 치료하되 본국에셔는 본국 인민을 위하야 의학교와 병원을 셜시한 것이 한 곳도 업는 것은 대한에 참 슈치가 되는 일이라 우리가 정부에셔 의학교를 셜시한다는 말을 듯고 얼마큼 치하하며 고명한 의원을 고빙하야 잘 실시되게 하기를 발아더니 지금 의학교를 실시하랴고 반포한 규칙을 본즉 정밀하기로 또한 반갑게 녁여 좌에 긔재하노라(〈독립신문〉 1899년 3월 29일 자).

〈독립신문〉은 영국, 미국과 일본의 의사들이 한국에 병원을 설립하여 환자를 극진히 진료할 뿐만 아니라 학생들에게 의술을 가르치고 있는데, 막상 한국 정부는 그동안 그러한 노력을 전혀 기울이지 않았던 것을 "나라(대한)의 수치"라고 표현했다. 이러한 언급은 실제와 정확히 부합하는 것이 아니며, 〈독립신문〉의 시각을 살펴볼 수 있는 대목이기도 하다. 〈독립신문〉은 또한 정부가 많은 예산을 들여 의학교와 병원을 설치하여 인민들의 위생을 증진시키는 것을 문명국이 되는 중요한 조건이라고 보았다. 그리고 때늦긴 했지만 의학교 설치를 위해 법률을 제정, 공포한 것을 높이 평가한다고 했다.

〈독립신문〉은 1896년 12월 1일 자 논설에서 처음으로 근대식 의학교 설립을 주장했는데, 이제 2년여 만에 그 주장이 실현되기에 이른 것이었다. 〈독립신문〉은 1896년의 논설에서 마치 자신들이 최초로 의학교에 대해 언급한 것인 양 했는데, 이 또한 사실과 다른 것이다. 더욱이 우리나라에서는 오래전부터 국가가 의사들을 직접 교육, 양성해 왔다는 사실을 생각할 때 〈독립신문〉 논조의 특성과 한계를 알 수 있다. 한국은 "근대식" 의학교육에는 뒤늦었지만 아예 의학교육과 의술이 없었던 미개국이 아니었다.

〈제국신문〉은 조금 뒤인 1899년 4월 19일, 1면과 2면을 거의 모두 할애하여 의학교 설립에 대해서만 아니라 의학의 가치, 본질, 문제점 등에 관해 장문의 논설을 게재했다. 당시 사장 이종일(1858~1925)이 직접 집필했을 것이라고 여겨지는 이 논설의 중요한 내용은 다음과 같다.

> 의원이 병을 다스림이 법관이 죄를 다스림과 갓하야 병의 허하고 실함을 의원이 자셰히 숣혀셔 보하고 샤하는 술법을 극진히 하야 다스리지 아니하면 한셰상 사람이 다 병이 들고야 말터이오 (…) 그 생살지권을 가짐은 의원과 법관이 일반이라

이 논설은 우선 의술이 생명과 직접 관련되는 일이므로 의원(의사)이 의술을 극진히 닦아야 한다고 주장하면서 의사와 법관의 역할을 세상살이에서 가장 중요한 것으로 간주했다.

> 렬국때 편쟉(扁鵲)의 의술이 후셰에 유공하기가 요슌때 고요(皐陶)의 형법이 만고에 유젼함과 등분이 업거니와 그 공평함은 도로혀 의원이 법관보다 나흐니 의원의 병을 다스림은 친쇼가 업서 자긔 부모나 남의 부모나 자긔 쳐자나 남의 쳐자나 병을 곳치기만 쥬의하야 재됴를 숨기지 아니하되

이어서 이 논설은 의원은 법관보다 더 공평하여 친소(親疎)와 무관하게 환자들을 차별하지 않고, 또 자신의 재주를 감추지 않고 성심껏 잘 진료해 준다고 했다. 이 구절은 사실을 기술한 것이라기보다는 의사에 대한 기대와 소망을 나타낸 것으로 보인다.

> 그 단방을 무르면 말하지 안코 자긔 뎨형 슉질이라도 가릇쳐 주지 아니하야 자긔 혼쟈만 두고 리를 취하니 차 소위 쳥기와 쟝사라 야만의 풍습을 면치 못함이니

저자가 보기에 이 논설에서 가장 근대적인 대목은 바로 이 부분이다. 동서양을 막론하고 근대 이전에는 "비방(秘方)"이라는 것이 있었다. 그리고 누구에게도 알려 주지 않는 자신만의 처방이 많을수록 명의(名醫)로 통했던 것이 전통시대 의료의 모습이었다. 그런데 이 논설의 필자는 그러한 비방의 독점을 비판하면서 그것을 뛰어넘을 것을 촉구한다.

> 근일에 우리 정부에셔 또한 백셩의 위생하기를 위하야 의학교를 셜시한다 하니 새로 학교에 입참하시는 학도는 쟝찻 공부를 도뎌히 하야 백셩으로 하여곰 외국사람의 병원으로 약을 엇으러 가는 수치를 면하게 하려니와 긔왕 의술노 쳔명하던 이도 더옥 공부를 힘써셔 셰샹의 요사함을 건지는 공효를 당시에 셰우고 백병 통치하는 방문이 잇거던 학도를 가릇쳐 일홈을 후셰에 드리워 병을 다스려 사람 구하는 권리를 법관이 죄를 다스려 백셩을 구하는 권리의게 사양하지 마시오(〈제국신문〉 1899년 4월 19일 자).

마지막으로 논설은 정부가 의학교를 설립한 것을 치하하는 한편 그곳에서 새로 의학을 공부할 학생들의 면학을 당부하며, 그럼으로써 한국인들이 그동안 외국인 병원에 가서 치료받았던 수치를 면하게 해 줄 것을 요청했다. 〈독립신문〉은 그동안 의학교와 병원이 없었던 것을 수치라 여긴 데에 반해, 〈제국신문〉은 외국인에게 약을 얻으러 다녔던 것을 수치라고 하여 두 신문의 논조 차이를 보여 준다. 더불어 기왕의 (한)의사들에게도 공부에 힘쓸 것과 처방(백병통치하는 방문)의 공유와 전수를 요구했다. 요컨대 이 논설은 "서양의학"의 보급뿐만 아니라 "공공성"과 "개방"이라는 근대정신을 강조하고 있는 것이다.

국민과 언론의 환영과 기대 속에서 의학교 설립은 차근차근 진행되었다. 5월에는 학교 위치가 훈동(勳洞)으로 정해졌다. "의학교는 즁셔 훈동으로 뎡하고 슈리하기를 장대히 하고"라는 〈제국신문〉 1899년 5월 20일 자 기사가 그것을 뒷받침하며, 그 뒤의 각종 자료에도 의학교 위치가 훈동으로 나와 있다.

《매천야록》 제3권에는 "의학교를 설립하여 고 김홍집의 집을 교숙으로 하고(設醫學校以故金弘集家爲校塾)"라고 되어 있다. 매천 황현(1855~1910)의 이 기록이 맞다면, 갑신정변 때 참살당한 급진 개화파의 리더 홍영식(1856~1884)의 집이 한국 최초의 근대 서양식 국립병원인 제중원이 되었듯이, 아관파천 때 역시 참혹한 죽음을 당한 온건 개화파의 수령 김홍집(1842~1896)의 집이 한국 최초의 근대 서양식 국립의과대학이 된 것이다. 그리고 이것은 김홍집이 박영효(1861~1939)와 더불어 1895년에 시도했던 의학교 설립이 자신의 집을 통해 실현되었음을 뜻하는 것이기도 하다.

《조선총독부의원 20년사》(1928년)에도 김홍집의 집을 의학교 교사로 사용했다는 언급이 있는데, 《매천야록》을 참조했는지는 알 수 없다. 또한 《경성부사》(1934년) 제2권 117쪽에는 "경성의학교는 광무 3년 3월 현 경운동 경성사범학교 부속여자보통학교 서측운동장 한 구석에 있던, 당시 경성 중부 관인방 훈동, 전 총리대신 김홍집의 구저를 교사로 하여 창립"되었다고 서술되어 있다.

1907년 일제의 농간으로 의학교가 대한의원으로 통폐합된 후, 11월 22일 덕어학교(德語學校, 독일어학교)가 "중부 훈동(전 의학교)에 이전"(〈한성외국어학교일람〉 4쪽, 1909년)했다. 덕어학교는 1908년 1월 1일 한성외국어학교 덕어부로 개편되었다. 〈한성외국어학교일람〉 평면도에는 교사 등이 상세히 묘사되어 있어 의학교의 위치와 규모를 알 수 있다.

의학교가 운영되던 시기의 지도로는 1903년 5월 30일 일본의 경부철도 주식회사가 도쿄에서 펴낸 한국경성전도가 있다. 이 지도에 "의학교"라는 표시와 설명은 없지만 앞에서 기술한 것들을 종합하면 의학교의 위치를 정확하게 파악할 수 있다. 그리고 의학교의 규모는 대지 면적이 2,150제곱미터(650평), 전체 건물 면적은 275제곱미터(83평)로 추산된다. 또한 〈한성외국어학교일람〉의 평면도로 유추하면, 의학교는 교관실 및 사무실 1개, 교실 3개, 그 밖의 방 3개로 이루어져 있었던 것으로 생각된다.

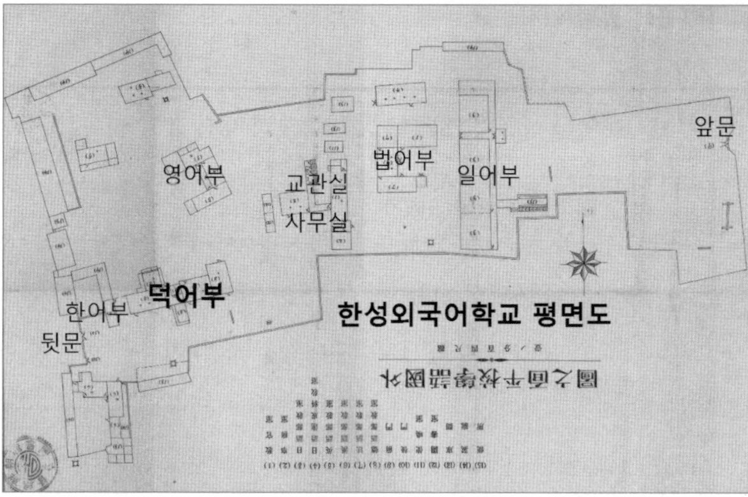

그림 2-13 〈한성외국어학교일람〉(1909년)에 수록되어 있는 학교 평면도. 남북과 동서 방향이 거꾸로 되어 있어 180도 회전시킨 것이다. 학교의 동쪽은 지금의 삼일대로, 서쪽은 지금의 종로경찰서 서쪽 골목길, 서북쪽은 지금의 율곡로에 맞닿아 있었다. 의학교 자리에는 덕어부와 한어부가 설치되었다.

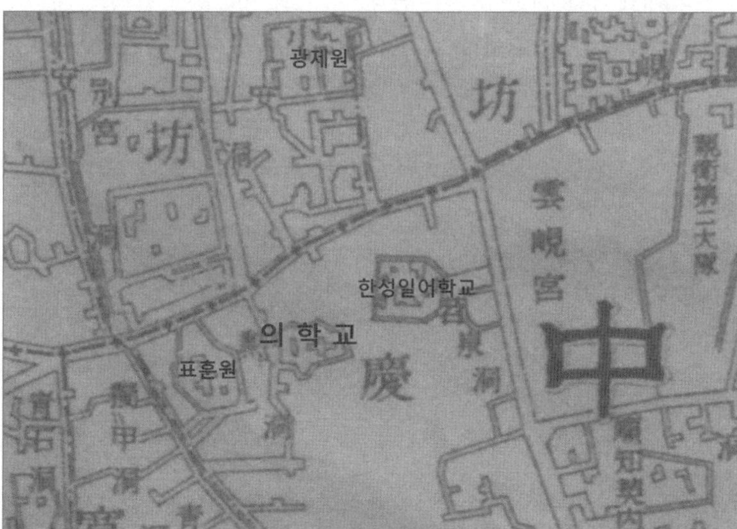

그림 2-14 한국경성전도(1903년). 경운동, 관훈동, 재동, 안국동 지역의 전체적인 구도는 지금과 별로 다르지 않다. 의학교는 지금의 서울 종로경찰서 본관 건물 자리에 있었으며, 정문은 왼쪽(서쪽) 길로 나 있었다. 의학교 북쪽에는 대한제국 시절의 국립병원인 광제원(현재 헌법재판소 구내), 동쪽에는 한성일어학교, 서쪽에는 표훈원이 있었다.

2) 의학교의 설립 역사

1895년 2월 26일(음력 2월 2일) "백성을 가르치지 않으면 국가를 견고케 하기 어렵다"라며 교육의 중요성을 강조한 국왕의 〈교육입국조서〉가 공포되었고, 이어서 〈한성사범학교관제〉(5월 10일), 〈외국어학교관제〉(6월 11일), 〈소학교령〉(9월 7일)이 반포되었다.

특기할 것은 다른 법률들에 앞서 〈법관양성소규정〉이 4월 19일에 반포되고 25일부터 시행되었다는 점이다. 그리고 5월 17일부터 교육을 시작한 법관양성소는 12월 25일 제1회 졸업생 47명을 배출했다. 초기에 법관양성소의 교육 기간은 6개월이었다.

주지하다시피 법률가는 성직자, 의사와 더불어 어느 시대, 어느 사회에서나 가장 대표적인 전문직이다. 근대 국가를 지향함에 있어 근대식 교육을 받은 법률가를 양성하는 일이 초미의 관심사로 떠올랐고 그에 따라 법관양성소가 설립되었던 것이다.

법관양성소와 더불어 새로운 의학교육기관과 의료기관도 준비되고 있었다. 1895년 12월 30일 작성된 1896년도 정부 예산에 의학교 및 부속병원과 종두의양성소 비용이 책정되었거니와 6개월 앞선 1895년 6월 14일 내부대신 박영효는 외부대신 김윤식(1835~1922)에게 미국 의사 올리버 에비슨(Oliver R. Avison, 1860~1956, 캐나다인으로 미국 북장로교 소속)에게 빌려준 구리개(을지로)의 제중원 관사를 되돌려 달라는 문서를 보냈다.

제중원은 설립 때부터 외부(외아문) 소속이었다가 1894년 갑오개혁 초기인 8월 18일 내부(내무아문)로 소속이 바뀌었다. 그런데 내부와 협의가 있었는지 알 수 없지만 1894년 9월 외부대신 김윤식은 이미 자신의 소관이 아닌 제중원의 운영권을 에비슨에게 넘겨주었다.

그러한 사연을 가진 제중원을 "앞으로 쓸 일이 있으므로" 되돌려받게 해 달라는 것이 내부대신이 보낸 공문의 요지이다. 용도가 명기되어 있지 않지만 정부에서 계획하고 있는 의학교와 부속병원으로 쓰려 했던 것으로 보인다. 역시 내부 소속의 병원인 광제원이 1900년 10월부터 재동의 옛 제중원 건물을 사용한 것과 같은 맥락이다. 내부대신의 요청이 관철되었으면 구리개 제중원은 의학교로 재탄생했을 것이다.

제중원을 되돌려받지 못해 차질이 생겼을 수는 있지만 의학교와 부속병원은 2만여 원의 예산을 확보하는 등 설립을 눈앞에 두고 있었다. 그러나 1896년 2월 11일의 "아관파천"으로 의학교 설립 계획은 좌초되고 말았다. 즉 총리대신 김홍집이 국왕과 친러·친미파의 계략으로 광화문 앞에서 참살됨으로써 친일적인 을미개혁 정부는 붕괴되었고, 법관양성소와 더불어 전문직업교육을 담당할 의학교도 실종되었다. 법관양성소 역시 4월 22일 제2회 졸업생 39명을 배출하고는 1903년까지 장기간의 표류에 들어간다.

을미 시기의 계획이 무산된 뒤에도 근대적 의학교육기관과 병원을 설립하려는 노력은 지속되었다. 특히 평가해야 할 것은 그 방식이 종래의 하향식에서 만민공동회 활동을 통해 민중이 참여하는 상향식으로 바뀌었다는 점이다.

1898년 7월 15일 종로에서 열린 대중 집회에서는 의술학교 설립에 관해 집중적으로 논의한 뒤 목원근, 송석준, 홍정후 세 사람을 대표로 선임하여 학부대신에게 자신들의 요구를 건의하는 편지를 보내도록 했다. 이제 민중들의 의식 수준은 입헌군주제나 의회 설립 등 권력 구조문제와 더불어 의료와 교육 등 "생활정치" 문제까지 거론하는 단계로 나아가고 있었다.

집회 열흘쯤 뒤 학부대신 서리 고영희(1849~1916)가 답신을 보내왔다. 필요성은 인정하지만 예산 부족으로 의술학교를 설립하지 못하고 있으며, 장차 형편이 나아지면 의술학교를 설립할 수 있다는 내용이었다.

우리는 만민공동회 활동에서 근대적 의술과 그것을 가르칠 의학교육기관의 필요성에 대해 당시 민중들이 분명히 인식했으며 더 나아가 그것을 주체적으로 요구했다는 사실을 살펴볼 수 있다. 1899년의 의학교 설립이 만민공동회 운동의 직접적인 결과는 아니었을지라도 그러한 운동이 없었을 경우 바로 이듬해에 의학교가 설립될 수 있었을까를 생각할 때, 그 의의를 짐작할 수 있다.

이렇게 의학교 설립 논의가 펼쳐지고 있을 때 더욱 구체적이고 결정적인 역할을 한 사람은 지석영이다. 그는 정부가 독립협회를 해산시키고 핵심 회원 17명을 체포한 사건으로 민중의 엄청난 반발이 일어나고 있던 무렵인 11월 7일, 의학교 설립을 청원하는 서신(上學部大臣書)을 학부대신에게 보냈다. 지석영은 숙망인 의학교 설립에 관해, 자신의 《우두신설》에 서문을 썼을 정도로 친분이 두터운 학부대신 이도재에게 건의서를 보낸 것이다. 그 서신에는 의학교의 교장으로 근대의학교육을 주도한 지석영의 의학(교육)

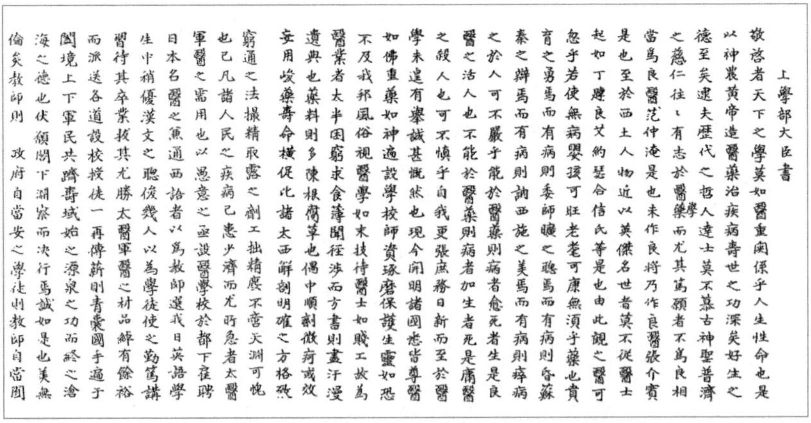

上學部大臣書

敬啓者天下之學莫如醫重關係乎人生性命也是
以神農黃帝遣醫藥治疾病壽世之功深矣好生之
德至矣逮夫歷代之哲人達士莫不慕古神聖普濟
之慈仁往〻有志於醫藥學而尤其篤願者不爲良相
當爲良醫范仲淹是也未作良將乃作良醫張介賓
是也至於西土人物近以英傑名世者莫不從醫士
起如丁韙良艾約瑟合信氏等是也由此觀之醫可
忽乎若使無病嬰孩可旺老耄可康無須乎藥也貴
育之勇焉而有病則委師曠之聰焉而有病則昏蘇
秦之辯焉而有病則訥西施之美焉而有病則瘁病
之於人可不嚴乎能於醫藥則病者愈死者生是良
醫之活人也不能於醫藥則病者加生者死是庸醫
之殺人也可不慎乎自我更張庶務日新而至於醫
學未遑有擧誠甚慨然也現今開明諸國悉皆尊醫
如佛重藥如神適設學校師資琢磨保護生靈如恐
不及我邦風俗視醫學如末技待醫士如賤工故爲
醫業者太半困窮求食薄閱徑涉西方書則盡汗漫
遺典也藥料則多陳根腐草也偶中順劑微痾或效
妄用峻藥壽命横促况諸太西解剖明確之方格致
窮通之法撮精取露之創工拙精麤不啻天淵可愧
也已凡諸人民之疾病已患少濟而尤所急者太醫
軍醫之需用也以愚意之亟設醫學校於都下延聘
日本名醫之兼通西語者以爲教師選我日英語學
生中稍優漢文之聰俊幾人以爲學徒使之勤篤講
習待其卒業按其尤勝太醫軍醫之材品綽有餘裕
而派送各道設校授徒一再傳薪則靑囊國手遍于
闔境上下軍民共躋壽域始之源泉之功而終之滄
海之德也伏願閤下淵察而決行焉誠如是也美無
倫矣教師則　政府自當安之學徒則教師自當圖

그림 2-15 지석영이 학부대신에게 보낸 의학교 설립 건의서. 그의 의학관, 의학교육관이 잘 나타나 있다.

관이 잘 나타나 있다.

또한 지석영의 건의서에는 다음과 같이 의학교의 구체적인 운영 방안과 전망이 담겨 있었다. 이 중 실행되지 않거나 변경된 것들도 더러 있지만 대체로 〈의학교관제〉와 〈의학교규칙〉, 그리고 실제 운영에 반영되었다.

① 의학교의 설치 장소(시급히 서울에 의학교를 설립, 亟設醫學校於都下)

② 교수 확보(서양말도 잘하는 일본인 명의를 교사로 초빙, 雇聘日本名醫之兼通西語者 以爲教師)

③ 학생 선발(일어와 영어를 배우는 우리나라 학생들 중에서 한문에도 뛰어난 총명한 몇 명을 골라 학도로 선발, 選我日英語學生中 稍優漢文之聰俊幾人 以爲學徒)

④ 교사의 관리와 학생 교육(교사들은 정부 책임으로 편안하게 하고 학도들은 교사들이 도맡아 지도, 教師則政府自當安之 學徒則教師自當囿之)

⑤ 졸업 후의 활용[열심히 배우게 한 뒤 졸업하면 그중에서도 빼어난 인재를 선발하여 태의(太醫)와 군의 직분을 내려 여유를 가지고 차근차근 각 도에 파견, 使之勤篤講習 待其卒業 拔其尤勝 太醫軍醫之材品 綽有餘裕而派送各道]

⑥ 의학교육과 의사 양성의 전국적 확대(다시 각지에 의학교를 설립해서 학생들을 교육, 設校授徒)

⑦ 국민건강에 미치는 효과[곧 뛰어난 의사들이 나라 안의 모든 지역에 두루 퍼져나가게 될 것이니 모든 군인과 민중들이 두루 장수(長壽) 마을에서 살게 되는 셈, 靑囊國手遍于闔境 上下軍民共躋壽域]

학부대신 이도재는 지석영의 건의서가 제출된 지 불과 이틀 만인 11월 9일 자로 의학교 설립을 위한 비용을 1899년도 예산에 포함시킬 것과 1899년 봄에 의학교를 창설한다는 내용이 담긴 회신서(學部大臣答書)를 지석영에게 보냈다. 기대와 예상을 뛰어넘는 빠른 회답이었다.

7월 중순의 만민공동회 건의에 대해서는 필요성은 인정하지만 예산 부족 때문에 의학교의 조속한 설립은 어렵다고 답했던 정부가, 지석영의 건의에 대해서는 뜻밖에도 즉시 받아들이겠다는 입장을 밝혔다. 정부의 급작스러운 입장 변경을 이해하기 위해서는 당시의 급박한 정국, 특히 독립협회 활동을 살펴볼 필요가 있다.

독립협회는 1898년 7월경부터 조병식·이용익 등 무능하고 부패한 대신의 사임 요구, 의회 설립 및 그것에서 한발 후퇴한 중추원(내각자문기구) 개혁 요구 등 본격적인 정치 운동을 전개했다. 특히 10월 29일에는 종로에서 사상 최초로 정부 대신들과 민간단체들이 함께 참석하고 1만여 명(당시 한성 인구는 약 20만 명)이 운집한 관민공동회가 개최되어 현안에 대한 민간의 요구가 담긴 〈헌의 6조〉를 채택했다. 그리고 국왕이 이를 긍정적으로 받아들임에 따라 중추원 의관(議官)의 절반을 독립협회에서 선출하도록 결정되었다. 정국의 주도권은 독립협회에 있는 것으로 보였다.

그러나 며칠 사이에 상황이 급변했다. 한성의 여러 곳에 독립협회 회장 윤치호(1865~1945)가 대통령으로 추대될 것이라는 정체불명의 벽보가 나붙었고, 조병식 등 일부 황실 측근 세력들은 국왕에게 독립협회가 국체를 공화정으로 바꾸려 한다고 허위 보고했다. 음모의 전말을 알았든지 몰랐든지, 국왕은 이상재(1851~1927) 등 독립협회의 핵심 간부들을 체포하라고 명령을 내리는 한편 독립협회 해산 조칙을 발표했으며, 관민공동회에서 〈헌의 6조〉에 서명한 대신들 대부분을 파면하고 조병식(1823~1907) 내각을 출범시켰다. 이에 대해 독립협회 회원들을 비롯하여 민중들은 "철야 장작불 집회" 등으로 거세게 저항했다.

지석영이 건의서를 보내고, 이도재가 기다렸다는 듯이 화답하는 답신을 보낸 것은 바로 이러한 때였다. "채찍과 당근 정책"을 연상시키는 정황이다. 즉 황권(皇權)을 견제하고 정국의 주도권을 잡으려는 정치 운동을 탄압하는 대신, 그 밖의 개혁 요구는 어느 정도 수용한다는 황제와 새 내각의 전략이 엿보이는 것이다. 지석영의 의지, 그리고 지석영과 이도재 사이의 친분도 어느 정도 작용했겠지만, 당시 정국 상황이 민중들의 의학교 설립 요구를 수용하게 된 더 중요한 요인으로 생각된다.

의학교 설립이 시대의 요청과 민중의 요구에 부응하는 것이었음은 〈제국신문〉을 비롯하여 당시의 신문 기사들을 통해서도 확인할 수 있다.

> 전(前) 관찰사 지석영 씨가 우리나라에 의술하는 학문이 업슴을 개탄히 넉여서 의학교를 설시하자고 학부대신 리도재 씨에게 청원하엿더니 리 대신이 지령하기를 금년에는 예산이 업서서 할 수 업스니 명년도에 경비를 마련하여 가지고 의학교를 설시하겟노라 하엿다 하니 우리는 그 학교가 속히 설시되기를 바라고 지석영 씨가 위생에 대단이 유지(有志)함을 치하하노라(〈제국신문〉 1898년 11월 17일 자).

그리고 정부는 학부대신 이도재의 약속대로 의학교 설립과 운영에 필요한 비용 6,000원(교직원 봉급은 포함되지 않은 것)을 1899년도 정부 예산안에 편성했다. 이 가운데 절반 정도를 설립비라고 추정하면 설립 첫해의 운영비는 3,000원가량인 셈이다. 이러한 운영비는 같은 해 성균관(2,870원), 한성사범학교(2,790원), 각종 어학교(영어학교 2,348원, 일어학교 1,179원 등)와 엇비슷하거나 그에 상회하는 것이었다. 그리고 이것은 실행에 옮겨지지는 못했지만 1896년도 의학교 비용으로 예산에 계상되었던 6,906원(설립비 3,050원, 운영비 3,856원)과도 비슷한 규모이다.

예산 배정에 이어 학부는 1899년 2월 28일 자로 대신 신기선(1851~1909)의 명의로 〈의학교관제 청의서〉를 제출했으며, 법안 심의를 맡은 중추원은 3월 8일 이를 통과시켜, 〈의학교관제〉가 3월 24일 칙령 제7호로 반포되었다. 학부에서 이런 일을 담당했던 실무 책임자는 학무국장 김각현(1866~1921)이었다.

의학교 교장과 교관 등을 선임하고, 교사와 설비를 마련하고, 〈의학교규칙〉을 제정하고, 공개적으로 학생을 선발한 조치들은 모두 이 〈의학교관제〉에 의한 것이므로 1899년 3월 24일을 의학교의 공식 설립일로 삼고 있다.

그리고 이날은 의학교 설립일일 뿐만 아니라 의사 양성을 목적으로 하는 근대의학교육의 탄생일로 한국 근대의학 140여 년 역사에서 뚜렷한 획을 긋는 날이기도 하다. 1880년대 우두의사를 교육하고 배출했던 경험이 더 큰 성과를 낳은 것이다.

3) 〈의학교관제〉

〈의학교관제〉는 제1조에서 의학교의 성격을 "국민에게 내외(內外) 각종 의술을 전문으로 교수하는 곳(處)"으로 규정했는데, 여기에서 내외 각종 의술이란 내과와 외과를 포함한 여러 가지 의술이라는 뜻이다. 기본적으로는 근대 서양의학을 가르치되 내과는 동서양 의학의 장점을 취하여 교육한다는 정부의 계획을, 관제 반포에 앞서 의학교 설립을 보도한 〈황성신문〉 3월 8일 자 기사 "[의학교 설립] (…) 내과는 태서(泰西)와 동양의술을 참호(叅互)하야 교수한다더라"를 통해 확인할 수 있다.

구체적인 학과목은 동물, 식물, 화학, 물리, 해부, 생리, 약물, 진단, 내과, 외과, 안과, 부인과 및 소아과(婦嬰), 위생, 법의, 종두, 체조 등 16과목으로

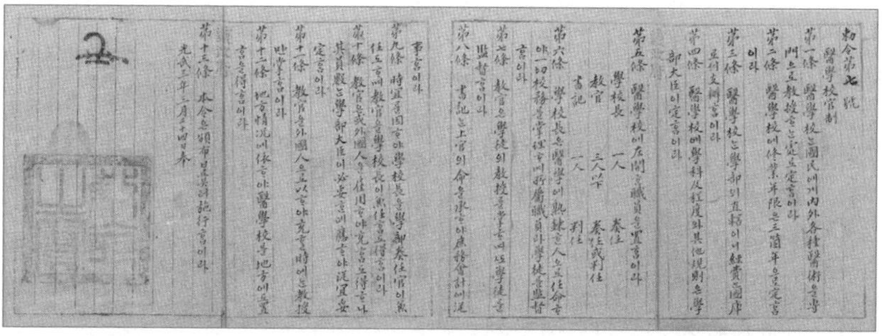

그림 2-16 1899년 3월 24일 자로 반포된 〈의학교관제〉(서울대학교 규장각 한국학연구원 소장). 맨 왼쪽 위에 국왕 고종의 서명이 있다.

(〈의학교규칙〉 제2관 학과 및 정도), 요즈음 식으로 말해 기초과학, 기초의학, 임상의학 과목이 골고루 포함되었다.

다음 제2조에는 "의학교에 수업 연한은 3개년으로 정함이라" 하여 교육 기간을 3년으로 했는데, 실현되지는 못했지만 〈의학교규칙〉 제3조의 "국내 의술이 발달한 후에는 연한을 경정(更定)하야 심절(深切)한 술업(術業)을 교수함이라"에 보이듯이 형편이 나아지면 연한을 연장할 계획이 있었다.

그리고 의학교의 직원으로 학교장 1인, 교관(교수) 3인 이하, 서기 1인을 두었고(제5조), 학교장은 의학에 숙련된 사람으로 임명하되 학교 업무 일체를 관장하도록 했으며(제6조), 교관에게는 학도를 가르치고 감독하는 임무를 부여했다(제7조).

위의 직원 이외에 필요에 따라 외국인 교관(교사)도 둘 수 있었지만, 그들의 임무는 학도를 가르치는 것으로 한정했다.

또한 제12조에는 "지방정황에 의하야 의학교를 지방에도 치(置)함을 득(得)함이라" 하여 장차 근대식 의학교육을 전국적으로 확대할 계획을 나타냈지만, 이 역시 실현되지는 못했다. 이러한 점은 꼭 한 달 뒤인 4월 24일 칙령 제14호로 반포된 〈병원관제〉 제13조의 "지방정황에 의하야 병원을 각 지방에 치함을 득할 사"가 나타내듯이 국공립 병원의 전국적 확대 계획과 짝을 이루었다. 정부는 전국 각지에 의학교와 병원을 건립할 야심 찬 계획을 가지고 있었던 것이다. 하지만 일제의 침략이 더욱 거세지는 가운데 그러한 계획은 좌절되었다.

4) 〈의학교규칙〉과 의사면허제도

〈관제〉 제4조 "의학교에 학과 및 정도(程度)와 기타 규칙은 학부대신이 정함이라"에 따라 7월 5일 학부령(學部令) 제9호로 〈의학교규칙〉이 제정되어 공포되었다.

이 규칙은 당시까지 제정된 학교 관련 법령 중에서 가장 잘 만들어진 것으로 평가받는 등 교육사적으로도 의의가 크며, 실제 학교 운영도 대체로 이 규칙에 따라 이루어졌다.

〈규칙〉은 제1관 총칙(6개조), 제2관 학과 및 정도(3개조), 제3관 학급·학기·학년(3개조), 제4관 입학·휴학(7개조), 제5관 재학·퇴학·출학(黜學)·처벌(9개조), 제6관 시험·졸업(3개조), 부칙(3개조) 등 총 6관 31조 부칙 3조로 구성되어 있다.

〈규칙〉에 의하면 학교는 생도에게 교과서를 빌려주고 필기도구를 지급하도록 했다. 그리고 교과서는 학부에서 편집한 것과 학부대신이 검정(檢定)한 것을 사용했다.

학과 과목은 앞에서 언급했듯이 해부, 생리, 내과, 외과 등 16과목이었으며, 하루 수업 시간은 체조 시간을 제외하고 5시간이었다.

학기는 봄 학기(1월 6일부터 여름 방학 시작 때까지)와 가을 학기(개학일부터 12월 25일까지)로 나누었고, 새 학년은 가을 학기의 첫날에 시작했다.

입학일은 봄 학기 초와 가을 학기 초 두 차례를 두었으며, 입학 자격은 중학교 졸업장이 있는 사람으로 제한했다. 하지만 이 규칙이 만들어질 당시에는 중학교 졸업자가 없는 현실을 감안하여 "단 현금간만 중학교 졸업생이 무(無)함으로 문산(文算)이 초유(稍裕)하고 재지(才智)가 총명한 자를 특시허입(特試許入)함이라"는 단서 조항을 두었다. 입학시험은 한문(독서, 작문), 국문(독서, 작문), 산술 세 과목에 대해 치렀다.

의학교의 입학 자격을 중학교 졸업생으로 규정한 것은 소학교(초등학교)-중학교(중고등학교)-대학교라는 근대식 교육체계 가운데 의학교를 최고 학부로 설치한다는 의미였으며, 이 또한 초유의 일이었다. 그만큼 의학과 의학교육을 중시했기 때문이다.

1899년 4월 4일 자로 반포된 〈중학교관제〉(칙령 제11호)에 의하면 중학교의 수업 연한은 심상과(보통과) 4년, 고등과 3년 등 7년이었다. 또한 1900년 9월 3일 공포된 〈중학교규칙〉(학부령 제12호)에는 "중학교 고등과 졸업생에게 판임관과 전문학(專門學)에 입학할 자격을 준다"(제3조)라는 규정을 두어 소학교-중학교-대학교 체계를 분명히 했다.

퇴학과 출학(黜學) 등 처벌 규정은 대단히 엄격했다. 중도에 자퇴하는 것을 원칙적으로 금했으며, 질병이 있거나 부득이한 사고가 있는 경우에도 생도와 보증인이 연서하여 청원하면 질병과 사고를 검사하여 확인한 뒤에 교장이 허락하도록 했다. 졸업 전에 다른 학교로 전학한 경우, 품행이 좋지 않아 여러 차례 경고했는데도 뉘우치지 않는 경우, 교칙을 위반한 경우, 학업이 부진해서 연속 3학기를 진급하지 못한 경우, 무단결석이 일주일이 넘는 경우 등에는 교장이 출학을 명한 뒤 학부에 보고하여 《관보》에 싣도록 했다. 게다가 출학 처분을 받으면 관립뿐만 아니라 사립 각종 학교에 취학치 못하도록 했고 각 관청에 알려 취업하지도 못하게 했다.

시험은 월말 시험, 학기 말 시험, 학년 말 시험 세 가지가 있었으며 세 가지 시험 결과 모두 학부에 보고토록 했다. 학기 말 시험과 학년 말 시험에 진급하지 못한 생도와 질병이나 부득이한 사고로 시험을 보지 못한 생도는 유급시켰다. 그리고 졸업 시험은 3학년 말에 모든 학과목을 대상으로 치렀다. 〈규칙〉에 규정하지는 않았지만 시험장에 들어갈 때는 필기도구 외에 어떠한 물품도 지니지 못하도록 했다. 의과대학은 시험이 많고 엄격하기로 유명한데, 이때부터 확립된 관행이었다.

의학교는 일요일에는 수업이 없었다. 일요일이 학교 휴업일로 정해진 것은 1895년 9월 7일(음력 7월 19일) 〈소학교령〉이 제정되면서부터이다. 의학교의 하루 수업 시간이 5시간(체조 시간은 제외하고)이었으니 1주일에 30시간이었다.

그 밖의 휴일로는 황제 고종의 생일(萬壽聖節, 음력 7월 25일) 등 5대 국경일, 한식 전날과 당일, 추석 전날과 당일이 있었다. 방학은 60일 이내의 여름 방학(해마다 절기를 보아 교장이 방학 날짜를 정해 학부대신의 인가를 받았다)과 12월 26일부터 1월 5일까지의 겨울 방학이 있었다. 하지만 설 명절로 음력 12월 21일부터 1월 20일까지 쉬었으므로 겨울 방학은 사실상 40일가량 되었다.

학급은 학생 수와 학력에 따라 편성한다고 했는데, 그 구체적인 내용과 실행 여부는 알 수 없지만 우열반을 둔다는 뜻으로 보인다. 중등학교 과정이 확립되기 전이라 학생들 사이에 학력 차이가 컸기 때문이었을 것이다.

이 밖에 면학 조치로는 다음과 같은 것이 있었다. 월말 시험에 연속하여 세 차례 우등한 학생과 학기 시험 우등생에게는 포장을 수여하고, 학년 시험 우등생에게는 특별한 상을 시상하도록 했다. 그리고 월말 시험 우등생은 학급 내에 승좌(陞座)한다는 규정으로 보아, 성적순으로 좌석을 배정한

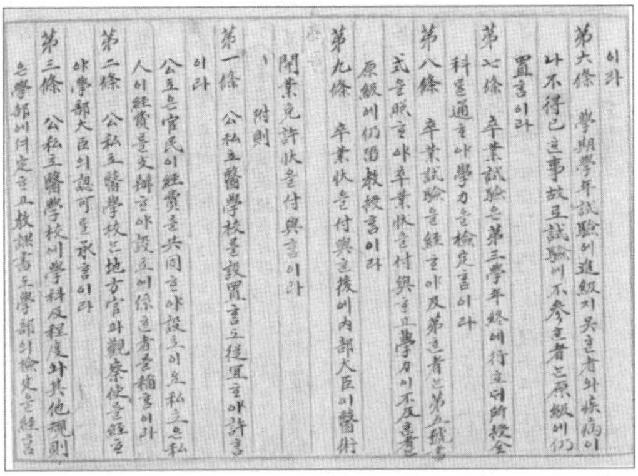
이라
第六條 學期學年試驗에進級지못ᄒᆞᆫ者와疾病이
나不得已ᄒᆞᆫ事故로試驗에不參ᄒᆞᆫ者ᄂᆞᆫ原級에仍
置ᄒᆞᆷ이라
第七條 卒業試驗은第三學年終에行ᄒᆞᄃᆡ所授全
科ᄅᆞᆯ通ᄒᆞ야學力을檢定ᄒᆞᆷ이라
第八條 卒業試驗을經ᄒᆞ야及第ᄒᆞᆫ者ᄂᆞᆫ第五號書
式을照ᄒᆞ야卒業狀을付與ᄒᆞ고學力이不及ᄒᆞᆫ者ᄂᆞᆫ
原級에仍留敎授ᄒᆞᆷ이라
第九條 卒業狀을付與ᄒᆞᆫ後에內部大臣이醫術
開業免許狀을付與ᄒᆞᆷ이라
附則
第一條 公私立醫學校ᄅᆞᆯ設置ᄒᆞ고從宜ᄒᆞ야許ᄒᆞᆷ
이라
公立은官民이經費ᄅᆞᆯ共同ᄒᆞ야設立ᄒᆞᆷ이오私立은私
人이經費ᄅᆞᆯ支辦ᄒᆞ야設立에係ᄒᆞᆫ者ᄅᆞᆯ稱ᄒᆞᆷ이라
第二條 公私立醫學校ᄂᆞᆫ地方官와觀察使ᄅᆞᆯ經ᄒᆞ
야學部大臣의認可ᄅᆞᆯ承ᄒᆞᆷ이라
第三條 公私立醫學校에學科及程度와其他規則
은學部에付定ᄒᆞ고敎課書도學部의檢定을經ᄒᆞᆷ

그림 2-17 〈의학교규칙〉(서울대학교 규장각 한국학연구원 소장) 제6관 제9조에 "졸업장을 부여한 후에 내부대신이 의술개업면허장을 부여한다"라고 명시되어 있다. 의학교를 졸업하면 자동적으로 면허의사 자격이 주어진다는 뜻이다. 그다음 부칙에는 공사립 의학교에 관련된 조항이 있다. 이 조항에 따라 오늘날과 마찬가지로 공사립 의학교도 반드시 정부의 인가를 받아야만 했다.

것으로 생각된다.

〈의학교규칙〉 제6관 제9조에는 "졸업장을 부여한 후에 내부대신이 의술개업면허장을 부여한다"라고 되어 있다. 의학교육은 학부 소관이지만 면허 등 의사의 관리는 내부에서 관장했기 때문이다. 그렇다고 내부에서 졸업생을 대상으로 의사자격시험을 치르는 등 따로 절차가 필요한 것은 아니었고 의학교를 졸업하면 자동적으로 면허의사 자격이 주어진다는 뜻이다. 이는 관립 의학교를 졸업하면 시험 없이 의술개업면장을 수여하는 일본의 제도를 따른 것으로 보인다.

1880년대 후반 이래 우두의사(종두의사)에게 면허를 주었던 데에서 이제 정부가 공인하는 의학교를 졸업한 사람들에게 "의술개업면허장"이라는 면허를 부여하는 제도가 실시하게 된 것이다. 우두의사를 의사와 별개로 취급하는 오늘날의 기준으로 보면 의사면허제도가 처음으로 탄생한 셈이다.

내부는 1900년 1월 2일 자로 〈의사규칙(醫士規則)〉을 제정하여 "내부 시험을 거쳐 인가를 받은 경우를 제외하고는 의업(醫業)을 행하지 못하도록"(제2조) 했다. 종두의사에게 한정되었던 면허제도를 모든 의사에게 확대하는 조치였다. 하지만 〈의학교규칙〉에 의해 의학교 졸업생들은 특혜를 받았던 것으로 보인다. 일제강점기의 이른바 "총독부 지정학교"(총독부의원 의학강습소, 경성의학전문학교, 1923년 이후의 세브란스의학전문학교 등) 출신들은 의사시험을 치르지 않고 면허를 받은 것과 마찬가지 경우이다.

일각에서는 "의술개업면허장"의 실물이 발견되지 않았으므로 의학교 졸업생들이 면허를 받지 않았다고 주장하지만 국가가 법령으로 의사 자격을 보장한 것 이상의 근거가 어디에 있겠는가? 그리고 이들은 의학교 교관, 군의관 등 국가의 관리로 임용되었고 개업도 했다. 의사로서 활동하는 데 아무런 제약을 받지 않았다. 즉 〈의사규칙〉 제2조에 저촉되는 바가 없었던 것이다.

〈의학교규칙〉은 기본적으로 1899년에 정부가 세운 "관립" 의학교에 관련된 사항을 규정한 것이지만, 추후에 "공사립" 의학교가 세워질 것에 대비하여 다음과 같은 조항을 부칙으로 마련했다. 〈종두의양성소규정〉(1895년)이 원래 정부가 만들 관립기관을 염두에 두고 제정되었음에도 사립기관을 규율하는 데까지 확대 적용되었던 것에 비해, 〈의학교규칙〉은 제정 단계에서부터 공사립 의학교육기관까지 모두 고려했다는 점에서 법체계상으로도 진일보한 것이었다.

> 제1조 공사립 의학교를 설치함도 종의(從宜)하야 허(許)함이라. 공립은 관민이 경비를 공동하야 설립이요 사립은 사인(私人)이 경비를 지변(支辨)하야 설립에 계(係)한 자(者)를 칭함이라.
>
> 제2조 공사립 의학교는 지방관과 관찰사를 경(經)하야 학부대신의 인가를

승(承)함이라.

제3조 공사립 의학교에 학과 및 정도와 기타 규칙은 학부에서 정하고 교과서도 학부의 검정을 경(經)함이라.

〈의학교규칙〉의 이 규정에 따라 공립과 사립 의학교는 반드시 학부대신의 인가를 받아야 했다. 인가뿐만 아니라 학과 등에 관한 규칙도 학부에서 정하고 교과서도 학부의 검정을 받아야 했다. 정부의 간섭이 지나치다 싶을 정도였다. 따라서 1908년 〈사립학교령〉이 제정될 때까지 사립학교에 관한 법률이 없었다는 주장은 사실과 전혀 다른 것이다.

이 규정에 따라 설립된 공사립 의학교는 1908년까지 한 군데도 없었다. 설립을 신청했다는 기록도 보이지 않는다. 우두교수관으로 활발한 활동을 해 온 김인제(1854~?)와 김원일 등이 1900년 말 공주군에 의학교 설립을 추진하고 있었지만 설립 신청 단계에까지는 나아가지 못했던 것 같다. 그 밖에도 몇몇 병원에서 의학교육을 하고 있었지만 법령에 따라 정식으로 의학교를 설립한 곳은 없었다.

외국인과 외국 단체가 세운 사립학교는 한국 정부의 인가를 받지 않아도 되었을까? 고죠 바이케이가 세운 사립 종두의양성소도 정부(처음에는 내부, 1897년 하반기부터는 학부)의 인가를 받았다. 1896년 4월 대일본해외교육회가 세운 경성학당(京城學堂)도 1899년 정부의 인가를 받고 보조금도 받았다.

1899년 4월 7일 한국 주재 일본 공사 가토 마쓰오는 본국 정부에 다음과 같이 보고했다. "경성학당의 작년도 사업 상황은 그 보고서와 같이 매우 양호하며 내외 조야의 동정을 받아 점차 융성을 거듭하여 드디어 이 나라 정부의 인가 학교가 되었으며 아울러 연액(年額) 일금 360원의 보조금도 받기에 이르렀습니다." 이렇듯 외국인이 세운 사립학교도 자격을 갖춘 경우 한국 정부의 인가를 받았다.

5) 의학교 교관

우리나라 최초로 국가가 공인하는 면허의사들을 교육, 배출한 의학교 교관(교수)들은 어떤 사람들이었을까? 1899년 3월부터 1907년 3월까지 8년 동안 의학교 교관으로 임명된 사람은 모두 18명이었다. 그 가운데 안상호는 일본에서 귀국하지 않아 석 달 뒤인 1905년 1월 16일 해임되었다. 따라서 실제 교관으로 근무한 사람은 17명인 셈이다.

17명 중에서도 경태협, 홍종덕, 윤태응, 김하영, 이승현, 이주환 등 6명은 재임 기간이 3~17일에 불과해서 교관으로 실제 활동한 사람은 11명으로 간주할 수 있다.

의학교 교관 가운데 남순희, 김익남, 장도, 유세환, 최규익 등 5명은 일본 유학생 출신이며, 김교준과 유병필은 의학교 제1회 졸업생으로, 이들의 근무 기간은 모두 1년 이상이었다. 그리고 심영섭, 이병선, 전용규는 일반 관료 출신이며, 박승원은 중학교 교관을 지낸 사람으로, 4년 동안 재임한 전용규를 제외하고는 근무기간이 3~4개월에 불과했다. 따라서 일본 유학생 출신과 의학교 졸업생, 그리고 전용규가 실질적으로 교장 지석영의 지휘를 받아서 의학교를 운영하고 학생들을 교육한 것으로 요약할 수 있다.

재임 기간이 매우 짧았던 사람들을 보면 의학교 운영과 학생 교육이 대단히 불안정했던 것으로 여겨지지만, 꼼꼼히 살펴보면 그렇지 않았다는 사실을 알 수 있다. 그리고 의학교 교관들은 대부분 당시 대한제국에서는 최고의 신지식인 엘리트들이었다.

이들 가운데 의사 자격이 있는 김익남, 김교준, 유병필에 대해 살펴보자.

표 2-5 의학교(1899~1907년)의 교장, 교관, 외국인 교사

직위	이름	재임 기간	비고
교장	★지석영	1899.3.28~1907.3.14	종두술 보급, 의학교 설립 건의
교관	경태협	1899.3.29~1899.4.11	1895년 콜레라 유행 때 치료 공적
	★남순희	1899.3.29~1901.8.2	1898년 도쿄 工手學校 졸업
	☆심영섭	1900.1.8~1900.4.13	1894년, 14세 때 식년시 진사 3등 합격 외부 참서관으로 전임
	★김익남	1900.4.2~1904.9.23	1899년 도쿄 지케이의원 의학교 졸업 군부 의무국 제1과장으로 전임
	홍종덕	1900.4.17~1900.4.19	
	윤태응	1900.4.21~1900.5.1	
	☆이병선	1900.5.1~1900.9.25	1899.11.4~1900.5.1: 의학교 서기 상공학교 교관으로 전임
	김하영	1900.11.28~1900.12.4	
	이승현	1900.12.4~1900.12.7	군의로 전임, 한의사(?)
	★전용규	1900.12.11~1904.12.8	1904.12.8~1907.3.14: 의학교 서기
	☆박승원	1901.8.6~1901.11.14	1898년 관립일어학교 졸업 중학교 교관(경제과)에서 전임
	이주환	1901.11.14~1901.11.30	한국인 최초의 측량 전문가
	★장도	1901.11.30~1904.10.14	1899년 도쿄 법학원 졸업
	★김교준	1903.2.21~1904.9.23	1902년 의학교 제1회 졸업
	★유세환	1904.10.13~1907.3.14	1900년 도쿄 약학교 졸업 1902년 도쿄제국대학 選科 졸업
	안상호	1904.10.18~1905.1.16	1902년 도쿄 지케이의원 의학교 졸업 실제 취임은 하지 않았음
	★유병필	1905.1.19~1907.3.14	1902년 의학교 제1회 졸업
	★최규익	1906.1.15~1907.3.14	1899년 도쿄 고등공업학교 화학공예부 졸업 1901~1906년 의학교 제약원(製藥員)
교사	★古城梅溪	1899.5.16~1900.5.21	1883년 오이타(大分) 현립(縣立) 의학교 졸업
	★小竹武次	1900.6~1907.3.14	1885년 내무성 의술개업면장 취득

주 1: ★ 표시는 1년 이상, ☆ 표시는 3개월 이상 근무했음을 나타낸다.
2: 외국인 교사는 〈의학교관제〉에 의해 학생 교육만 할 뿐 학교 운영에는 관여할 수 없었다.

김익남(1870~1937)은 한국 국적을 가진 사람으로는 최초로 근대식 정규 의학교육을 받고 의사가 되었으며, 의학교 교관으로 국내 최초의 면허의사들을 양성했고, 군의관으로 장병과 민간인들의 건강을 돌보았을 뿐만 아니라 의사단체 활동도 주도했다.

갑오개혁 정부의 학부가 실시한 일본 유학시험에 합격한 김익남은 도쿄의 게이오기주쿠(慶應義塾) 보통과(중학교 과정)를 거쳐 1899년 7월 도쿄 지케이의원 의학교(東京慈惠醫院醫學校, 4년제)를 졸업했다. 김익남은 일본 내무성이 주관하는 개업인허시험은 치르지 않았는데 지케이 의학교 3년 후배인 안상호 등과 달리 일본에서 개업할 계획이 없었기 때문일 것이다. 지케이 의학교를 졸업한 김익남은 정부로부터 갓 설립된 의학교의 교관에 취임하라는 제의를 받았다. 당시 한국인으로는 유일한 의사이자 정부가 유학 비용을 대었던 김익남에게 교관 취임을 요청한 것은 당연한 일이었다. 그러나 김익남은 정부의 제의를 일단 거절하고 1년 동안 모교인 지케이의원에서 당직의사(인턴/레지던트 격)로 근무한 뒤 귀국해서 교관에 취임했다. 교장 지석영이 의학교의 정신적 지주였다면, 김익남은 직접 교육을 맡은 의사 양성의 산파였다. 그리하여 1902년 7월 4일, 한국 역사상 최초로 방한숙, 유병필, 김교준 등 근대식 면허의사 19명이, 이어서 1903년에는 13명이 배출되었다.

김익남은 1904년 9월부터는 군의장(軍醫長)으로 군인과 민간인들의 질병 퇴치와 건강 증진에 진력했다. 러일전쟁 발발로 국권을 빼앗길 위기가 더 커짐에 따라 대한제국은 모든 역량을 군사 부문에 집중했는데, 김익남이 의학교를 떠나 군대로 간 것도 그 때문이었다. 또한 의학교 출신들이 군의관으로 복무한 경우가 가장 많았는데, 국가의 필요와 더불어 김익남과의 인연도 크게 작용했다. 김익남은 1908년 11월 15일 유학 후배인 안상호(부

회장)와 유병필(총무) 등 의학교 제자들과 함께 일본인들의 계림의학회(鷄林醫學會)에 대항하여 한국 최초의 근대적 의사단체인 의사연구회(醫事硏究會)를 결성하고 회장에 취임했다. 의사연구회는 1909년 4월 정부에 〈의사법〉 반포를 요구하고 5월에는 의술연구조합소 설립을 시도했지만 국운이 완전히 기울어진 상황에서 성과는 별로 없었다.

일본에서 근대식 교육을 받아 의사가 된 김익남은 일제의 중요한 이용 대상이었지만 일제에 포섭되거나 협력한 흔적은 보이지 않는다. 반면 1907년 6월 이토 히로부미(伊藤博文, 1841~1909) 암살 기도가 실패하자 자결한 정재홍(1867~1907)을 추모하는 등 일제의 눈에 벗어난 행동은 뚜렷했다. 따라서 김익남이, 일제가 한국 의료계를 장악하기 위해 1908년부터 부여하기 시작한 "의술개업인허장"을 받지 못했던 것은 허물이 아니다.

학부에서는 의학교를 졸업한 36명(1902년 제1회 19명, 1903년 제2회 13명, 1905년 제3회 4명) 모두를 교관으로 임명했지만 이는 어디까지나 형식적인 것이었다. 그것은 졸업 후의 진로와 취업에 불안을 느끼는 학생들을 달래기 위한 조치였던 것으로 생각된다. 의학교 출신으로 실제 모교 교관으로 활동한 사람은 제1회 졸업생인 김교준과 유병필 두 사람뿐이다.

김교준(1884~1965)은 1884년 4월 6일 한성 중서 박동의 자택(오늘날의 조계사 자리)에서 공조판서와 사헌부 대사헌, 홍문관 대제학 등을 역임한 김창희(1844~1890)의 넷째 아들로 태어났다. 할아버지 김정집(1808~1859)도 대사헌과 예조판서를 지내는 등 경주 김씨인 김교준 집안은 조선 후기의 대표적인 명문거족이었다. 그 집안은 재산도 많아 박동 대저택 이외에 말죽거리에 수십만 평의 땅을 가지고 있었다고 한다. 이회영(1867~1932) 일가와 마찬가지로 김교준 일가도 일제강점기 초에 가산을 처분하여 만주로 망명했다.

김교준의 회고에 의하면, "양의가 되려는 의도부터 천하게 여긴 시대였

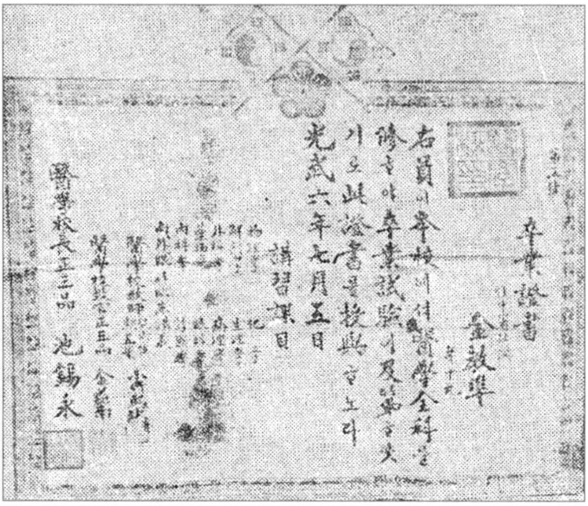
卒業證書
金敎準
右員이 本校에서 醫學全科를
修ㅎ야 卒業試驗에 及第ㅎ얏
기로 此證書를 授與ㅎ노라
光武六年七月五日
講習課目
醫學校長正三品 池錫永

그림 2-18 김교준의 의학교 졸업증서 제5호(〈대한의학협회지〉 제5권 제10호, 1962년). 물리학 화학 해부학 생리학 외과학 병리학 약물학 안과학 내과학 진단학 내외임상실지연습 등 "강습 과목", 그리고 의학교 교장 지석영, 교관 김익남, 교사 고다케 다케쓰구(小竹武次)의 이름이 적혀 있다. 의학교 졸업증서 원본은 발견된 것이 없고, 사본도 지금까지는 이것이 유일하다.

으므로 의학교에 입학하게 되자 동네 사람들의 빈축을 받은 일도 있었다" 고 한다(〈대한의학협회지〉 제5권 제10호, 1962년). 그러한 시대에 더욱이 명문 집안의 김교준이 신식 의사가 되기 위해 의학교에 입학한 것은 매우 파격적인 일이었을 것이다. 의학교에서 최연소 학생으로 3년을 공부한 김교준은 1902년 7월 5일 우등(5등)으로 졸업했다.

졸업시험을 거쳐 의학교 제1회 졸업자 19명이 확정된 것은 1902년 7월 5일이었지만, 이들은 뒤늦게 완공된 부속병원에서 8월부터 다섯 달가량 임상실습 과정을 거친 뒤 1903년 1월 9일 오후 1시 정부 고관들이 참석한 가운데 졸업 예식을 가졌다. 그리고 김교준은 한 달 남짓 뒤인 2월 21일 만 열여덟 살에 의학교 교관으로 임명되어 1904년 9월 23일까지 1년 7개월 동안 근무했다. 요컨대 김교준은 한국 최초의 근대식 정규 의학교를 졸업하여 최초로 근대식 면허의사가 되었을 뿐만 아니라 최초로 모교의 교수가 된 것이었다.

김교준의 회고에 따르면, 자신은 판임관으로 월급이 20원이었고 스승 김익남은 그보다 상급직인 주임관이었다고 한다. 그리고 자신은 의학교 제4회 학생들에게 약물학과 생리학을 가르쳤다고 한다. 의학교 제4회 졸업생(대한의원으로 통폐합된 뒤인 1907년 7월에 졸업하여 엄밀하게는 대한의원 제1회 졸업생이다)인 권태동(1882년생으로 김교준보다 2년 위이다)도 자신들이 김교준에게서 생리학과 약물학을 배웠다고 술회했다.

1904년 9월 23일, 김교준은 의학교 교관직을 그만두고 군대에 입대하여 육군 2등군의(중위)로 임명받았다. 김교준이 입대한 것은 정부 시책에 따르는 것일 뿐만 아니라 거기에는 학창 시절부터 존경하던 김익남을 가까이에서 보좌하기 위한 뜻도 있었다. 김익남은 형 김교헌(1868~1923, 대종교 제2대 교주이자 만주 지역 항일독립운동의 최고 지도자)과 더불어 김교준의 생애에 가장 큰 영향을 미친 사람이다. 3등군의장까지 승진한 김교준은 1910년 경술국치 직전 퇴역할 때까지 대체로 군무국 의무과와 친위부에서 김익남과 함께 일했다. 이렇게 두 사람의 관계는 사제지간으로 시작했지만, 동료와 벗으로 평생지기가 되었다.

유병필(1873~1928)은 1905년 1월 19일 김교준에 이어 두 번째로 의학교 교관이 되었다. 유병필은 이때부터 1907년 3월 의학교가 대한의원으로 통폐합될 때까지 교관으로 활동했고, 그 뒤에도 1909년 초까지 대한의원 교수 겸 의원으로 후진 양성에 종사하며 환자 진료도 겸했다. 지석영 이외에 1900년대의 대표적인 한국인 의학교육자로 전반기에는 김익남을, 후반기에는 유병필을 꼽을 수 있다. 김익남은 유학파 의사, 유병필은 국내파 의사의 선두주자이기도 했다.

유병필은 다재다능한, 한마디로 재사였다. 1909년 출판사 의진사에서 창립 1주년 기념으로 "교육대가"를 선정하는 여론조사를 한 결과 유병필은 안창호, 지석영 등에 이어 6위로 선정되었다. 유병필은 의학교와 대한의원의 교수라는 본업 외에 대중 강연회의 인기 연사로 활약했으며, 〈대한자강회 월보〉와 〈기호흥학회 월보〉 등 애국계몽운동단체의 기관지들에 "행정의 위생"과 "생리학" 등 주로 위생, 의학에 관한 글을 연재해서 널리 알려져 있었다. 의학교와 대한의원에서 일반인 대상의 강연을 하는 경우에도 대개 유병필의 몫이었다.

1910년 경술국치 전 대한제국 시기에 유병필은 의사, 의학교육자, 애국계몽운동가 등으로 활발한 활동을 벌였다. 일제가 주도하여 설립, 운영한 대한의원의 교수를 지낸 데에 대해 의혹의 눈길을 줄 수도 있지만 이 무렵까지는 특별히 문제되는 활동은 발견되지 않는다. 하지만 일제강점기에는 뚜렷이 굴절된 삶을 살았다. 유병필은 여러 친일단체에 관여했으며, 1924년 4월에는 경기도 평의회원에 선임되기도 했다. 유병필의 훼손된 삶은 일제강점기에 들어 뚜렷해졌지만, 자세히 들여다보면 1909년 3월 "의술개업인허장"을 받는 과정에서부터 드러나기 시작한다.

6) 의학교 졸업생: 우리나라 최초의 면허의사들

(1) 의학교의 운영과 제1회 졸업생

설립이 우여곡절을 겪었듯이 의학교 운영도 순탄하지 않았다. 우선 의학교육과 진료 경험이 있는 교관, 교사를 확보하는 것이 쉽지 않았다. 의학생 교육이 시작될 1899년 9월까지는 귀국하리라고 기대되었던 김익남은 자신의 졸업 후 수련을 위해 귀국을 늦추었으며, 게다가 외국인 교사로 임명된 고쬬 바이케이도 교육 부실로 인한 학생들의 배척으로 1900년 5월 의학교를 사직했다. 그러나 고죠의 후임으로 고다케 다케쓰구(小竹武次)가 6월에 교사로 일하기 시작하고 김익남이 8월에 귀국하여 교관으로 취임하면서 교수 문제는 어느 정도 해결되었다.

두 번째 문제는 교육 내용과 방식이었다. 제1회 졸업생의 경우, 졸업증서를 받은 1902년 7월까지 의학교육에 꼭 필요한 임상실습을 거의 하지 못했다. 부속병원이 없었기 때문이었다. 의학교가 설립될 때부터 교장 지석영 등이 정부에 부속병원의 설립을 강력하게 요청했지만, 재정 형편 등으로 계속 미루어지다 1902년 8월에야 겨우 병원이 완공되어 제1회 졸업생들은 뒤늦은 임상교육을 받게 되었다. 하마터면 제대로 된 임상훈련을 받지 못한 채 환자를 진료할 뻔했다. 하지만 임상교육 문제도 제2회 졸업생부터는 별 지장이 없었던 것으로 보인다.

세 번째로 교과서를 대부분 일본어로 된 것을 사용하고, 일본인 교사가 한국어를 하지 못해 통역을 통해서 수업을 한 것도 작지 않은 문제였다. 학생들은 그러한 문제를 해결하기 위해 의학교에 일본어 강좌를 개설할 것을 요구했지만 받아들여지지 않자, 야간 강습소 등에서 일본어를 따로 배워야만 했다. 시간과 노력의 낭비였다. 하지만 학생들은 일본어를 습득함에 따라 일본어로 된 의학 교과서뿐만 아니라 그 밖의 책을 읽을 수 있는 능력을 갖추게 되었다.

그러나 네 번째, 의학생들에게 더욱 큰 문제로 다가왔던 것은 졸업 후의 취업 문제였다. 근대 서양의술에 대한 대중들의 요구와 수요는 증가했지만, 실제 의학교 졸업생들이 일할 공간은 여전히 좁았다. 이들이 스스로 병원이나 진찰소를 열기에는 경제적 능력이 부족했고(기록으로 확인되는 것은 제2회 졸업생 최국현이 졸업 후 1년 동안 "의술개업"을 한 것이 고작이다), 취업할 의료기관도 거의 없었다. 국립병원인 광제원은 종두의사와 한의사들이 선

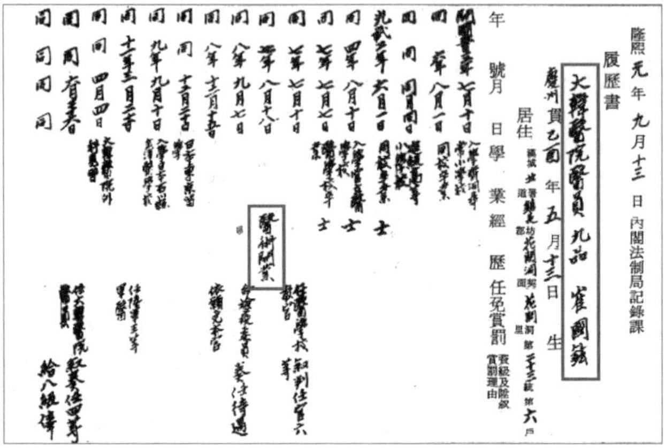

그림 2-19 의학교 제2회 졸업생 최국현의 관원 이력서. 최국현은 의학교를 졸업한 직후인 1903년 8월 18일부터 1년 남짓 "의술개업(醫術開業)"을 했다.

점하고 있었고, 일본인과 서양인 의사들이 운영하는 병원이 이들에게 자리를 내어 줄 리도 없었다.

정부는 의학교 학생들에게 수업료를 받지 않았을 뿐만 아니라 무료로 기숙사를 제공하고 교과서와 필기도구 등을 무상으로 임대하거나 제공함으로써 근대식 의사 양성을 위해 노력을 기울였다. 그와 더불어 정부는 의학교 졸업생들을 활용할 방안도 함께 마련했어야 했는데, 그것이 없었거나 미흡했던 것이다. 국공립 의학교와 병원을 전국적으로 확대하겠다는 장밋빛 청사진은 있었지만, 그러한 꿈을 실현할 구체적인 계획과 역량은 부족했다. 학부는 궁여지책으로 모든 의학교 졸업생을 의학교 교관으로 임명했지만 명목에 지나지 않았고, 김교준과 유병필 2명만이 실제로 교관에 취임했다. 그리고 임시위생원 위원이나 유행병 예방위원, 검역위원 자리도 임시직이거나 명예직이었을 뿐 의학교 졸업생들이 생계를 유지하고 제대로 의료활동을 할 수 있는 자리는 아니었다.

이러한 형편에서 의학생들의 중도 이탈이 적지 않았다. 1899년 9월, 의학교가 수업을 개시했을 때 50여 명이었던 의학생 수는 점차 줄어들어 입학생의 40퍼센트도 안 되는 19명만이 졸업했다. 1900년에 입학한 제2회의 경우, 입학생 수는 알 수 없지만 졸업생이 13명으로 제1회 때보다 사정이 악화되었으면 되었지 개선되지 않았다. 그리고 1901년에는 아예 입학생을 뽑지 않았으며 1902년 입학생 가운데에는 불과 4명만이 졸업했다. 발전은 커녕 날이 갈수록 사정이 악화되었던 것이다.

여러모로 촉망을 받았을 우등생 중에서도 중도 이탈자가 적지 않았다. 1899년 입학생 가운데 강민, 송석환, 유용 3명(우등생 8명 중), 1900년 입학생 가운데 최규수, 홍종훈, 서상설, 김지현 4명(우등생 7명 중)이 중도에 의학교를 그만두었다.

이 가운데 강민은 사립 적용학교(適用學校)로 전학했고, 최규수는 재무직 관리, 서상설은 교원, 김지현은 혜민원 주사가 되었다.

통감부와 일본인 의사들뿐만 아니라 적지 않은 서양인 의사들도 의학교와 그 졸업생들의 존재를 폄하하거나 아예 무시하려 했다. 대한제국 정부와 한국인들에 의한 의학교의 설립, 운영과 그를 통한 최초의 근대식 면허의사 배출의 의의를 인정하려 하지 않았다. 물론 그들의 그런 태도에는 한국인들의 자주적 노력을 폄하하고 무시함으로써 자신들의 성가를 높이려는 의도가 담겨 있었을 것이다. 그러면 과연 의학교와 그 졸업생들은 가치가 없는 것이었을까?

의학교 졸업생 가운데 제2회의 홍종욱과 같이 졸업 뒤 아예 진로를 바꾼 사람도 있었지만, 거의 모두가 의사로 활동했다. 근대식 의학교육을 받은 한국인 면허의사가 극히 적었던 대한제국 시기와 일제강점 초기, 근대의료에 대한 한국인 환자들의 수요를 충족시켰던 것은 바로 이 의학교 출신들이었다.

표 2-6 의학교 졸업생 명단

	졸업 확정일	우등졸업	급제졸업
제1회	1902년 7월 4일	방한숙 김명식 유병필 손진수 김교준	채영석 이제규 김상건 최진협 박희달 한경교 안우선 허균 김봉관 김성집 이규영 한우근 윤상만 이병학
제2회	1903년 7월 7일	지성연 김수현 최국현	최익환 차현성 장홍섭 강원영 이기정 김달식 박세환 홍종욱 오장환 주창겸
제3회	1905년 12월 13일	장기무 홍종은 홍석후	윤중익
제4회	1907년 7월 9일	김권태 정윤해 홍대철 이명흠	권태동 이규찬 신태영 이석준 박계양 이경식 윤병학 이승정 박봉태
제5회	1908년 7월 9일	이관호 김효명 한민제	박세유 이범위

주: 제4회, 제5회는 의학교 시절에 입학했지만 대한의원으로 강제 통폐합된 뒤에 졸업했다.

이를 확인시켜 주는 자료가 1917년《신문계》제5권 2호에 게재된 〈경성유람기〉이다. 이 글은 소설의 형식을 띠고 있지만, 당시 경성에 실존했던 "고명한 의사의 병원"을 소개하고 있어 주목된다. 이 글에서 저자는 총독부병원, 세브란스병원과 더불어 강원영(의학교 제2회)의 경성병원, 유병필(의학교 제1회)의 보생의원, 안상호 진찰소, 박용남(=박세환, 의학교 제2회)의 공애당, 김수현(의학교 제2회) 진찰소, 나영환(총독부의원 의학강습소 졸업)의 순천병원, 박계양(의학교 제4회)의 한양의원, 오상현의 한성병원, 원덕상(일본 지바 의학전문학교 졸업)의 덕제병원을 경성의 대표적인 병의원으로 꼽았다.

강원영, 유병필, 박용남, 김수현, 박계양과 같이 이름을 날린 사람들 외에도 의학교 출신들은 대부분 자신들이 거주하는 지역에서 환자들의 건강을 돌보고 있었다. 의학교와 그 졸업생들의 의의를 이것 외에 또 어디에서 찾을 수 있을까?

졸업 직후 마땅한 일자리를 구하지 못했던 의학교 1회 졸업생들은 대개 1904년경부터야 군대에서 군의관으로 장병들의 건강을 돌보았으며, 1907

년 한국군 해산 뒤에는 의원이나 진찰소를 열든지, 아니면 다른 자본주들이 개설한 의원이나 약국에서 고용의사로 일했다. 그리고 이들은 차차 경제적 기반을 갖추어 가면서는 스스로 개업을 하는 경우가 많아졌다. 또한 이규영, 김봉관, 유병필 등은 여러 계몽운동단체 잡지에 위생과 의학에 관련된 글을 기고하는 등 사회적 활동에도 열심이었다.

(2) 제2회 졸업생

의학교의 졸업식은 언제였을까? 제1회는 1903년 1월 9일, 제2회는 1904년 7월 2일, 제3회는 1907년 1월 29일, 제4회(대한의원 제1회)는 1908년 1월 21일, 제5회(대한의원 제2회)는 1909년 11월 16일로 1월이 세 번, 7월과 11월이 각각 한 번이었다. 1월달에 졸업식을 가진 경우가 가장 많기는 하지만, 졸업식이 1월로 고정되었던 것은 아니고 그때그때 사정에 따라 졸업식 날짜를 정했던 것으로 여겨진다.

대개 졸업생 명단이 확정되고 난 며칠 뒤에 졸업식을 갖는다. 법적으로 의미 있는 것은 졸업생 명단의 확정이며, 졸업식은 그러한 사실을 사회적으로 알리는 형식적 절차이다. 대한제국 시기에는 졸업시험방(卒業試驗榜)의 형태로 졸업생으로 결정된 명단을 발표했다. 그리고 졸업시험방 발표일 또는 그 며칠 뒤 날짜로 졸업증서를 발급했다.

특이한 것은 졸업생 명단이 확정되고 한참 지나서야 졸업식이 거행되었던 사실이다. 즉 제1회는 6개월 뒤, 제2회는 1년 뒤, 제3회는 1년 1개월 뒤, 제4회는 6개월 뒤, 제5회는 1년 4개월 뒤에야 졸업식을 가졌다. 이렇게 졸업식이 늦어졌던 이유는 무엇이었을까? 제1회의 경우는 재학 시절 하지 못했던 병원 실습을 부속병원 완공 뒤에 이수했기 때문으로 생각된다. 그렇다면 의학교가 제도적으로는 3년 과정이었지만 제1회 의학생들이 실제로

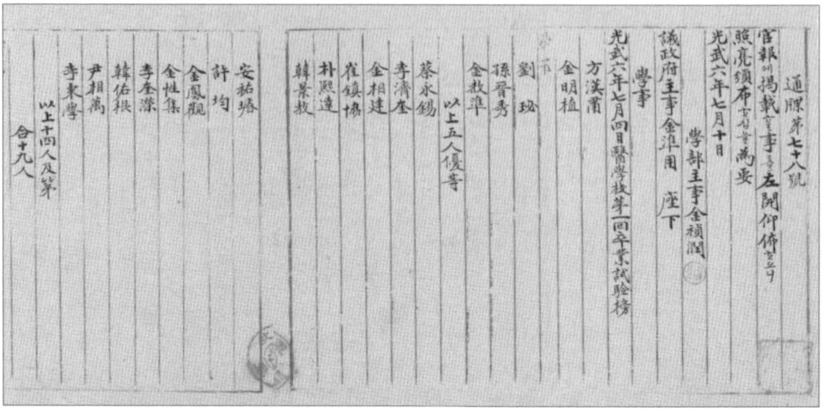

그림 2-20 《학부래문(學部來文)》 통첩 제78호(1902년 7월 10일) "의학교 제1회 졸업시험방" (서울대학교 규장각 한국학연구원 소장).

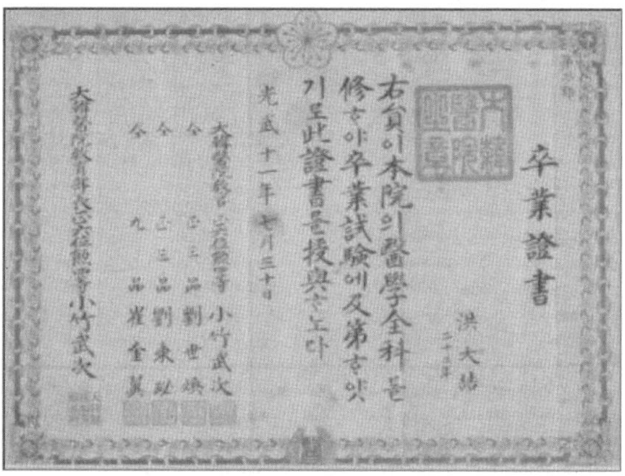

그림 2-21 대한의원 교육부 제1회 졸업생 홍대철의 졸업증서. 발급일자가 1907년 7월 30일로 되어 있다. 졸업생 명단 공고일은 7월 9일이었다. 그리고 이들의 졸업식은 반년 뒤인 1908년 1월 21일에 거행되었다. 홍대철 등 대한의원 교육부 제1회 졸업생들은 의학교 시절인 1904년에 입학하여 대부분의 과정을 의학교 학생으로 이수했으며, 마지막 몇 달 동안만 대한의원 교육부 소속으로 교육을 받고 졸업했다.

수학한 기간은 3년 반이었던 셈이다.

그러면 그 뒤에도 항상 졸업식이 늦어졌던 이유는 무엇이었을까? 졸업증서 수여라는 법적 절차 이후 병원 실습이나 "의술개업"을 통해 의사로서의 경험을 어느 정도 쌓은 뒤에 졸업식이라는 사회적 공인 행사를 치렀던 것이었을까?

〈황성신문〉 1908년 7월 10일 자에는 다음과 같이 대한의원 의육부 졸업식에 관한 기사가 실려 있다.

> 대한의원 의육부 졸업생에게 가졸업장(假卒業狀)을 일전에 반급(頒給)한즉 해(該) 졸업생덜이 불수(不受)하얏다는대 기(其) 이유인즉 졸업식을 설행하고 졸업장을 일제 반급할 것이나 의육부를 방금 건축하는 중인대 해부(該部) 건축하기 전에는 졸업식을 설행할 처소가 무(無)한 고로 건축이 낙성된 후 가을 즈음에 졸업식을 설하고 졸업장을 반급하기로 결정하얏는대 기전(其前)에 해(該) 학도가 졸업을 경(經)하고 공환(空還)의 탄(歎)이 무(無)케한 소이라더라

요컨대 마땅한 장소가 없어서 졸업식은 나중에 의육부 건물이 완공된 뒤에 가질 것이며, 또 그때 졸업장을 수여하기 전에 임시로 가(假)졸업장을 발급했는데 학생들이 수령을 거부했다는 내용이다. 졸업식을 뒤로 미룬 이유가 장소 문제 때문이었다는 것은 매우 궁색해 보인다. 바로 전회 졸업생들도 사정이 마찬가지였지만 그래도 6개월 정도 뒤에는 졸업식을 가졌던 사실에 비추어 보면 더욱 그렇다.

지금까지 발견된 자료로 졸업식이 6개월 내지 1년 4개월이나 늦어진 이유를 설명하기는 어렵다. 하지만 장소 문제와 같은 사소한 이유 때문에 늦어졌다고 보기는 어렵고, 그 기간에 병원 수련 등을 했을 것으로 여겨진다.

의학교 제2회 졸업생은 우등 3명, 급제 10명 등 모두 13명이었다. 이 가운데 출생 연도가 확인되는 7명의 입학 시 나이는 평균 19.6세이고, 졸업하

여 의사가 되었을 때의 나이는 평균 22.6세로 제1회 졸업생에 비해 다섯 살이나 적어졌다. 숫자가 얼마 안 되어 통계적 의미를 찾기는 어렵지만, 만학자가 줄어든 사실을 파악할 수 있다.

제2회 졸업생 역시 제1회와 마찬가지로 거의 모두 군의관으로 관직 생활을 했고, 군대 해산 뒤에는 의원을 개업하거나 다른 사람의 진찰소 등에서 일했다. 2회 졸업생의 특징은 지성연, 최국현, 강원영, 홍종욱 등 4명이나 졸업 후에 일본에 유학을 했다는 사실이다. 1회 졸업생 중에서는 이규영 한 명만이 일본에 유학했으며 성과도 별로 없었던 것으로 보인다.

이 가운데 최국현은 1905년부터 2년 동안 가나자와(金澤) 의학전문학교에서 수학했고, 지성연과 강원영은 오카야마(岡山) 의학전문학교를 수료하고 의학사가 되었다. 수료자에게도 의학사 학위를 수여했는지 확실하지 않지만, 〈조선총독부의원 제1회 연보〉(1911년)에 의학사로 기록되어 있다.

지성연과 강원영은 일본 유학 경력 때문인지 귀국 직후인 1910년부터 1913년까지 각각 조선총독부의원의 내과와 외과에서 조수로 근무했다. 이들보다 일찍 귀국했던 최국현은 지성연과 강원영보다 유학 경력은 떨어지지만 대한의원에서 의원, 의관, 교수로 일했다.

한편 1904년부터 2년 동안 관비로 일본에 유학한 홍종욱은 일본에서 의학이 아니라 재정과 회계에 관한 공부를 했다. 그리고 귀국 후인 1906년부터 주로 탁지부에서 번역 일을 했으며, 일본 유학 때의 수학 경험을 살려 1908년에는 《신찬산술통의(新撰算術通義)》를 펴냈다. 홍종욱은 또한 일제강점기에는 토지조사국에서 기사로 근무했다.

최국현, 김수현, 강원영, 지성연 등 의학교 제2회 졸업생들은 망국을 전후하여 설립되었던 사설 의학강습소 중 하나인 조선의사연찬회 신구(新舊) 의학강습소의 신의학 강사로도 활동했다. 이들의 활동은 대한제국 시기 일반인들을 대상으로 벌였던 위생계몽운동을 의료인이 되려는 사람들을 교육하는 방식으로 보다 심화시킨 것이었다.

(3) 제3회 졸업생

〈의학교규칙〉에 의하면, 의학교에서는 동물 식물 화학 물리 등 기초과학 과목, 해부 생리 약물 위생 법의 등 기초의학 과목, 진단 내과 외과 안과 부인과 소아과 종두 등 임상의학 과목을 가르쳤다. 병리학은 〈의학교규칙〉에는 과목으로 명기되어 있지 않지만 김교준의 졸업증서 중 강습 과목에는 기재되어 있어 독립된 과목으로 가르친 것으로 생각된다. 그리고 당시 각광을 받던 세균학은 위생 과목에서 다루었을 것으로 여겨진다.

그러면 의학교에서는 학생들에게 구체적으로 어떤 내용을 어떤 수준으로 가르쳤을까? 지금으로서는, 1907년 국립병원인 광제원에서 일할 의사를 선발하기 위한 시험 문제가 거기에 대해 알려 주는 거의 유일한 자료이다.

광제원에서는 1907년 2월 27일부터 3월 1일까지 사흘 동안 의학교 졸업생들을 대상으로 의사 선발 시험을 치렀다. 첫날에 해부학, 생리학, 내과학, 둘째 날에 안과학, 약물학, 외과학 등 도합 여섯 과목의 필기시험을 보았으며, 마지막 날에는 실기시험이 있었다. 필기시험 과목은 기초의학과 임상의학이 각각 세 과목으로 균형을 이루었던 셈이다.

광제원 시험 문제를 보면, 당시 내과 질환으로는 장내 기생충병과 소화기 질환, 안과 질환으로는 트라코마가 크게 문제되었음을 짐작할 수 있다.

1905년 12월 13일의 졸업 확정 뒤 1년이 훨씬 지난 1907년 1월 29일에야 졸업식을 가진 의학교 제3회 졸업생은 불과 4명뿐이었다. 원래 입학생이 적었던 것인지, 많은 학생이 중도 탈락했는지는 알 수 없다. 졸업생 4명 가운데 장기무, 홍종은, 홍석후 등 우등이 3명이나 되었던 점도 특이하다. 이

표 2-7 1907년 광제원의 의사 선발 시험 과목과 시험 문제

과목	시험 문제	시험일
해부학	1. 두개강(頭蓋腔)을 구성하는 뼈의 명칭과 부위 2. 폐의 위치, 형상, 구조	2월 27일
생리학	1. 위액 소화에 미치는 작용 2. 신장(腎臟)의 기능	
내과학	1. 장(腸)기생충란(卵)의 종류와 형상 2. 소화기를 침범하는 전염병의 종류, 원인, 감별	
안과학	1. 트라코마의 원인, 증후, 요법, 만성결막염의 감별 2. 시력검사법 및 검사 시의 주의 사항	2월 28일
약물학	1. 최면학(마취제) 각종의 명칭, 용량, 극량(極量), 응용 및 한두 가지 처방 2. 요드칼륨(沃度加留謨)의 생리적 작용, 의치(醫治) 효용 및 한두 가지 처방	
외과학	1. 각종(다리부종)의 원인, 증후, 요법, 유사증의 감별 2. 궤양의 종류 및 각종의 감별	
실기시험		3월 1일

주: 〈황성신문〉 1907년 3월 1일 및 2일 자 기사 내용을 정리한 것이다.

들은 1903년과 1904년 학년 말 시험에서도 우등을 했다. 3년 내리 우등생이었던 것이다.

먼저 수석 졸업생인 장기무는 다재다능한 사람으로 이후에 다양한 활동을 벌였다. 장기무는 1909년 한국인에 의한 최초의 의약 전문지라고 할 〈중외의약신보〉(월간)를 발간했으며, 동시에 "약업의 부진한 정황을 연구하며 가격도 균일케 하야 남매(濫賣)하는 폐단을 교정할 목적으로" 약업단체를 조직하기도 했다. 〈중외의약신보〉는 1910년 11월 25일 자 제15호에 사회의 안녕질서를 해치는 기사를 게재했다 하여 악명 높은 "광무 신문지법"에 의해 발매 및 반포 금지 조치를 당했다. 아마도 일제의 의약 정책을 비판했기 때문이었을 것이다.

또한 장기무는 〈조선일보〉에 1934년 2월 16일부터 20일까지 3회에 걸쳐

"한방의학 부흥책"을 기고하는 등 1930년대 한의학을 둘러싼 논쟁을 주도했다. 장기무는 근대 서양의학을 공부한 사람으로는 예외적으로 한의학을 배척하지 않고 포용, 발전시키려는 모습을 보였다.

한편 홍종은과 홍석후는 관립 의학교와 사립 세브란스병원의학교(1908년 6월 졸업) 두 군데를 모두 졸업한 이채로운 이력을 가졌다. 이 가운데 상대적으로 자료가 많이 남아 있는 홍석후를 통해 저간의 사정을 알아보자.

세브란스병원의 대표적인 한국인 의사가 된 홍석후(1883~1940)의 집안은 개화기의 이름난 기독교 가문이었다. 아버지 홍준은 미국 북장로교 선교사 호레이스 언더우드(Horace Underwood, 1859~1916)에게 한국어를 가르친 인연으로 기독교 신자가 되어 1892년에 세례를 받았다. 그리고 그 가족은 모두 언더우드가 세운 새문안교회의 신도가 되었다. 그에 따라 홍석후는 미션스쿨인 배재학당에 입학했는데, 1918년에 배재학당 "명예" 졸업생이 된 것으로 보아 배재학당을 정식으로 졸업했던 것은 아니었다.

홍석후는 1902년 의학교에 입학했다. 올리버 에비슨이 조선에 온 1893년 무렵부터 이미 에비슨과 알고 지냈던 홍석후가 에비슨이 폄하했던 의학교로 진학한 것은 자못 의아스러운 일이다. 그렇다고 홍석후가 의학교 시절 에비슨과 인연을 끊었던 것은 아니었다. 그것은 홍석후가 1906년에 《신편생리교과서》를 출판한 것을 보면 알 수 있다. 이 책은 홍석후가 이미 1904년부터 에비슨의 교열을 받으며 번역해 오던 것으로, 출판처도 "대한황성제중원", 즉 세브란스병원이었다. 또한 홍석후는 1906년에 에비슨의 교열로 《진단학 권1》도 출간했다. 홍석후는 1906년 황성기독교청년회(YMCA)에서 교사로 일하는 등 기독교 활동에도 열심이었다. 따라서 홍석후가 세브란스병원으로 가게 된 것은 자연스러운 일이었다.

홍석후의 초기 의료활동을 기록으로 파악할 수 있는 것은 〈대한매일신보〉의 종로자혜약방 광고를 통해서이다. 종로자혜약방은 1907년 9월 24일부터 1908년 11월 29일까지 〈대한매일신보〉에 150회 이상 약방(의원), 의약 서적 및 약품 광고를 냈다. 이 광고에 홍석후가 처음 등장하는 것은 1907년 10월 19일로, 서양의약방서(方書)를 번역한 《서약편방(西藥便方)》의 번역자로 소개되었으며 이때의 호칭은 "육군 군의"였다.

그리고 11월 12일부터 30일까지는 광고 내용이 구체적인 몇 가지 약을 선전하는 식으로 조금 달라지는 한편, 홍석후의 호칭도 "제약감사인(製藥監査人)"으로 바뀌었다.

그러다가 12월 1일 자부터 홍석후의 호칭에 "제중원 의학원(醫學員)"이 추가되었다. 저자가 확인한 바로는, 홍석후가 제중원(이때까지도 세브란스병원을 제중원으로도 불렀다) 의학원(학생)으로 불린 당시 기록은 이것이 최초이다.

홍석후가 "졸업 후 종로의 상공회의소 옆에서 자혜의원을 개업하여 성업중이었으나, 본인이 환자를 보기에는 경험이 너무 적다는 사실을 깨닫고 에비슨에게 부탁하여 1906년 2월 1일 세브란스병원의학교에 편입하였다"라는 주장이 있다. 하지만 위에서 보았듯이 홍석후는 의학교를 졸업하고 한참 뒤인 1907년 9월부터 박자혜와 이관화가 개설한 종로자혜약방과 고용의사 격으로 관계를 맺기 시작했다. 그리고 제중원 의학원, 즉 세브란스병원 학생이라는 호칭을 사용한 것은 1907년 12월 1일부터이다. 다시 말해, 홍석후는 "관립" 의학교 재학 시절인 1904년경부터 에비슨에게 지도(번역 교열)를 받았지만, 세브란스병원의 학생(의학원)이 된 것은 1907년 말이었던 것으로 생각된다.

한편 지석영이, 홍석후가 사용하거나 제조한 약제의 약효가 유효함을 증명했다는 언급은 1908년 11월까지도 지속된다. 이때의 표현은 "전 의학교장 훈5등 지석영씨 유효증명, 의학박사(정식 학위가 아니라 자의적인 호칭) 홍석후씨 실험방제(實驗方劑), 의학박사 홍종은씨 실험방제"였다. 홍석후와 홍종은에 대한 지석영의 후견과 지도는 이들의 세브란스 시절에도 지속되었던 것이다.

7) 의학교 이후

1907년은 기울어져 가던 대한제국의 국운이 더욱 쇠퇴한 해이다. 고종이 일제에 의해 황제의 자리에서 쫓겨나고, 국권의 최후 보루인 군대마저 강제 해산되었다. 대한제국의 상대적 흥성기에 탄생했던 의학교 역시 마찬가지 역정을 걸을 수밖에 없었다.

의학교는 1907년 3월 10일 〈대한의원관제〉가 반포되면서 운명을 다하게 되었다. 의학교, 광제원, 대한적십자병원 등 대한제국기의 대표적인 세 가지 의료기관을 통폐합하면서 생겨난 새 병원의 이름은 시니컬하게도 "대한"이었지만 그것은 어디까지나 명목상일 뿐 병원은 이미 일제의 것이었다. 의학교는 〈대한의원관제〉 제15조 "본령은 광무 11년 3월 15일로붓터 시행홈이라"와 제16조 "본령 시행일로붓터 광무 3년 칙령 제10호 광제원관제 및 광무 3년 칙령 제7호 의학교관제를 폐지홈이라"에 따라 1907년 3월 15일 자로 폐쇄되었다.

지석영, 유세환, 최규익, 유병필 등 의학교 시절의 한국인 교직원이 계속 자리를 지켰지만 지석영이 학감으로 강등되는 등 그 입지가 훨씬 약화되었다. 대신 의학교 교사로 있던 일본인 고다케 다케쓰구가 교육부장으로 학생 교육의 책임자가 되었다. 대한의원 시기 동안인 1907년과 1908년, 의학교 시절 입학했던 학생 각각 13명과 5명 등 도합 18명이 졸업했다.

이러한 역경의 시기에 교관을 지낸 김익남, 그리고 유병필 등 의학교 졸업생들은 의료를 통한 구국운동에 앞장섰다. 이들은 1908년 11월 15일, 우리나라 최초의 근대적 의사단체이자 오늘날의 대한의사협회의 모체인 "의사연구회"를 결성하고 의료활동과 더불어 애국운동을 벌였다. 의사연구회는 일제의 지배가 더욱 강화되면서 활발한 활동을 벌이지는 못했지만, 그 정신은 1915년 12월 11일 서울에 거주하는 한국인 의사 43명이 모여 만든 "한성의사회"와 1930년 2월 21일 결성된, 우리나라 의사들이 만든 최초의 전국적 의사단체인 "조선의사협회"로 이어진다. 그리고 그들 단체에서도 안상호와 박계양(제4회 졸업생) 등 의학교 관련 인사들이 회장과 간사장을 맡는 등 핵심적인 역할을 했다.

이러한 의사단체 활동 외에도 이들은 망국 전야의 시기에 〈서우〉, 〈서북학회 월보〉, 〈대한흥학보〉 등 학회지에 활발하게 기고를 하고 또 대중 강연을 벌임으로써 당시 들불처럼 번지던 위생계몽운동에 앞장섰다. 이때의 위생계몽운동은 주지하다시피 대중에게 과학적인 위생 관념을 심어 주는 것인 동시에 항일운동의 성격도 띠고 있었다.

의학교는 제도적으로는 1907년 3월 15일 폐지되었지만, 그 전통과 정신은 교관들과 졸업생들의 위와 같은 활동들을 통해 계속 이어졌다.

구한말 일본제국주의와 구미 열강의 침탈이라는 어려운 조건 속에서 정부, 지식인, 민중의 노력과 열망에 의해 근대의학 도입의 소중한 결실로 태어난 우리나라 최초의 근대의학교육기관인 의학교는 당초의 설립 목적을 십분 달성하지는 못했고 여러 가지 난맥상을 드러내기도 했다. 그리고 그 수명도 8년밖에 되지 않는 짧은 기간이었다. 그러나 우리나라 정부와 선각적 인사들이 주도한 의학교는 우리나라 땅에서 우리의 힘으로 최초의 근대식 면허의사들을 탄생시키는 성과를 남겼을 뿐만 아니라, 그 밖에 활발한 대민 활동을 벌임으로써 당시 국민건강 증진에 적지 않게 기여했다. 또한 의학교 졸업생들과 그 스승들은 국운이 다해 가던 대한제국 말기와 그보다 훨씬 엄혹한 식민지 시기에도 대부분 절개와 기개를 잃지 않는 모습을 보였다.

3. 〈의사규칙(醫士規則)〉과 의사면허제도

1) 〈의사규칙〉의 제정과 시행

갑오·을미개혁기와 대한제국 시기, 정부가 새로운 근대적 법과 제도를 마련하면서 가장 많이 참고했던 것은 일본의 법과 제도였다. 의료와 위생 분야도 예외가 아니었다.

일본 정부는 메이지 유신 초기 "이와쿠라 사절단" 등 대표단을 유럽과 미국에 파견하여 자신들이 도입할 근대 문물과 제도를 현장에서 직접 관찰, 조사, 파악하도록 했다. 그리고 그렇게 조사, 수집, 연구한 자료와 결과들을 토대로 자신들 나름의 법과 제도를 만들었다. 거기에 반해 조선 정부는 주로 일본을 벤치마킹함으로써 간접적으로 서양의 근대 문물과 제도를 도입하려 했다.

일본은 1874년 의사의 자격 등을 규정한 〈의제〉를 제정, 공포했다. 메이지 정부는 초기의 탐색 과정을 거친 뒤, 전통의료를 배제하고 근대 서양의료를 국가의 공식 의료로 채택한다는 원칙을 확고하게 세웠다. 〈의제〉는 그러한 메이지 정부의 방침을 제도화한 것이었다.

의사 자격에 관한 규정은 처음에는 절충적이고 점진적인 것이었다. 즉 메이지 정부의 궁극적인 방침은 근대 서양의료를 시술하는 의사만을 인정

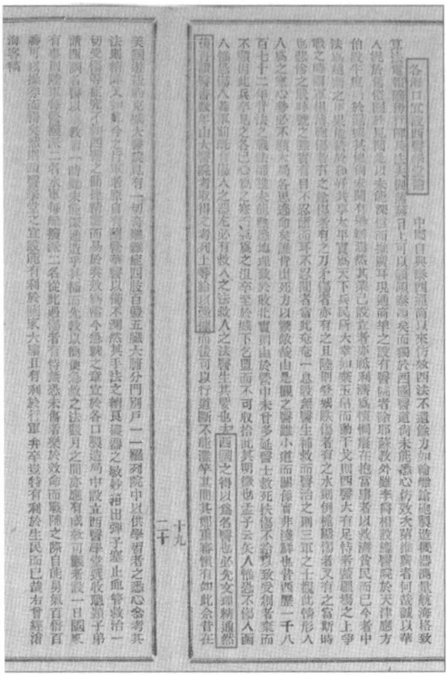

그림 2-22 〈한성순보〉 1884년 3월 27일(음력) 자에 게재된 윤치호의 논설 "항구마다 마땅히 서양의학교육기관을 설립해야 한다"(各海口宜設西醫學堂論). 1883년 잠시 미국을 방문한 경험이 있는 윤치호(1865~1945)는 "서국(西國)에서 명의를 배출하는 데에는 반드시 먼저 문리(文理)를 정통한 뒤에 다시 여러 해 동안 의서를 읽게 하고 대의원(大醫院)의 시험을 쳐서 합격하면 그중에서도 상등에 속하는 자에게만 자격증(憑據)을 발급하고 그런 뒤에 자신의 의술을 세상에 베풀 수 있게 하니 결단코 그 선발 과정에 조금도 잘못이 있을 수 없다. 그들의 권위 있고도 신중함은 이와 같다"라고 미국의 의사면허제도를 매우 긍정적으로 평가하고 있다. 개화 초기 근대 서양문물의 소개는 대부분 일본을 통한 간접적인 것이었는데, 윤치호는 자신의 경험을 바탕으로 직접 서양의 의사면허제도를 소개했다.

하겠다는 것이었지만, 당분간은 기왕의 전통의료 시술자의 권리도 허용한다는 것이었다. 그런 한편 새로 의사가 되어 개업할 사람과 30세 이하의 전통의료 시술자는 해부학, 생리학, 병리학, 약제학, 내외과 등 근대 서양의학 과목을 공부하여 시험에 합격해야만 하도록 했다. 요컨대 새로 전통의술을 배워 의사가 되는 길은 시험이란 관문을 통해 원천적으로 봉쇄했다. 그 결과 한 세대 뒤인 1900년 무렵에는 근대 서양의학을 학습한 의사가 2만 명을 헤아려 수에서도 전통의료인(한의)을 능가하게 되었으며 그러한 추세는 그 뒤로 가속화되었다.

행정적 훈령의 성격이 강했던 〈의제〉는 그 뒤 〈의사면허규칙〉과 〈의술개업시험규칙〉 등으로 법제화되어 더욱 강한 규제력을 가지게 되었다. 1883년 10월 제정된 〈의사면허규칙〉은 제1조에서 "의사는 의술개업시험을 보아 내무경으로부터 개업면장을 받은 자로 한다. 단, 이 규칙 시행 이

전에 받은 의술개업증은 유효하다"라고 규정했다. 그리고 관립 및 부현립 의학교의 졸업증서가 있거나(제3조) 외국의 대학 의학부 또는 의학교를 졸업한 자 또는 외국에서 의술개업면허를 받은 자(제4조) 등은 시험을 치르지 않고도 개업면장을 받을 수 있는 일종의 특권을 인정했다. 도쿄대학 의학부 졸업자들은 이미 1879년부터 가장 먼저 그러한 특권을 누렸다.

그리고 일본에서는 〈의제〉든 〈의사면허규칙〉이든 의사와 한의사를 별개로 취급하지 않고 동일한 의사 자격을 부여했다. 오늘날 한국에서 의사와 한의사에게 각각 "의사면허증"과 "한의사면허증"을 부여하는 것과는 발상이 근본적으로 달랐다.

(1) 〈의사규칙〉의 제정과 내용

앞에서 살펴보았듯이, 각 도는 1880년대 후반부터 소정의 우두 교육을 받은 사람에게 졸업장과 함께 면허장 격인 "본관차첩"을 주었다. 그리고 1890년대 후반에는 종두의양성소 졸업자들에게 내부대신이 "종두의술개업윤허장"을 발급했다. 이것이 기록으로 확인되는 초기의 의료인면허제도이다.

한편 의사에게 "의술개업면허장"을 준다는 사실을 처음 법으로 규정한 것은 1899년 7월에 제정된 〈의학교규칙〉이었다. 〈의학교규칙〉은 제6관 제9조에 "(의학교 졸업생들에게) 졸업장을 부여한 후에 내부대신이 의술개업면허장을 부여한다"라고 명기했다. 일본에서 그러했듯이 정규 의학교 졸업자에게 특권을 인정한 것이었다. 수업 연한과 내용에서 커다란 차이를 보였지만, 대한제국 정부는 한국 내에서 의학교의 위상을 일본의 도쿄제국대학 의학부와 비슷하게 상정했던 것으로 생각된다.

〈의학교규칙〉이 특례로 의술개업면허에 대해 규정한 것과는 달리, 반년 뒤인 1900년 1월 2일 제정, 반포된 〈의사규칙〉(내부령 제27호)은 의사

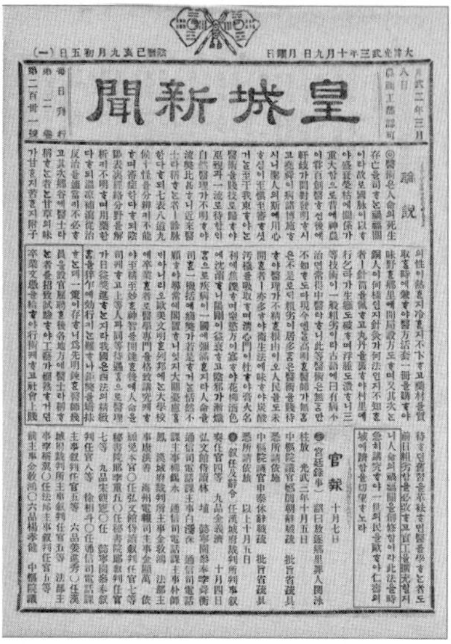
皇城新聞

그림 2-23 의사의 자격을 규율하는 법의 제정을 촉구하는 〈황성신문〉 1899년 10월 9일자 논설.

자격을 포괄적으로 규정했다. 이 무렵 의료에 대한 수요가 점차 커지면서 신문에 광고를 내는 등 의료인을 자처하는 사람이 늘어난 것이 법령 제정의 한 가지 중요한 원인이었을 것으로 생각한다.

〈황성신문〉은 의학교가 개교한 직후인 1899년 10월 9일 자 논설에서 아래와 같이 의사의 자격을 법으로 규정하는 것이 시급하다고 주장했다. 근대의료를 선도할 의학교의 출범을 계기로 기왕의 의사들을 정비할 필요가 있다는 사실을 지적한 것으로 보인다.

> 구미의 문명한 열방에서는 대학교를 졸업한 자들에게 의학을 전문적으로 공부하게 하여 매우 빼어난 의술을 터득한 뒤에 사람의 생명을 맡도록 하며, 그들을 최상류층과 똑같이 대우함으로써 의학의 이치가 일취월장하고 있다. 우리나라에서 정교한 서양제도를 단기간에 실행하기는 어렵지만 그간의 큰 폐단을 바로잡는 좋은 방법이 있다. 우선 유능한 의사 몇 사람을 관리로 특채한 뒤에 각 지방에서 의사라고 자칭하는 자들을 불러 모아 시험을 보게 하여 의술이 뛰어난 경우 졸업증명서(卒業文憑)를 발급하여 의술업에 종사토록 하는 것이다. 그리고 사회적으로 의사를 천대하던 구습을 혁파하면 의술을 공부하는 자들도 종래의 무능과 무지를 바로잡기 위

해 노력을 기울일 것이므로 인명과 행·불행 사이의 관계가 완연히 개선될 것이다. 이러한 법을 시급히 마련하여 우리 백성들이 장수를 누릴 수 있기를 간절히 바란다. (저자가 현대어로 옮긴 것)

歐美文明ᄒᆞᆫ 列邦에ᄂᆞᆫ 大學校에 卒業ᄒᆞᆫ 者로 醫學專門을 格致講究케 ᄒᆞ야 至精至妙ᄒᆞᆫ 神智를 開達ᄒᆞᆫ 後에 人命을 司케 ᄒᆞ고 上等人과 同等待遇ᄒᆞᆷ으로 醫理가 日益奬進ᄒᆞᄂᆞᆫ지라 我國은 西法의 精緻ᄒᆞᆷ을 猝乍에 効行키ᄂᆞᆫ 難ᄒᆞ나 鉅弊를 矯捄ᄒᆞᄂᆞᆫ데 一策이 存ᄒᆞ니 爲先 明鍊ᄒᆞᆫ 醫師 幾員을 設官雇聘ᄒᆞᆫ 後 各地方에 醫士라 稱ᄒᆞᄂᆞᆫ 者를 招致試驗ᄒᆞ야 工藝가 嫻熟ᄒᆞ거던 卒業文憑을 給ᄒᆞ야 行術케 ᄒᆞ고 社會上賤待ᄒᆞ던 舊習을 革袪ᄒᆞ면 醫를 學ᄒᆞᄂᆞᆫ 者도 前日粗劣함을 必改ᄒᆞ고 實工을 擴充할지니 人命의 禍福關을 創修함이라 此法을 時急히 講究ᄒᆞ야 一世의 民을 歐ᄒᆞ야 仁壽의 域에 躋함을 切望ᄒᆞ노라 (원문)

요컨대 각 지방에서 의사라고 자처하는 사람들을 불러 모아 시험을 보게 하여 그 가운데 의술이 뛰어난 사람에게 졸업증명서를 발급해서 의술업에 종사케 하는 법을 시급히 마련하라는 주장이다. 그리고 그 결과 백성들의 건강이 크게 향상될 것이라는 기대와 전망도 담고 있다.

이렇듯 〈의사규칙〉은 의학교가 출범하고 의학 발전을 소망하는 여론이 고조되는 분위기 속에서 제정된 것으로 여겨진다.

〈의사규칙〉의 제1조에는 한의학적인 표현이 많이 들어 있다. 여기서 의사(醫士)를 "의학을 관숙(慣熟)하야 천지운기(天地運氣)와 맥후진찰(脉候診察)과 내외경(內外景)과 대소방(大小方)과 약품온량(溫涼)과 침구보사(針灸補瀉)를 통달하야 대증투제(對症投劑)하는 자"로 규정했는데 이 가운데 "천지운기", "온량"과 "침구보사"라는 단어가 그 대표적인 예이다. 이런 점 때문에 그동안 〈의사규칙〉은 일각에서 한의사에 관한 법으로 오해를 받아 왔다.

1910년까지 한국에서 의사 자격에 관련된 법령은 〈의학교규칙〉과 〈의사규칙〉 외에는 없었다. 〈의사규칙〉이 한의사만을 규정한 것이라면 (양)의사에 관한 일반적인 법령은 없었던 셈이 된다. 만약 〈의사규칙〉에서 정의한 "의사"가 "한의사"만을 뜻하는 것이라면 "양의사"의 법률적 명칭은 무엇이었는가? 1900년대 기록에서 "의사(醫士 또는 醫師)"라는 호칭은 양의사와 한의사를 구분하지 않고 통용되었다. 즉 〈의사규칙〉에서 규정한 의사란 근대식 의사와 전통의사를 포괄하는 것이다.

또한 〈의사규칙〉 제7조의 "무론(毋論) 내외국인하고 인허장이 무(毋)한 자는 행술업(行術業)을 득(得)지 물(勿)할 사" 즉 "내외국인을 막론하고 인허장이 없는 자는 의술개업을 할 수 없다"라는 규정은 〈의사규칙〉의 의사가 한의사만을 지칭하는 것이 아니라 한의사와 (양)의사를 통칭했음을 거듭 입증한다.

〈의사규칙〉 제2조는 의사 자격을 인정하는 요건과 과정을 다음과 같이 규정했다. "의사는 의과대학과 약학과에 졸업증서가 유(有)하야 내부(內部) 시험을 경(經)하야 인가를 득(得)한 외에 의업을 행치 물(勿)할 사. 단 현금간에는 종권(從權)하야 기(其) 의술 우열을 위생국에서 시험하야 내부대신이 인허장을 급여할 사."

정리하자면 〈의사규칙〉은 제1조에서 의사의 자격, 제2조에서 의사 자격을 인정하는 요건과 과정을 규정했다. 그리고 제7조에서는 이 법이 외국인에게도 해당되는 것임을 명기했다.

"의사규칙"뿐만 아니라 "약제사규칙" "약종상규칙" "약품순시(巡視)규칙" 등을 망라한 "내부령 제27호"의 제25조는 "관허(官許)를 득(得)지 안고 의사와 약제사의 업을 하는 자는, (그리고) 제15조와 제18조와 제19조와 제22조와 제24조와 제31조에 위배하는 자는 10원 이상 100원 이하 벌금에 처할

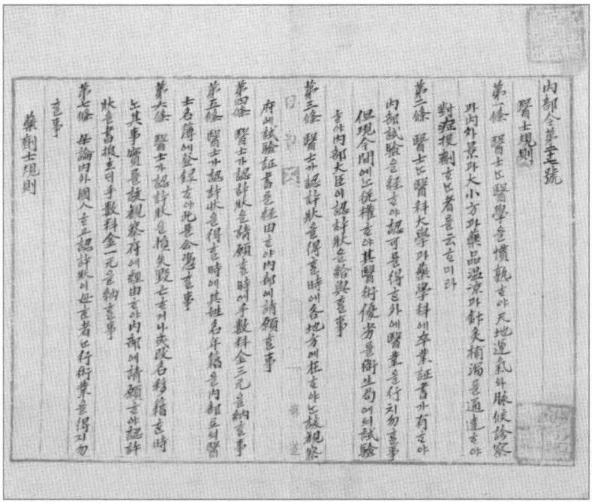

그림 2-24 내부령 제27호(서울대학교 규장각 한국학연구원 소장)를 보통 "의사규칙"이라고 하지만 이 법령에는 "약제사규칙" "약종상규칙" "약품순시(巡視)규칙"도 포함되어 있다. 의료인의 자격을 종합적으로 규율한 법령인 것이다. 그리고 〈의사규칙〉에 규정된 "의사(醫士)"에는 전통 의사와 근대식 의사가 모두 포함되며, 그들 사이에 차별이나 구별이 없었다.

사"라고 규정하여 면허 없이 의업과 약업을 하는 경우 벌금으로 처벌하도록 했다. 나머지 처벌 조항은 모두 약품 취급과 관련된 것들이다.

〈의사규칙〉은 기존 의사들의 기득권을 인정하지 않는다는 점에서 메이지 초기의 일본과는 차이가 난다.(일본도 1884년부터는 기득권 인정 조항을 없앴다.) 그리고 의사 자격을 얻는 방법은 두 가지였다. 즉 의과대학이나 약학과 졸업증서가 있는 사람, 또는 내부에서 부과하는 시험을 통과한 사람만 의사가 될 수 있었다.(약학과 졸업자에게도 의사 자격을 인정한 것이 특이하다.)

실제로는 의과대학과 약학과가 없는 형편에서 내부 위생국이 주관하는 시험에 합격한 사람에게 내부대신 명의의 "인허장"을 주었다. 시험 과목이 법에 명기되어 있는 일본과는 달리 〈의사규칙〉에는 과목에 대한 규정이 없으며, 실제로 어떤 시험을 보았는지도 전해지지 않는다.(시험 과목과 내용을 확인할 수 있다면 당시 한국 정부의 의료 정책을 파악하는 데 큰 도움이 될 것이다.)

그리고 인허장의 정확한 명칭을 알 수 없지만, 〈의사규칙〉의 내용과 표현을 살펴보면 "의사인허장" 또는 "인허장"이었을 것으로 생각된다. 뒤에 언급할 "의술개업인허장"이라는 명칭은 〈의사규칙〉이 제정, 시행된 지 8년 이상이 지난 1908년 6월 처음 사용된 것으로, 〈의사규칙〉과는 무관한 초법적인 것이다.

〈의학교규칙〉과 〈의사규칙〉을 종합해 보면, 당시 한국에서 의사 자격을 인정받거나 의술개업을 하기 위해서는 의학교를 졸업하든지 내부 위생국 시험에 합격하든지 해야만 했다. 그 밖에 다른 길은 없었던 것으로 생각된다. 외국인 의사, 그리고 김익남과 같이 외국에서 의학교를 졸업한 한국인들에게 어떤 방법으로 의사 자격을 부여했는지에 대해서는 언급이 없다. 당시 신문 보도들을 보면 이들은 내부 위생국의 시험을 치르지 않고 경력을 확인하는 것만으로 자격을 인정받았을 것으로 추정된다.

(2) 〈의사규칙〉의 시행

〈의사규칙〉은 1900년 법 제정 직후부터 실제로 시행되었으며, 대한제국 시기 대부분의 법령과 마찬가지로 결코 유명무실한 것이 아니었다. 다음 기사들에서 확인할 수 있듯이 내부 위생국(국장 최훈주)에서는 미리 해당 사실을 공고한 뒤에 의사와 약제사들을 소집하여 시험을 보게 하고 인허장을 수여했다. 독자들의 편의를 위해 저자가 현대어로 옮긴 것과 원문을 함께 게시한다.

> [의약사시험] 내부에서 13도에 지시하여 관하 각군의 의사와 약제사를 해당 관청으로 불러모아 시험을 보도록 하고 성명과 거주를 소상히 알려 후일 고시에 착오가 없도록 했다고 한다.

[飭試醫藥] 內部에서 十三道에 訓飭ᄒᆞ고 管下各郡의 醫士와 藥製士를 該府로 招聚試材ᄒᆞ고 姓名居住를 昭詳馳報ᄒᆞ야 後日考試에 差誤함이 無케ᄒᆞ라ᄒᆞ얏더라(〈황성신문〉 1900년 2월 10일 자)

[의약사시험] 내부에서 이달 1일부터 (서울) 5서내 의사와 약제사를 불러모아 시험을 보도록 한 뒤 시술케 하는데 기한은 이달 20일까지이다. 기한이 지나도록 응시하지 아니하는 사람에게는 규칙에 따라 벌금을 거둔다고 한다.
[醫藥試才] 內部에서 本月一日븟터 五署內醫師와 藥劑士를 招集ᄒᆞ야 試才ᄒᆞᆫ 後 施術케ᄒᆞᄂᆞᆫᄃᆡ 限은 本月二十日ᄭᆞ지라 過限토록 應試치아니ᄒᆞᄂᆞᆫ 人은 規則을 依ᄒᆞ야 罰金을 收ᄒᆞᆫ다더라(〈황성신문〉 1900년 3월 3일 자)

[시약인허장] 내부에서 한성부에 지시하기를 5서내 의사 약제사에게 시술인허장(施術認許狀)을 수여하는데 외국인은 각기 영사관에 조회하여 본 내부가 정한 약제사규칙을 숙지케 한 뒤 내지에 약을 판매하고자 자는 본부 위생국 인허장을 소지하게 함이 타당하다고 한다.
[施藥認許狀] 內部에서 漢城府에 訓飭ᄒᆞ기를 五署內醫士藥劑士에게 施術認許狀을 授與ᄒᆞᄂᆞᆫᄃᆡ 外國人은 各其領事舘에 知照ᄒᆞ야 本部所定藥劑士規則을 洞悉케ᄒᆞᆫ 後 內地에 行販코져ᄒᆞᄂᆞᆫ 者ᄂᆞᆫ 本部衛生局認許狀을 持有케ᄒᆞᆷ이 妥合ᄒᆞ다ᄒᆞ얏더라(〈황성신문〉 1900년 3월 9일 자)

[의약사의 소청] 근일 내부 위생국에서 의사와 약제사들을 불러모아 시험을 보인 뒤에 3원씩 징수하고 준허장(准許狀)을 수여하여 시술과 약품판매를 하도록 했다. 이에 어제 5서내 의사들이 구리개 등지에 회동하여 내부에 호소한다는 취지로 규정에 따라 이번에 3원만 납부하면 다시 납부하지

않아도 되는지를 명백히 밝힌 공문을 받아내겠다고 한다.

[醫藥士의 訴請] 近日內部衛生局에서 各醫士와 藥劑士를 招集ᄒᆞ야 試驗ᄒᆞᆫ 後에 三元式徵受ᄒᆞ고 准許狀을 授與ᄒᆞ야 施術行販케ᄒᆞ얏더니 昨日에 五署內醫士들이 銅峴等地에 會同ᄒᆞ야 內部에 呼訴ᄒᆞᆫ다ᄂᆞᆫ 槪意에 章程을 依ᄒᆞ야 今次에 三元만 納ᄒᆞ면 更히 責納ᄒᆞᆷ이 無ᄒᆞᆯ터인지 確定ᄒᆞᆫ 明文을 受置ᄒᆞᆫ다더라(〈황성신문〉 1900년 3월 10일 자)

[의약사의 제소] 5서내 의사와 약제사들이 내부에 호소했음은 지난번에 보도한 바 있거니와 (다시) 수백명이 3일 연속 내부 문앞에 진출하여 준허금(准許金) 3원의 징수 정지를 요청했다. 이들은 요청이 만일 받아들여지지 않는다면 일제히 폐업할 것이고 준허가 나기 전에 개업, 시술하는 자는 벌금을 내겠다고 하므로 내부에서는 해당 준허금을 징수하지 않기로 했다.

[醫藥齊訴] 五署內醫士와 藥劑士等이 內部에 呼訴ᄒᆞᆷ은 前報에 記ᄒᆞ얏거니와 數百名이 連三日內部門前에 齊進ᄒᆞ야 准許金三元의 停捧ᄒᆞᆷ을 請ᄒᆞᄂᆞᆫᄃᆡ 萬一不許ᄒᆞ면 一齊閉局ᄒᆞᆯ터이오 蒙許前에 開局施術ᄒᆞᄂᆞᆫ 者ᄂᆞᆫ 罰金을 徵捧ᄒᆞ깃노라ᄒᆞᆷ이 內部에서 該准許金을 勿施ᄒᆞᆫ다더라(〈황성신문〉 1900년 3월 13일 자)

내부에서 의사들과 약계(藥契, 약국)하는 사람들에게 장정을 정하고 인가장을 주고 돈 삼원씩을 받기로 하는 까닭에 도성 내외에 모든 약계 사람 수백명이 일제히 모여 내부에 하소연하기를 어제까지 4일째이다. (그들은) 만일 그 장정을 무효로 하지 아니 하면 모두 약계문을 닫고 약을 팔지 않겠다고 한다는데, 결국 그 장정은 무효화될 것이라고 한다.

내부에서 의ᄉᆞ들과 약계ᄒᆞᄂᆞᆫ 사ᄅᆞᆷ들에 장뎡을 뎡ᄒᆞ고 인가장을 주고 돈 삼원식을 밧기로 ᄒᆞᄂᆞᆫ 까닭에 도셩 내외에 모든 약계사ᄅᆞᆷ 슈백명이 일제히 모혀 내부에 등소ᄒᆞ기를 작일까지 ᄉᆞ일재 ᄒᆞᄂᆞᆫ대 만일 그 장뎡을 물시ᄒᆞ지 아니ᄒᆞ게드면 모다 약계문을 닷고 약을 팔지 안켓다고 ᄒᆞᆫ다ᄂᆞᆫ대 필경은 물시가 되리라더라(〈제국신문〉 1900년 3월 14일 자)

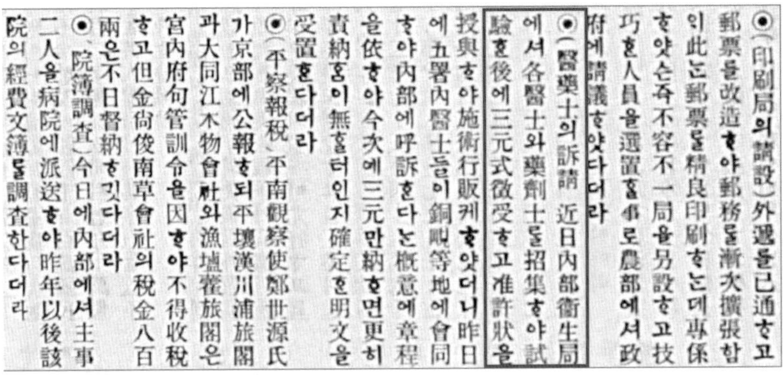

◉(印刷局의請設)外遞를已通ᄒᆞ고郵票를改造ᄒᆞ야郵務를漸次擴張할이此ᄂᆞᆫ郵票를精良印刷ᄒᆞᄂᆞᆫ데專係ᄒᆞ얏ᄉᆞᆫ즉不容不一局을另設ᄒᆞ고技巧ᄒᆞᆫ人員을選置ᄒᆞᆯ事로農部에서政府에請議ᄒᆞ얏다더라

◉(醫藥士의訴請) 近日內部衛生局에서各醫士와藥劑士를招集ᄒᆞ야試驗ᄒᆞᆫ後에三元式徵受ᄒᆞ고准許狀을授與ᄒᆞ야施術行販케ᄒᆞ얏더니昨日에五署內醫士들이銅峴等地에會同ᄒᆞ야內部에呼訴ᄒᆞᆫ다ᄂᆞᆫ概意에章程을依ᄒᆞ야今次에三元만納ᄒᆞ면更히責納ᄒᆞᆯ이無ᄒᆞᆯ터인지確定ᄒᆞᆫ明文을受置ᄒᆞᆫ다더라

◉(平察報稅)平南觀察使鄭世源氏가京部에公報ᄒᆞ되平壤漢川浦旅閣과大同江木物會社와漁塩藿旅閣은宮內府句管訓令을因ᄒᆞ야不得收稅ᄒᆞ고但金尙俊南草會社의稅金八百兩은不日督納ᄒᆞ깃다더라

◉(院簿調査)今日에內部에서主事二人을病院에派送ᄒᆞ야昨年以後該院의經費文簿를調査한다더라

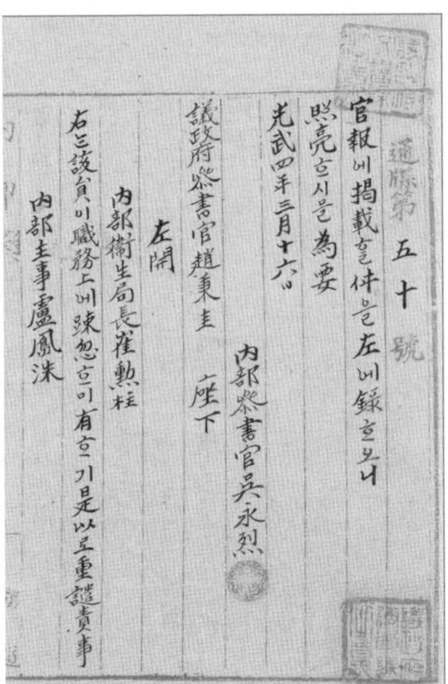

通牒第五十號

官報에揭載ᄒᆞᆯ件을左에錄ᄒᆞ오니
照亮ᄒᆞ시믈爲要
光武四年三月十六日
內部叅書官吳永烈
議政府叅書官趙秉圭 座下

左開
內部衛生局長崔勳柱
右ᄂᆞᆫ該員이職務上에疎忽ᄒᆞᆷ이有ᄒᆞᆫ기是以로重譴責事
內部主事盧鳳洙

(위) 그림 2-25 〈황성신문〉 1900년 3월 10일 자. 내부 위생국에서 의사와 약제사들을 소집하여 시험을 보게 하고 "준허장"을 수여했다는 기사이다. 이 무렵 내부는 병원(내부 병원을 가리키는 것으로 보인다)의 회계 조사도 하고 있었음을 맨 왼쪽 기사 [병원 경비문부(院簿) 조사]로 알 수 있다. 또한 1900년 5월 10일 자 최달빈의 광고를 보면, 의료인뿐만 아니라 사립 병원의 설립도 내부의 인허를 받아야 했다. 내부와 위생국은 유명무실한 기관이 아니라 나름대로 근대적인 의료행정을 수행하고 있었던 것이다.

(아래) 그림 2-26 《내부래문(內部來文)》 1900년 3월 16일 자. 직무상 소홀함이 있어 내부 위생국장 최훈주를 중견책한다는 내용이다. 이 문서에 명기되어 있듯이 인허금(認許金) 문제로 큰 물의가 생기자 실무 책임자인 최훈주를 처벌한 것으로 생각된다. 최훈주는 결국 다음 달에 위생국장 직에서 해임되었다.

통첩 제50호

관보에 게재할 건을 다음과 같이 기록하니 살펴보시기 바랍니다.

내부 위생국장 최훈주

위 사람이 직무상 소홀함이 있으므로 중견책한다는 내용임

通牒 第五十號

官報에 揭載ᄒᆞᆯ 件을 左에 錄ᄒᆞ오니 照亮ᄒᆞ시믈 爲要

內部衛生局長 崔勳柱

右ᄂᆞᆫ 該員이 職務上에 疎忽ᄒᆞ미 有ᄒᆞ기 是以로 重譴責事(《내부래문(內部來文)》 1900년 3월 16일 자)

[광고] 안변에 거주하는 최달빈씨가 내부의 인허를 받아 병원을 사설로 설립하고 자본금 수만량을 들여 인명을 많이 구한다고 하는데 빈곤하고 의탁할 데 없는 자는 약값을 받지 않는다고 하니, 사방에서 구료를 받으실 분들은 병원을 방문하기 바랍니다. 최달빈 알림

[廣告] 安邊居崔達斌氏가 承內部認許ᄒᆞ야 病院을 私立ᄒᆞ와 資本數萬兩을 費ᄒᆞ야 人命을 多濟ᄒᆞᄂᆞᆫ듸 貧窘無依者ᄂᆞᆫ 不受藥價ᄒᆞ오니 四方求療 僉君子ᄂᆞᆫ 來問ᄒᆞ시오 崔達斌 告白(〈황성신문〉 1900년 5월 10일 자)

순조롭게 시행되는 것 같았던 〈의사규칙〉은 의사들의 극렬한 저항으로 난항을 겪었다. 2000년 의약분업 시행에 반발하여 의사들이 벌인 동맹파업·태업 사태에 정확히 100년 앞서 일어난 일이다. 당시 신문 보도를 보면 인허장을 받는 대가로 의사들이 납부해야 하는 인허금이 사태의 도화선이었던 것 같다. 결국 〈의사규칙〉 제정과 시행 과정에서 실무 책임자 역할을 했던 내부 위생국장 최훈주는 해임되었다.

〈의사규칙〉과 그에 따른 면허제도가 당시 의사들에게 별로 불리한 것 같지 않은데도 왜 의사들이 격렬하게 반대했을까? 인허금 3원이 의사들에게 큰 부담이 되었을 것 같지는 않다. 면허를 인정받은 의사들에게 별다른 의무나 책임을 지우는 규정이 있는 것도 아니었다. 의사시험 합격률이 매우 낮아 응시자들에게 위협이 되었을까? 하지만 합격률이 그리 낮았다는 정황도 보이지 않는다. 그렇다면 왜?

그 이후 10년 동안 인허장 등과 관련된 공적·사적 기록은 발견되지 않는다. 인허금을 징수하지 않는 것으로 문제가 일단락된 것일까? 아니면 〈제국신문〉 1900년 3월 14일 자 기사에 있는 것처럼 장정이 무효가 된 것인가? 만약 의사들의 저항으로 〈의사규칙〉이 폐기되거나 유명무실해진 것이라면, 우리나라 최초의 전면적 의사면허제도는 움이 트자마자 한파에 얼어 죽은 셈이다. 하지만 그렇지 않았다.

1910년 6월 5일 자 〈황성신문〉은 다음과 같이 보도했다. "[의술개업 불인정(否認)] 하얼빈(哈爾賓)에 거류하는 우리 동포 이진옥(李珍玉)씨가 의술개업차 내부에 청원하였더니 내부는 곧 물리쳤다(退却). 이씨가 재차 청원한즉 내부에서 반포한 의사규칙(醫士規則)에 자격이 없다고 하여 다시 물리쳤다 한다." 같은 날짜 〈대한매일신보〉에도 비슷한 내용의 기사가 실렸는데, 거기에는 "의술규칙에 자격이 없다"라고 되어 있다. 즉 대한제국 말까지 〈의사

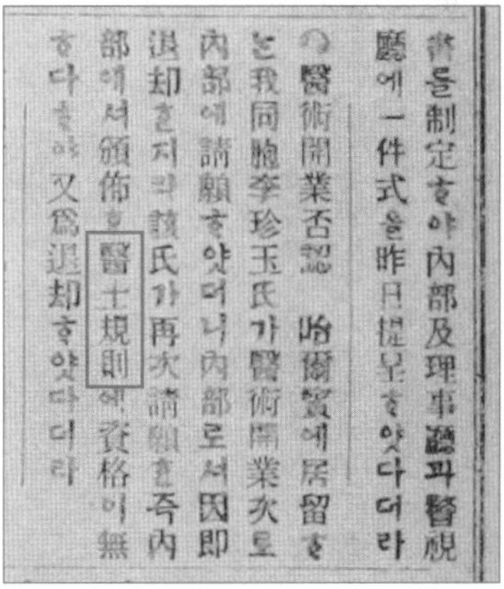

書를制定ᄒᆞ야內部及理事廳과警視
廳에一件式을昨日提呈ᄒᆞ얏다더라
◎醫術開業否認 哈爾賓에居留ᄒᆞ
ᄂᆞᆫ我同胞李珍玉氏가醫術開業次로
內部에請願ᄒᆞ얏더니內部로셔因卽
退却ᄒᆞᆫ지라該氏가再次請願ᄒᆞᆫ즉內
部에셔頒佈ᄒᆞᆫ醫士規則에資格이無
ᄒᆞ다ᄒᆞ야又爲退却ᄒᆞ얏다더라

그림 2-27 〈황성신문〉 1910년 6월 5일 자. 내부가 〈의사규칙〉을 근거로 이진옥의 의술개업 신청을 인정하지 않았다는 기사이다.

규칙〉은 엄연히 존재했고, 그것에 따라 의사 자격 여부를 판단했던 것이다.

한편 1908년 "우리가 의사 자격증을 졸업생들에게 수여할 수 있는 권한이 없었기 때문"이라는 세브란스병원 원장 에비슨의 언급도 의사면허제도가 계속 존속했음을 뒷받침한다. 이에 관해서는 조금 뒤에 상세히 다룰 것이다.

(3) 醫師, 醫士, 醫生

"medical doctor"를 뜻하는 한자어로는 "醫師, 醫士, 醫員, 醫生" 등이 있다. 이 가운데 "醫師"는 일제강점기 때부터 쓰인 것으로, "醫生"은 오래전부터 사용된 비칭(卑稱)으로 등 잘못 알려진 바가 적지 않다. 하지만 이 단어들이 예전부터 흔히 혼용(混用)되었음을 입증하는 구체적인 사례들을 아래에 제시한다.

따라서 〈의사규칙〉에서 의사를 "醫士"로 표기한 데 대해서 특별한 의미를 부여할 필요는 없다고 생각한다. 1900년 당시에도 醫師와 醫士는 의미의 차이 없이 혼용되고 있었다.

한편 "醫生"은 일제가 식민지 대만과 조선에서 전통의료인들을 비하하고 의사들과 구별, 차별하기 위해 의도적으로 사용한 것은 분명한 사실이다. 똑같은 글자나 단어라도 시대와 상황에 따라 쓰임새가 달라질 수 있다는 좋은 예이다.

> 저 편에서 미처 진을 치기 전에 강한 기병 수천 명을 거느리고 돌격하여 3천여 명을 목베고, 금술사 종훈과 의사(醫師) 훈겸과 용맹한 장수 상달, 최필을 사로잡으니, 웅진 이북의 30여 성이 소문을 듣고 스스로 항복하였다.
> 及彼未陣 以勁騎數千 突擊之 斬獲三千餘級 擒術士宗訓 醫師訓謙 勇將尙達 崔弼 熊津以北三十餘城 聞風自降(《고려사절요》 제1권 태조 신성대왕, 934년)

의학 제조에게 명하여 의사(醫士)가 읽고 있는 방서를 고찰하게 하였다.

命醫學提調 考察醫士所讀方書(《태종실록》 1415년 3월 15일 자)

신민이 임금의 밑에 있으면서, 의사(醫師)가 있어 그 약을 맡고 의원(醫員)이 있어 그 병을 진단하니, 진실로 사람마다의 큰 행복입니다. 외방의 각 관에 이르러서는 비록 의생(醫生)이 있다 하더라도 다만 그 수를 채울 뿐이고, 비록 심약(審藥)이 있다 하더라도 어찌 사람마다 구제받을 수 있겠습니까? 빈궁한 마을의 백성들이 뜻밖에 질병에 걸리면 심하게 괴로와하는 상황을 귀와 눈으로는 차마 보고 듣지 못할 것입니다.

臣見臣民之居輦轂之下 有醫師掌其藥 有醫員胗其病 誠人人之大幸也 至於外方各官 雖有醫生 徒備其數 雖有審藥 焉得人人而濟之 窮村之民 橫罹疾病 辛苦之狀耳目所不忍見聞也(《예종실록》 1469년 6월 29일 자)

방익의 부친은 전 오위장 광빈인데 일찍이 무과에 응시하려고 바다를 건너다가 표류되어 일본 나가사키 섬에 이른 적이 있습니다. 거기에는 외국 선박들이 많이 모이고 시장과 마을이 번화했습니다. 그때 의사(醫士) 한 사람이 광빈을 맞아 그 집으로 데리고 가서 잘 대접하면서 그대로 머물러 있기를 청했습니다.

邦翼父前五衛將光彬 曾赴武擧 涉海漂至日本之長崎島 番舶湊集 市里繁華 有一醫士延光彬 至其家 款待勸留[박지원(1737~1805), 《연암집》 제6권 별집 "서사(書事)"]

두 번째로 관노의 아이에게 접종하고 세번째로 초정의 조카에게 접종하니, 종핵도 점점 커지고 종두도 더욱 훌륭했다. 그제야 의사(醫師) 이씨를 불러

처방을 주어 두종을 가지고 경성 이북 지방으로 들어가게 했더니 선비 집안에서 많이들 접종했다 한다.

再傳于官奴之子 三傳于楚亭之姪 核漸大而痘益聖 於是召醫師姓李者授之方 令持種子入京城北坊 薦紳家多種之者[정약용(1762~1836), 〈종두설〉, 1810년대?]

[일본 의생(醫生)] 일의(日醫) 가이세 도시유키가 의술에 정통하여 많은 효과를 보고 있으므로 일본 정부에서는 2년간 더 주재하도록 명령했다.

[日本醫生] 日醫海瀨敏行精於醫方多有見效日國政府更命二年乃駐焉(〈한성순보〉, 1884년 4월 6일 자)

[우두의 내력을 논함] 영국 의생(醫生) 피어슨(Alexander Pearson, 1780~1874)이 앞서 (1805년) (마카오와 광둥에) 두종(痘種)을 전했다고 한다.

[論牛痘來歷] 英國醫生名皮爾生者爲傳種之先聲也(〈한성순보〉, 1884년 4월 25일 자)

제9조 위생국에서는 다음의 사무를 맡는다.

1. 전염병, 지방병의 예방과 종두, 기타 일체의 공중위생에 관한 사항

2. 정박한 선박의 검역에 관한 사항

3. 의사(醫師), 약제사(藥劑師)의 업무 및 약품 판매의 관리와 조사에 관한 사항

第九條 衛生局에서는 左開事務를 掌홈

一, 傳染病, 地方病에 豫防과 種痘, 其他一切公衆衛生에 關훈 事項

二, 檢疫停船에 關훈 事項

三, 醫師, 藥劑師의 業務及藥品賣藥의 管査에 關훈 事項(《고종실록》 1895년 3

월 26일 자)

[대중들을 널리 구제함] 사립 혜중국에서 3월에 간병, 시약한 사람 수가 남자가 280명이고 여자가 161명으로 합계 441명을 치료하였다 하는데 그 국 의사(醫士) 한우씨의 시술하는 수단이 매우 고명한 것 같다.

[博施濟衆] 私立惠衆局에서 三月朔內에 看病施藥흔 人數가 男이 二百八十人이오 女가 一百六十一人이라 合四百四十一人을 救治ᄒᆞ얏다니 該局 醫士 韓宇氏의 施濟ᄒᆞ는 手段이 ᄆᆡ우 高明흔가 보더라(〈황성신문〉 1899년 4월 5일 자)

[코흐 씨 열대지방행] 유명한 독일 의사(醫師) 로베르트 코흐 씨는 이번에 말리라아 열의 성질과 원인을 연구하기 위하여 열대지방에 출발할 터인데 독일 의회는 코흐 씨에게 6만 마르크의 보조금 지출을 가결하였다고 한다.

[고트호氏 熱帶地行] 有名흔 德國醫師 로바도고트호氏는 今次 마라리야 熱의 性質原因을 硏究ᄒᆞ기 爲ᄒᆞ야 熱帶地方에 出發홀 터인ᄃᆡ 德國議會는 同氏에게 六萬마악의 補助金支出을 可決ᄒᆞ얏더라(〈황성신문〉 1899년 4월 27일 자)

(4) 대한제국 시대의 의사 수

대한제국 시기 의사와 약제사, 약종상은 얼마나 되었을까? 〈대한민보(大韓民報)〉 1910년 2월 23일 자에 따르면, 내부 위생국이 그 무렵 조사한 전국의 한국인 의사는 총 2,650명이었다.

〈의사규칙〉 제5조에는 "인허장을 받은 의사의 성명과 연령을 내부의 "의사명부"에 등록한다"라고 되어 있다. 〈대한민보〉 기사만을 보아서는 2,650명이 의사명부에 등록된 면허의사인지는 분명치 않다.

어쨌든 우리나라 정부가 전국의 의사 수를 파악하여 공표한 것으로 확인

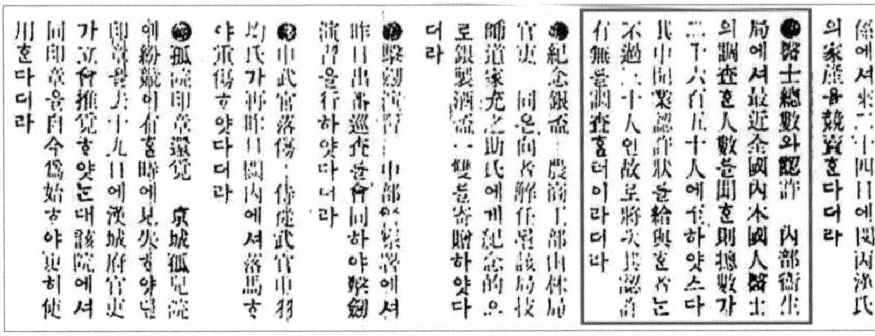

醫士總數와認許 內部衛生局에서最近全國內本國人醫士의調査ᄒᆞᆫ人數를聞ᄒᆞᆫ則總數가二千六百五十人에至하얏스다其中開業認許狀을給與ᄒᆞᆫ者는不過二十人인故로將次其認許有無를調査ᄒᆞᆯ터이라더라

그림 2-28 〈대한민보〉 1910년 2월 23일 자, 내부 위생국에서 조사한 바에 따르면 전국의 본국인(한국인) 의사는 총 2,650명이었다. 기사 중의 "(의술)개업인허장"에 대해서는 조금 뒤에 기술한다.

되는 바로는 이것이 처음이다. 그리고 이 수는 아래의 다른 기록과 부합한다.

제1차 《통감부 통계연보》(1907년 12월 발행)에는 의사 193명, 간호부 88명, 산파 59명, 약제사 32명, 약상(藥商) 130명, 제약자 1명으로 나와 있는데, 이는 일본인 의료인 수만 계산한 것이다. 통감부는 1906년 4월 한국 내에서 개업할 일본인 의사들을 통감부의 의적(醫籍)에 등록시키고 개업권을 부여하는 것에 관한 〈의규(醫規)〉를 제정했다. 일본 동인회(同仁會)가 한국에 의사를 파견한 것도 이 〈의규〉에 의한 것이었다.

한편 《조선총독부 통계요람》(1911년 11월 발행)에는 1909년 12월 말 조선인 의사는 2,659명, 약제사는 143명, 1910년 9월 1일 현재 조선인 의사 1,806명, 약제사 207명으로 나와 있다. 《조선총독부 통계요람》의 "1909년 12월 말 조선인 의사 2,659명"은 〈대한민보〉 1910년 2월 23일 자의 "본국인 의사 총 2,650명"과 일치한다. 두 기록의 끝자리 수가 "9"와 "0"으로 다른 것은 어느 한쪽이 잘못 적었기 때문일 터이다.

그리고 1910년판 《조선총독부 통계연보》(1912년 12월 발행)에는 1910년 12월 말 현재 조선인 의사는 1,344명, 조선인 약제사와 약종상은 각각 44명

72　　衛生 73

第四　衛　生

第五〇表　衛　生　機　關

年次		病院 官立	病院 公立	病院 私立	病院 計	醫師	藥劑師	產婆	看護婦	賣藥業
明治四十三年（九月一日）	內地人	14	12	70	96	370	56	167	214	766
	朝鮮人	—	2	8	10	1,806	207	2	11	3,103
	計	14	14	78	106	2,176	263	169	225	3,869
同　四十二年（十二月末日）	內地人	—	13	105	118	283	75	105	155	575
	朝鮮人	1	1	26	28	2,659	143	33	32	3,265
	計	1	14	131	146	2,942	218	138	187	3,840

右表ノ外外國人經營私立病院十五醫師二十七人アリ

그림 2-29 《조선총독부 통계요람》(1911년 11월 발행). 1909년 12월 말 현재 조선인 의사 2,659명, 약제사 143명, 산파 33명, 간호부 32명, 매약업(자) 3,265명이었는데, 8개월 뒤인 1910년 9월 1일에는 각각 1,806명, 207명, 2명, 11명, 3,103명으로 약제사를 제외하고는 크게 줄었다. 1910년판 《조선총독부 통계연보》에 따르면, 1910년 12월 말 현재 의사는 1,344명, 약제사는 44명으로 더욱 감소했다.

과 2,551명이라고 기록되어 있다.

한국인(조선인) 의사 수만 보면 1909년 12월 말 2,659명, 1910년 9월 1일 1,806명, 1910년 12월 말 1,344명으로 1년 사이에 꼭 절반으로 줄어들었다. 불과 1년 사이에 의사 수가 대폭 감소한 현상을 어떻게 해석해야 할까?

1년 사이에 보건 당국이 별도로 의사 수를 세 차례나 조사했을 가능성은 없을 것 같다. 별도의 조사 대신 기왕에 작성되어 있던 "의사명부"(〈의사규칙〉 제5조에 의거한)에서 새로운 의사 기준에 맞지 않는 사람들을 삭제해 나간 결과 의사 수의 감소라는 현상이 나타난 것이 아닐까? 그리고 앞에서 인용한 〈대한민보〉 기사에 따르면, 위생국은 "(의술)개업인허장" 소지 유무를 조사할 계획을 가지고 있었다.

의사 수 감소는 그 뒤에도 지속되어 1912년에는 불과 72명만이 남았다. 1910년부터 1912년까지의 이런 현상은 초법적이거나 불법적 조치의 결과였다. 관련되는 법규를 찾아볼 수 없기 때문이다. 이렇게 나라가 멸망하는 과정에서 대다수의 의사들은 국적(國籍)뿐만 아니라 의적(醫籍)도 빼앗겼다.

2) 일제의 초법적 침탈의 매개물 "의술개업인허장"

대한제국 시기, 정부에서 세운 "의학교"에서만 의학교육을 했던 것은 아니다. 일본인이나 서양인이 운영하는 병원에서도 한국인에게 의학을 가르치는 일은 드물지 않았다. 하지만 정식으로 의학교를 설립하고 의학교육을 한 사립 병원이나 개인은 없었다.

의학교에 관한 법령이 없었을 때에는 "정식"이라는 것이 별 의미가 없겠지만, 법령이 제정된 뒤에는 사정이 전혀 달라진다. 〈의학교규칙〉은 기본적으로 1899년에 정부가 설립한 의학교에 관련된 사항을 규정한 것이지만, 추후에 공사립 의학교가 세워질 것에 대비하여 그에 관한 조항도 마련했다.

〈의학교규칙〉에는, "공사립 의학교는 지방관과 관찰사를 경유하여 학부대신의 인가를 받아야 한다"고 명기되어 있다(부칙 제2조). 이는 의학교를 설립하는 데 지켜야 할 의무적인 절차를 규정한 것이지만, 민간인과 민간단체들이 사립 의학교를 설립할 권리를 인정한 것이기도 하다.

대한제국 정부는 1898년 11월 의학교를 설립하겠다는 결정을 내리기 전에도 의학교의 필요성을 충분히 인식하고 있었다. 다만 재정적인 이유로 설립을 미루었을 뿐이었다. 그리고 우선 서울(한성)에 의학교를 설립한 뒤 형편이 허락하면 의학교를 전국적으로 확대할 계획을 가지고 있었으므로, 자격과 역량을 갖춘 병원이나 단체, 개인이 의학교 설립을 신청하는 경우 승인하지 않을 이유는 없었다. 정부로서는 오히려 "불감청 고소원"의 심경이었을 것이다.

(1) 세브란스병원의 의학교육

올리버 에비슨은 1900년 무렵부터 한국인 청년들을 대상으로 의학교육을 시작했지만 의학교는 세우지 않았다. 에비슨이 진정으로 한국인 청년들을 의사로 양성할 뜻이 있었다면, 무엇보다도 〈의학교규칙〉에 정해진 대로 의학교 설립 신청을 했어야 했다. 에비슨은 이미 1894년에 정부로부터 제중원의 운영권을 넘겨받은바 있으며, 국왕 고종의 신임도 두터웠다. 따라서 에비슨이 의학교 설립을 신청하는 경우 정부는 쌍수를 들어 환영할지언정 반대할 까닭은 없었다. 고쿄 바이케이의 종두의양성소를 인가하고 많은 지원을 했으며, 대일본해외교육회가 세운 경성학당에도 정부 인가학교 인허장을 교부했고 1899년부터는 1년에 360원씩을 보조했던 정부였기 때문이다.

하지만 에비슨은 의학교 설립 신청을 하지 않았다. 이제 더 이상 1908년의 〈사립학교령〉이 제정되기 전에는 관련 법령이 없어서 정부에 설립 신청을 할 수 없었다는 사실과 전혀 다른 주장은 하지 않으면 좋겠다.

에비슨이 〈의학교규칙〉이 제정, 공포된 1899년 7월에는 안식년 휴가로 한국에 없었기 때문에 그 존재를 몰랐던 것일까? 또는 한국의 법과 제도를 무시했었기 때문일까? 아니면 의학교를 세울 준비가 되어 있지 않았기 때문일까?

에비슨이 정식으로 의학교를 설립하지는 않았더라도, 그의 의학교육은 지속되었다. 그러나 애초에 정확한 수학 연한과 교육과정이 정해져 있었던 것은 아니었다. "에비슨 박사 소전 (26)"(〈기독신보〉 1932년 7월 20일 자)에는 다음과 같이 기록되어 있다.

> 1907년에 니르러 학생 일동은 언제나 졸업을 하여 의사가 되는 것을 알녀고 애를 썻다. 만일 내가 그들에게 졸업기한을 확실히 말해주지 않게 되면 그들 중에서는 공부를 중지하려 하는 학생도 잇어 갓갓으로 얻은 학생을

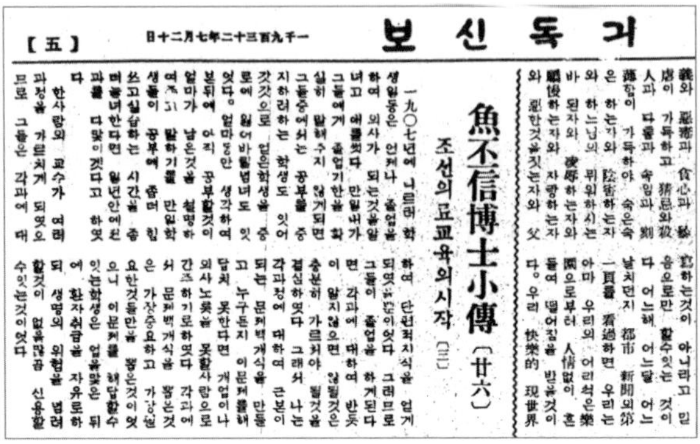

【五】 一千九百三十二年七月二十日 **기독신보**

義와 惡德과 貪心과 [illegible] 虐이 가득하고 猜忌와殺 人과 다톰과 속임과 剝 毒함이 가득하야 속은속 은하는자와 陰毒하는자 와 하느님의 뮈워하시는 바 된자와 凌辱하는자와 驕傲하는자와 자랑하는자 와 惡한것을짓는자와 父

[illegible]하는것이 아니라고 밉 음으로만 할수잇는 것이 다 어느해 어느달 어느 날치던지 都市 新聞의第 一頁를 看過하면 우리는 아마 우리의 어리석은樂 園으로부터 人情없이 흔 들여 떨어짐을 받을것이 다。 우리 快樂的 現世界

魚丕信博士小傳 (廿六)

조선의료교육의시작 (三)

一九○七년에 니르러 학 생일동은 언제나 졸업을 하여 의사가 되는것을알 녀고 애를썻다 만일내가 그들에게 졸업기한을 확 실히 말해주지 안케되면 그들중에서는 공부를 중 지하려하는 학생도 잇어 갓갓으로 얻은학생을 중 로에 잃어바릴념녀도 잇 엇다。 얼마동안 생각하여 본뒤에 아직 공부할것이 얼마가 남은것을 설명하 여주고 말하기를 만일학 생들이 공부에 좀더 힘 쓰고실습하는 시간을 좀 더늘녀한다면 일년안에전 과를 다맞이겟다고 하엿 다

한사람의 교수가 여러 과정을 가르치게 되엿으 므로 그들은 각과에 대 하여 단련치식을 얻게 되엿슴이엇다 그러므로 그들이 졸업을 하게된다 면 각과에 대하여 반듯 이 알지않으면 안될것은 충분히 가르쳐야 될것을 결심하엿다 그래서 나는 각과정에 대하여 근본이 되는 문제백개식을 만들 고 누구든지 이문제를해 답치 못한다면 개업이나 의사노릇을 못할사람으로 간주하기로하엿다 각과에 서 문제백개식을 뽑는것 은 가장중요하고 가장쉬 요한것들만을 뽑은것이엇 으니 이문제를 해답할수 잇는학생은 업을맞은 뒤 에 환자취급을 자유로하 되 생명의 위험을 범려 할것이 없을만큼 신용할 수잇는것이엇다

그림 2-30 〈기독신보〉 1932년 7월 20일 자. 어비신(魚丕信) 박사 소전 (26) "조선의 의료교육의 시작 (3)".

중로에 잃어바릴 념녀도 잇엇다. 얼마동안 생각하여 본 뒤에 아직 공부할 것이 얼마가 남은 것을 설명하여 주고 말하기를 만일 학생들이 공부에 좀 더 힘쓰고 실습하는 시간을 좀더 늘녀한다면 일년 안에 전과를 다 맞이겟다고 하엿다.

말하자면 에비슨이나 그가 소속한 선교부는 법적 절차에 따라 정식으로 의학교를 세운 것도 아니었으며 수학 연한, 졸업 시기, 교육 내용도 정해진 것이 없어 보인다. 학생들을 공개적으로 선발한 것도 아니었다. 지금 우리가 알고 있는 "학교"나 "제도 교육"과는 너무나 다르며, 당시 관립 의학교와도 크게 차이가 났다.

또 졸업 기한을 확실히 말해 주지 않으면 공부를 중지하겠다는 등 학생들의 호소 또는 항의가 없었다면 어떻게 되었을까? 에비슨은 이런 일을 겪고도 학생들이 졸업을 하고 의사 자격을 인정받는 데에 필요한 법적·행정적인 조치는 여전히 취하지 않았던 것 같다. 에비슨은 이보다 앞선 1906년 6월 8일 미국 북장로교 해외선교본부 총무 아서 브라운(Arthur J. Brown)에게 보낸 편지에서, 학생들을 격려하기 위해 학위를 정부가 인정하도록 노력해 왔다(For their encouragement I have been trying to gain the consent of the government to recognise our diplomas)라고 썼지만, 그 노력이 어떤 것이었는지는 알 수 없다.

이제 에비슨이 학생들에게 약속한 1년이 지났다. 그때 에비슨이 어떻게 학생들에게 의사 자격을 받도록 해 주었는지 에비슨의 메모를 바탕으로 앨런 디그레이 클라크(Allen DeGray Clark)가 쓴 《에비슨 전기－한국 근대 의학의 개척자(Avison of Korea: The Life of Oliver R. Avison, M.D)》(1979년)를 통해 알아보자.

> 1908년에서야 나는 비로소 장기간에 걸쳐 꾸준히 공부한 7명의 젊은 학생들을 독자적으로 일할 수 있는 의사로서 사회에 내보낼 수 있다고 믿었다. 그 해에 나와 동료들은 그들에게 엄격한 시험을 실시하고 6월 8일에 졸업시키기로 결정했다. 이 졸업식은 한국에서 외국 기준에 맞는 의학교육을 실시하여 의사로서 배출하는 제일 처음의 일이었기에 우리는 되도록이면 성대히 거행하려고 했다. 그 당시 우리 학교에는 큰 강당이 없었고 6월은 우기여서 옥외에서 하기도 위험했다. (…) 뿐만 아니라 당시 일본 통감의 승인 없이는 우리가 의사 자격증을 졸업생들에게 수여할 수 있는 권한이 없었기 때문에, 일본인 통감 이등박문의 관심과 협조도 얻어야만 했다(We realized, also, that we should make sure of the interest and cooperation of the Japanese Resident-General, Prince Ito Hirobumi, without which we would have no authority to award medical degrees that would enable the new doctors to practise medicine.) 그래서 나는 이등 통감에게 면담을 요청했다. (…) 이등박문은 나를 기꺼이 만나주었으며 원하는

> 것이 무엇이냐고 물었다. 나는 그에게 세브란스병원에서 장기간에 걸쳐 몇명의 젊은 한국인들에게 의학의 이론과 임상교육을 시켜 이제 개업할 수 있는 의사로서의 실력을 구비하게 되었음을 확신한다고 말했다. 그러나 당신의 관심과 도움이 없으면 이런 노력이 허사가 될 것이며 만약 당신이 관심과 협조를 보장한다면 우리들은 그 학생들에게 의사 자격증을 수여할 수 있다고 설명했다. 그는 이 말에 깊은 관심을 가졌고 무엇을 도와줄 수 있겠느냐고 물었다. 나는 우선 졸업식에 초청한 여러 내빈들을 수용할 수 있도록 병원 잔디밭에 칠 군용 천막을 빌려 주었으면 고맙겠다고 했다. 그는 응낙했다. 나는 곧 이어 그를 귀빈으로 초청하겠으니 왕림하여 졸업생들에게 졸업증을 수여하고 축사를 하여 줄 것을 요청했다(《에비슨 전기》 287~288쪽).

에비슨은 1894년 제중원의 운영권을 넘겨받을 때 보여 주었던 탁월한 수완가로서의 면모를 이번에도 여실히 나타냈다. 에비슨은 이럴 경우 누구를 찾아가서 어떤 부탁을 해야 하는지 정확히 파악하고 있었다. 당시 반식민지 한국에서 원칙대로 풀기 어려운 문제를 대번에 해결할 수 있는 사람은 이토 히로부미밖에는 없었다. 그리고 에비슨이 "우리가 의사 자격증을 졸업생들에게 수여할 수 있는 권한이 없었기 때문에"라고 언급한 것은 이 당시 의사면허제도가 작동하고 있었음을 시사한다.

한편, 에비슨을 맞이하는 이토 히로부미의 처지와 생각은 어땠을까? 노회한 정객 이토에게 에비슨은 일본의 동맹국인 영국 국민이자(에비슨은 어렸을 때 영국에서 캐나다로 이주했는데 당시 캐나다는 독립국이라기보다는 영연방의 일원이라는 성격이 더 뚜렷했다) 가쓰라-태프트 밀약으로 일본에게 이보다 더 가까울 수 없는 미국의 북장로교 소속 선교사였다. 에비슨의 방문과 청탁은 이토에게 영국-일본-미국 사이의 동맹, 우호 관계를 확인하고 다질 수 있는 더없이 좋은 기회였다. "한국에서 외국 기준에 맞는 의학교육을 실시하여 의사로서 배출하는 제일 처음의 일"이라는 에비슨의 인식은 의학교육 분야에서 한국인들의 노력과 성과를 완전히 깎아 내릴 수 있는, 이것 또한 더할 나위 없는 호재였다.

이토는 에비슨의 요청을 기꺼이 수락했다. 그에 따라 1908년 6월 3일(위에 언급한 《에비슨 전기》의 6월 8일과는 조금 차이가 있다) 세브란스병원의학교 제1회 졸업식이 병원 마당에서 이토 히로부미를 비롯해 통감부와 일본군 고위층, 대한제국 정부의 고관, 외국인 선교사 등 1천여 명의 축하객이 참석한 가운데 성대하게 열렸다. 제1회 졸업식이라고 했지만 세브란스병원의학교가 정부의 인가를 받은 것은 그 다음해인 1909년 7월 31일이었다(조선총독부 내무부 학무국 학무과, 《경성부내 사립학교 현상일반》 1910년 10월). 학교 설립 인가조차 받지 못한 상태였으니 에비슨이 이토 히로부미의 막강한 초법적 권한에 의탁할 수밖에 없었던 것이다.

졸업식의 하이라이트는 졸업증서 수여였다. 에비슨의 요청대로 이토가 홍종은, 김필순, 홍석후, 박서양, 김희영, 주현측, 신창희 등의 순서로 졸업생 7명에게 일일이 졸업증서를 주었다. 이토는 이어서 졸업을 축하하고 에비슨의 공로를 치하하는 연설을 하면서, 한국 의학의 성과를 비하하는 발언을 빠뜨리지 않았다. 심지어 이토는 자신이 주도해서 만든 대한의원 의육부에서 1년 전에 졸업생을 배출한 사실도 인정하지 않았다("Tai Han Hospital was only lately opened for work, and we have not had time to produce any graduates from the school"—통감부 기관지 〈Seoul Press〉 1908년 6월 5일자). 졸업생들이 주로 의학교에서 의학을 배웠기 때문이었을 것이다.

그리고 졸업식이 있은 직후 내부 위생국은 졸업생 7명에게 "의술개업인

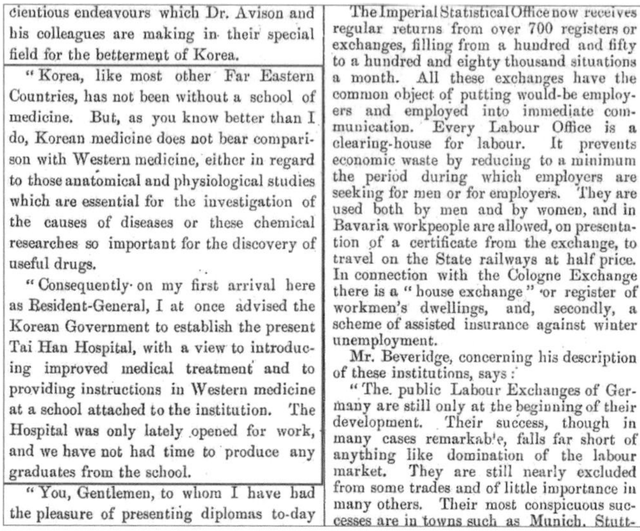

cientious endeavours which Dr. Avison and his colleagues are making in their special field for the betterment of Korea.

"Korea, like most other Far Eastern Countries, has not been without a school of medicine. But, as you know better than I do, Korean medicine does not bear comparison with Western medicine, either in regard to those anatomical and physiological studies which are essential for the investigation of the causes of diseases or these chemical researches so important for the discovery of useful drugs.

"Consequently on my first arrival here as Resident-General, I at once advised the Korean Government to establish the present Tai Han Hospital, with a view to introducing improved medical treatment and to providing instructions in Western medicine at a school attached to the institution. The Hospital was only lately opened for work, and we have not had time to produce any graduates from the school.

"You, Gentlemen, to whom I have had the pleasure of presenting diplomas to-day

The Imperial Statistical Office now receives regular returns from over 700 registers or exchanges, filling from a hundred and fifty to a hundred and eighty thousand situations a month. All these exchanges have the common object of putting would-be employers and employed into immediate communication. Every Labour Office is a clearing-house for labour. It prevents economic waste by reducing to a minimum the period during which employers are seeking for men or for employers. They are used both by men and by women, and in Bavaria workpeople are allowed, on presentation of a certificate from the exchange, to travel on the State railways at half price. In connection with the Cologne Exchange there is a "house exchange" or register of workmen's dwellings, and, secondly, a scheme of assisted insurance against winter unemployment.

Mr. Beveridge, concerning his description of these institutions, says:

"The public Labour Exchanges of Germany are still only at the beginning of their development. Their success, though in many cases remarkable, falls far short of anything like domination of the labour market. They are still nearly excluded from some trades and of little importance in many others. Their most conspicuous successes are in towns such as Munich, Stutt-

그림 2-31 통감부의 영자 신문 〈Seoul Press〉 1908년 6월 5일 자. 세브란스의학교 제1회 졸업식에 참석한 이토 히로부미의 연설문(영역)이 실려 있다. 이토는 한국 의학의 성과를 비하하면서, 자신이 주도해 만든 대한의원 의육부에서 1년 전에 졸업생을 배출한 사실조차 인정하지 않았다.

허장"을 수여했다. 이것은 물론 통감 이토 히로부미의 지시에 따른 것이었다.

1907년 6월 한국에 와서 1945년 12월 일본으로 돌아갈 때까지 총독부의원 의육과장, 경성의학전문학교 교장, 경성제국대학 의학부 교수, 경성여자의학전문학교 교장 등을 지내 그 시기 동안의 의료 상황을 꿰뚫고 있는 사토 고조(佐藤剛藏)는 《조선의육사(朝鮮醫育史)》(1956년)에서 세브란스병원의학교의 제1회 졸업식에 대해 이렇게 기록했다.

> 세브란스병원 부속의학교의 졸업증서 수여식 때, 이토 통감이 참석하여 세브란스병원장의 요청으로 졸업생에게 직접 졸업증서를 주었다고 한다. 이것은 한국 정부의 위생당국에 커다란 영향을 미쳤던 것 같다. 한국 정부도 이들 졸업생들에게 무시험으로 의사면허증을 교부하여 파격적인 조치를

했던 것이었다. 원장은 에비슨이라는 미국인으로 제법 그럴듯한 재주를 부린 것이었는데, 이것은 이토 공작의 외국인 회유정책의 하나로 이토 통감으로서는 별 문제가 아니었다. 이상은 병합 전이므로 그렇게 할 수 있었던 것이고, 총독부가 되고나서는 학제제도도 점차 법제화했다.

> **セブランス病院医學校の卒業式**
>
> 私の平壌在任時韓国併合前聞いた話だが、京城のセブランス病院附属医学校の卒業証書授与式が行われた。伊藤統監は自ら臨場せられたが、セブランス病院長の要請により統監の手で卒業生に卒業証書を直接に渡されたということである。これは韓国政府の衛生当局には大きく響いたらしかつた。多分第一回の数名の卒業生であつたであろう。韓国政府もこれ等卒業生には無試験で医師免許証を交付し破格の取扱いをやることになつた。
>
> 院長はエビソンといつておつたが、米国人もちよつと味のある芸をやつたものであるが、これは伊藤公の外国人懐柔政策の一つでもあり、伊藤統監としては何でもないことであつたろう。以上は併合前であつたから演ぜられたものの総督府となつて学制々度も漸次法制化したのでエビソン校長も学校の経営昇格には少なからず苦心した。私も併合後教えに行つたこともあるが後に財団法人の医専に昇格した。

그림 2-32 사토 고조의 저서 《조선의 육사》 26쪽 "세브란스병원의학교 졸업식" 부분. 사토는 세브란스 제1회 졸업생들에게 무시험으로 의사 면허증(의술개업인허장)을 교부한 것은 이토의 외국인 회유정책의 하나라고 술회했다.

대한제국 말기와 일제 식민지 시기의 의료계 사정에 정통한 사토 고조의 말이라고 무조건 받아들이거나, 반대로 그가 일본인이라고 무조건 배척할 일은 아니다. 하지만 이 경우는 에비슨의 언급과 여러 정황에 비추어 볼 때 매우 타당한 진술로 생각된다. 즉 세브란스병원 부속의학교 졸업생들이 의술개업인허장을 받을 수 있었던 것은 이토 히로부미라는 최고 권력자의 외국인 회유정책 덕분이었던 것이다. 그렇다고 세브란스 제1회 졸업생들이 의사로서의 자질을 갖추지 못했다고 해석할 일은 아니다. 그 가운데 홍종은과 홍석후가 이미 정규 의학교를 졸업하고 의사 자격을 인정받았듯이 다른 졸업생들도 비슷한 역량과 자질을 갖추었을 터이다.

(2) 이토 히로부미의 일석삼조

1910년 경술국치까지 의사 자격에 관한 법령은 〈의학교규칙〉과 〈의사규칙〉 외에는 없었다. 당시 한국에서 의사 자격을 인정받거나 의술개업을 하기 위해서는 의학교를 졸업하든지 내부 위생국 시험에 합격하든지 해야만 했다. 그 밖에 다른 길은 없었던 것으로 생각된다.

의학교 출신들은 크게 세상의 인정을 받지는 못했더라도, 한국에서 배출된 최초의 근대 서양식 면허의사라는 점에서 자부심이 작지 않았을 것이다. 그런데 이제 그 자부심이 손상되고 의사로서의 자격조차 위협받게 되는 상황이 벌어졌다.

에비슨이 이토 히로부미를 찾아가서 청탁을 했을 때, 의학교 출신들의 자부심이 훼손되고 의사 자격이 위협받는 엉뚱한 결과가 초래되리라고 생각하지는 않았을 것이다. 그저 에비슨은 자신들이 열심히 가르쳐서 이제 의사로 인정할 만한 역량을 갖추게 된 학생들에게 이토 히로부미가 통감의 절대적 권력과 권위로 의사로서 활동할 수 있는 자격을 부여해 주기를 기대했을 것이다. 에비슨은 당시에 이렇게 생각하고 있었다.

> 그때까지 병원 외에는 아무것도 없었다. 학교로서의 설비는 아주 보잘 것이 없었다. 하지만 제1회 졸업생을 내게 된 만큼 우리는 이것을 의학 전문학교라고 말하게 되었다(〈에비슨 전집 1〉, 348쪽, 청년의사, 2010년).

하지만 노회한 이토 히로부미는 그 기회를 십분 활용하여 일석삼조의 효과를 거두었다. 에비슨에게 커다란 선물을 안겨 주어 영국과 미국의 환심을 사는 동시에, 한국 정부와 한국인들이 의료 부문에서 거둔 성과를 짓밟아 한국 침략과 지배의 구실을 마련했고, 게다가 한국인 의사 사회의 질서를 자기 식으로 개조하는 성과를 거둔 것이었다. 통감부가 한국 정부(내부 위생국)에 지시하여 세브란스의학교 졸업생들에게 수여하도록 한 "의술개업인허장"이 바로 이토가 부린 술책의 핵심적인 고리 역할을 했다.

이때 "의술개업인허장"을 발급한 법률적 근거는 무엇이었을까? 〈의학교규칙〉이나 〈의사규칙〉은 물론 아니다. 그리고 그 밖의 어떤 법적 근거도 찾아볼 수 없다. 요컨대 "의술개업인허장"의 발급은 이토 히로부미의 명령에 따른 초법적·불법적 조치였다. 그것은 미개한 한국에 근대적 법·제도를 도입, 실시한다는 일제의 침략 명분에도 정면으로 어긋나는 조치였다.

일제는 이미 대한제국 정부에 의해 의사로서의 자격과 권리를 온전하게 인정받았던 의학교 출신들에게 새삼스레 "의술개업인허장"이라는 새로운 진입 관문을 부과했다. 의학교 출신들은 이에 대해 대응하지 않을 수 없었으며, 그들이 집단적·조직적 대응 방법으로 선택했던 것이 "의사연구회(醫事硏究會)"의 결성이었다.

(3) 최초의 근대적 의사단체 의사연구회

일제는 을사늑약 강제 체결과 통감부 설치 이래 한국을 완전한 식민지로 만드는 작업을 차례차례 진행시켰으며 그 가운데 특히 중요한 것들은 이토 히로부미가 직접 진두에서 지휘했다. 의료 분야도 마찬가지여서, 대한의원 창설과 의사자격 인정에 관한 것 모두 이토의 작품이었다.

1908년 6월 초, 내부 위생국은 세브란스병원의학교 제1회 졸업생 7명에게 "의술개업인허장" 제1호부터 제7호까지 발급했다. 하지만 그것이 통감부, 특히 통감 이토 히로부미의 지시에 의한 것이었음은 두말할 나위가 없다. 인허장 발급에 대해 〈황성신문〉은 "의술개업허가장"을 수여했다고 보도했으며, 〈대한매일신보〉는 "내부 위생국이 의술위업하기로 허가했다"라고 보도했다. 하지만 《관보》에는 그러한 사실이 기록되지 않았다.

일제에 강제 병탄당할 때까지, 《관보》에는 1909년 3월 19일 자에 의학교 제1회 졸업자 유병필에게 의술개업인허장 제8호를 발급했다는 것을 시작으로 1910년 8월 17일 자에 김교준과 박희달(모두 의학교 제1회)에게 각각 제50호와 제51호를 발급했다는 것까지 의술개업인허장 발급에 대해 하나도 빠지지 않고 기록되어 있다. 유독 제1호~제7호 발급 사실만 빠져 있는 것이다. 이것은 단순히 《관보》 담당자의 실수 때문일 수 있지만, 통감부의 부당한 조치에 대한 한국인 관리들의 항거의 결과일 수도 있다.

한국인 의사들로만 구성된 의사연구회가 창립된 것은 1908년 11월 15일이었다. 의사연구회는 의학교 교관을 지낸 김익남을 중심으로 의학교 출신들이 만든 최초의 한국인 의사단체였다. 대한의사협회는 의사연구회가 창립된 1908년 11월 15일을 협회의 기원일로 삼고 있다. 의사연구회는 회장 김익남, 부회장 안상호, 총무 유병필, 간사 최국현과 장기무를 선출했다. 유병필, 최국현, 장기무는 각각 의학교 1회, 2회, 3회 졸업생으로 졸업 동기들을 대표하는 셈이었다.

의사연구회는 창립 직후인 12월부터 매달 첫 번째 월요일에 월례회를 열어 의학상의 여러 문제를 토론했으며 의학에 관한 새로운 지식도 교환했다. 또한 창립 초기에 잡지 발간에 대해서도 논의했지만 실제로 잡지를 발행한 것 같지는 않다. 의사연구회의 활동으로 특히 주목되는 것은 1909년 4월의 〈의사법(醫師法)〉 제정 운동이다. 여기에 대해 〈황성신문〉 1909년 4월 21일 자는 다음과 같이 보도했다.

> 의사법의 반포가 상무(尙無)한즉 여하한 자격이 유(有)한 자라야 의사됨을 득(得)할난지 의문일 뿐더러 차(此)를 이용하야 의학상 소핍(素乏)한 자도

> 의연히 의사의 명칭으로 개업 행술하야 오해(誤害) 인명(人命)하는 사(事)도 유(有)하며 종(從)하야 의업이 부진하는 고로 의사연구회에셔는 당국자에게 의사법 반포를 요구하기로 기(旣)히 결의하얏고 위원을 정하야 해(該) 청원을 기초하야 재작(再昨) 야례회(夜例會)에 통과하얏는대 수일 내에 청원서를 내부에 제출한다더라

의사연구회가 의사법 제정 운동에 나선 데에는 몇 가지 이유가 있었던 것으로 생각된다. 우선 일본에서 오랜 논란 끝에 1906년 5월 2일 〈의사법〉이 제정, 반포된 것이 중요한 배경으로 작용했다. 일본에서는 1890년대 후반부터 10여 년에 걸쳐 "대일본의회(大日本醫會)"와 "메이지의회(明治醫會)" 등 이해관계를 달리하는 여러 의사단체 사이에 〈의사법〉을 둘러싼 논란이 계속되었다. 그러다 마침내 개업의사와 대학(병원)에 근무하는 의사들의 이해가 비교적 골고루 반영된 법이 제정된 것이었다. 그러면서도 정규 의학교 졸업생들의 특권과 우위를 보장하는 이 법은 비슷한 처지인 의학교 출신들에게 매우 고무적인 것으로 비쳤을 것이다.

또한 국내적으로 의학교 출신들은 "의술개업인허장" 문제로 고심했던 것으로 여겨진다. 즉 이들은 가장 먼저 정규 의학교를 졸업하고 별다른 문제없이 의사로 활동해 왔는데, 의학교로 등록조차 되어 있지 않았던 세브란스 출신들에게 납득할 만한 과정도 거치지 않은 채 느닷없이 새로 의술개업인허장을 발급한 것이 자신들의 지위를 위협한다고 우려했다. 대한제국 정부나 통감부가 새로운 의술개업인허장 취득에 대해 얼마나 추진력 있게 시행해 나갔는지 확실하지 않지만 일제에게 강제 병탄되는 1910년 8월까지 의학교 출신 거의 모두가 의술개업인허장을 받은 것으로 보아 인허장 취득은 의사로 활동하기 위해서는 필수적인 사항이 되었던 것으로 보인다.

이미 1907년 3월에 자신들의 모교인 의학교가 일제에 의해 대한의원으로 통폐합되는 과정을 지켜보았고, 그해 여름에는 자신들의 직장이기도 했던 한국 군대 역시 일제에 의해 강제로 해산당하는 쓰라린 경험도 겪었던 의학교 출신들은 이제 자신들의 의사 자격마저 위협받는 상황에서 집단적·조직적인 자구책을 찾을 수밖에 없었을 것이다. 그래서 이들이 만든 단체가 의사연구회였던 것으로 생각된다.

〈대한매일신보〉 1909년 11월 26일 자에 의사연구회의 1주년 기념식이 이틀 뒤인 11월 28일에 휘문의숙에서 열릴 것이라는 기사가 게재된 점으로 보아 의사연구회가 그때까지 존속했던 것은 틀림없어 보인다. 하지만 〈의사법〉 제정 청원 움직임이 있었던 4월 이후 의사연구회의 활동은 알려진 것이 없다.

의학교 출신들이 의사연구회를 결성한 데에는 "의술개업인허장" 문제에 대한 공동 대응이 중요한 이유로 작용했을 것이다. 그러한 공동 대응 때문이었는지 세브란스 출신들이 1908년 6월 인허장을 받고 9개월이 지난 뒤까지도 새로 인허장을 받은 사람은 없었다. 그러다가 1909년 3월 19일 두 번째로 인허장(제8호)을 교부받은 사람이 나타났다. 의학교 제1회 졸업자로 의사연구회의 총무이며 그때 막 대한의원 교수를 사임한 유병필이었다. 하필 유병필이 인허장을 발급받은 이유는 무엇이었는지, 또 그 과정에서 의사연구회가 어떤 반응을 보였는지 등에 대해 알려 주는 기록은 없다. 하지만 그러한 행위는 결과적으로 공동 대응의 전선을 깨뜨렸을 것으로 생각된다.

세 번째로 인허장을 받은 사람은 이관호 등 대한의원 부속의학교 졸업생 5명이었다. 이들은 졸업식 하루 전인 1909년 11월 15일 인허장을 교부받았다. 이들이 인허장을 받은 것은 자신들의 선택이라기보다는 정부의 방침에 따른 것으로 생각된다.

그리고 네 번째로 인허장을 받은 것은 박계양 등 대한의원 교육부 1907년 졸업생 7명과 의학교 2회 졸업생이자 의사연구회 간사인 최국현이었다. 그리고 그 뒤 1910년 2월부터 8월까지 나머지 의학교 출신들이 거의 모두 인허장을 받았다. 2회 졸업생 지성연과 강원영은 뒤늦게 1913년 5월 총독부의원 조수직을 그만두면서 인허장을 받았다.

의학교 졸업생들이 의술개업인허장을 받는 데에 별다른 조건이 필요했던 것은 아니었다. 단지 의학교를 졸업했다는 사실만으로 인허장이 발부되었다. 그런데도 의학교 출신들이 한참 뒤에야 인허장을 교부받은 것은 그들이 정부(실제로는 통감부)의 조치를 순순히 따르지 않았기 때문이었던 것으로 생각된다.

의학교 제1회 졸업생이자 졸업생 가운데 처음으로 의학교 교관이 된 김교준은 의술개업인허장에 관해 다음과 같이 흥미로운 진술을 남겼다.

> 그래서 金先生의 免許取得에 對해 물어 보았다. 그랬더니 先生은 갑자기 빙그레 웃으면서 그 무엇인가 재미있는 逸話라도 있는듯 보였다.
>
> "學校를 나온 後 當時의 日本人 衛生局長이 하루는 날 보자고 하기에 그를 찾아 갔었지. 무슨 일인가 해서 궁금한 가운데 訪問했더니 意外에도 내가 왜 免許狀을 타 가지 않는냐는 것 아니겠오? 그래서 開業할 意向도 없고 해서 別로 必要가 없을 것 같아 아직 타지 않았다고 하니까 그래도 韓國에서는 最初의 醫學校 卒業生들이 免許狀을 타지 않으면 後輩養成에도 間接的으로 支障이 있겠고 또 앞으로는 반드시 免許證이 必要하게 될 터이니 이 機會에 꼭 免許狀을 타도록하라는 것이었지. 그런지 며칠 後 衛生局長은 도장을 가지고 오라고 해서 갔더니 모든 書類를 完備해 놓고 글쎄 도장만 찍으라는 거야. 그래서 못이긴 듯이 도장을 찍고는 免許證을 받었지." 先生은 자못 愉快하게 말하면서 會心의 웃음을 웃는 것이었다.
>
> 그 後 그 免許證은 軍政廳에서 沒收하고 다시 更新된 免許狀을 받았다는 것이다.
>
> 先生은 龍井에서의 開業을 片母 膝下의 事情으로 因

그림 2-33 의술개업인허장에 관한 김교준의 진술("한국의학의 선구자를 찾아서 (3)", 〈대한의학협회지〉 제5권 제10호, 1962년 10월). 김교준이 언급한 일본인 위생국장은 당시 내부 위생국 고문 야마네 마사쓰구(山根正次, 1858~1925) 또는 기사 오쿠누키 교스케(奧貫恭助)일 가능성이 많다.

"학교를 나온 후 당시의 일본인 위생국장이 하루는 날 보자고 하기에 그를 찾아갔었지. 무슨 일인가 해서 궁금한 가운데 방문했더니 의외에도 내가 왜 면허장을 타가지 않느냐는 것 아니겠오? 그래서 개업할 의향도 없고 해서 별로 필요가 없을 것 같아 아직 타지 않았다고 하니까 그래도 한국에서는 최초의 의학교 졸업생들이 면허장을 타지 않으면 후배 양성에도 간접적으로 지장이 있겠고 또 앞으로는 반드시 면허증이 필요하게 될 터이니 이 기회에 꼭 면허장을 타도록 하라는 것이었지. 그런지 며칠 후 위생국장은 도장을 가지고 오라고 해서 갔더니 모든 서류를 완비해 놓고 글쎄 도장만 찍으라는 거야. 그래서 못 이긴 듯이 도장을 찍고는 면허증을 탔었지." 선생은 자못 유쾌하게 말하면서 회심의 웃음을 웃는 것이었다. 그후 그 면허증은 (해방 후 미국) 군정청에서 몰수하고 다시 갱신된 면허장을 받았다는 것이다("한국의학의 선구자를 찾아서 (3)", 〈대한의학협회지〉 제5권 제10호, 1962년 10월).

앞에서 보았듯이, 김교준은 지성연과 같은 특수한 경우를 제외하고는 의학교 졸업생으로서는 가장 늦게 의술개업인허장을 발급받았다. 김교준 자신의 증언에 의하면 "별로 필요가 없을 것 같아" 인허장 수령을 미루었지만, 통감부 측에서는 의학교 출신들이 인허장을 받지 않을까 봐 오히려 안달했던 것으로 보인다.

제3장

일제강점기의 의사면허제도

조선총독부가 조선 내에서 활동하는 의료인들에 대해 본격적으로 법·제도적 관리를 시작한 것은 1913년 11월 15일 〈의사규칙(醫師規則)〉, 〈치과의사규칙(齒科醫師規則)〉, 〈의생규칙(醫生規則)〉 등을 제정하고 이듬해 1월 1일 시행하면서부터이다.

하지만 총독부는 대한제국을 강제 병탄한 1910년도 하반기부터 조선인 의료인들에 대해 초법적인 행정 조치를 취하기 시작했다. 이것은 통감부 시기의 통제를 더욱 강화한 것이었다.

표 3-1에 보이듯이 조선인 의사 수는 1909년 12월 말 2,659명, 1910년 9월 1일 1,806명, 1910년 12월 말 1,344명, 1911년 12월 말 479명, 1912년 말 72명으로 3년 사이에 무려 2,587명, 97.3% 감소했다. 이는 물론 사망 등 자연 감소에 의한 것이 아니라 일제가 자신들의 통치 방침이나 기준에 부합하지 않는 의사(전통의사)들의 자격을 인정하지 않았기 때문일 것이다. 대신 1910년 12월 말까지는 1명도 없었던 의업자(醫業者)가 1911년 12월 말

표 3-1 일제 강점 전후 의료인 수

시기/민족		의사	한지개업의	의업자(醫業者)	의생(醫生)	소계	치과의사
1909년 12월 말	일	283				283	
	조	2,659				2,659	
	합	2,942				2,942	
1910년 9월 1일	일	370				370	
	조	1,806				1,806	
	합	2,176				2,176	
1910년 12월 말	일	368				368	
	조	1,344				1,344	
	외	26				26	
	합	1,738				1,738	
1911년 12월 말	일	413				413	27
	조	479		1,365		1,844	4
	외	25		3		28	1
	합	917		1,368		2,285	32
1912년 12월 말	일	353	42			395	14
	조	72		1,653		1,725	
	외	32				32	1
	합	457	42	1,653		2,152	15
1913년 12월 말	일	395	26			421	18
	조	183			1,462	1,645	2
	외	38	3			41	1
	합	616	29		1,462	2,107	21
1914년 12월 말	일	464	82			546	18
	조	144	1		5,827	5,972	1
	외	33	8			41	1
	합	641	91		5,827	6,559	20

주: "일"은 일본인, "조"는 조선인, "외"는 외국인, "합"은 합계를 뜻함.
자료: 《조선총독부통계연보》(각 연도). 1909년 12월 말과 1910년 9월 1일 치는 《조선총독부통계요람》(1911년 11월 발행).

1,365명, 1912년 말 1,653명이 되었고, 1913년 12월 말에는 의업자는 사라지고 의생(醫生)이 1,462명이 되었다.

요컨대 일제는 〈의사규칙〉 등 관련 법령이 제정되기 전에 이미 법적 근거 없이 조선인 의사들의 자격을 박탈하고 대신 의업자, 의생으로 등록시켰음을 알 수 있다. 통감부는 1909년 10월 23일 통감부령 제34호로 〈변호사규칙〉을 제정하여 한국인 변호사들을 법적으로 통제하기 시작했는데, 의료인에 관해서는 그런 법령을 제정했다는 사실이 발견되지 않는다.

1. 조선총독부의 〈의사규칙(醫師規則)〉 제정과 식민지적 의사면허제도의 시행

1913년 11월 15일 조선총독부는 〈의사규칙〉(조선총독부령 100호), 〈치과의사규칙〉(101호), 〈의생규칙〉(102호), 〈공의규칙〉(103호) 등을 제정하고 이듬해 1월 1일부터 시행한다고 공포했다. 이 법령들에서는 일본 본토와 마찬가지로 의사(醫師), 치과의사(齒科醫師)의 자격을 근대 서양식 교육을 받은 경우로 제한했다. 한편, 전통의술을 폐기하지는 않고 시술자의 호칭을 의사가 아닌 의생(醫生)으로 격하하여 유지하기로 했다. 일제의 또 다른 식민지인 대만(臺灣)과 똑같은 조치였다. 근대 서양식 교육을 받은 의사가 태부족인 현실을 감안한 것이었다.

법령 제정과 시행을 담당한 것은 총독부 경무총감부 위생과였다. 당시 경무총장은 현역 육군 중장 아카시 모토지로(明石元二郞, 1864~1919), 실무 책임자인 위생과장은 경무과장을 겸직하고 있던 경시(警視, 총경에 해당) 나카노 아리미쓰(中野有光, 1865~?)였다.

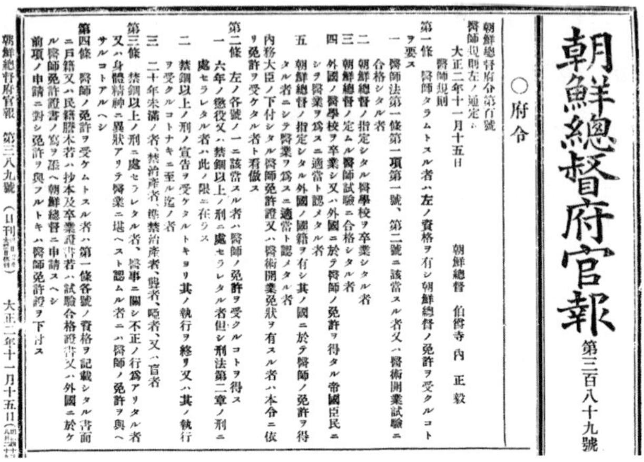

朝鮮總督府官報 第三百八十九號

○府令

朝鮮總督府令第百號

醫師規則左ノ通定ム

大正二年十一月十五日

朝鮮總督 伯爵寺内正毅

醫師規則

第一條 醫師タラムトスル者ハ左ノ資格ヲ有シ朝鮮總督ノ免許ヲ受クルコトヲ要ス

一 醫師法第一條第一項第一號、第二號ニ該當スル者又ハ醫術開業試驗ニ合格シタル者

二 朝鮮總督ノ指定シタル醫學校ヲ卒業シタル者

三 朝鮮總督ノ定ムル醫師試驗ニ合格シタル者

四 外國ノ醫學校ヲ卒業シ又ハ外國ニ於テ醫師ノ免許ヲ得タル帝國臣民ニシテ醫業ヲ爲スニ適當ト認メタル者

五 朝鮮總督ノ指定シタル外國ノ國籍ヲ有シ其ノ國ニ於テ醫師ノ免許ヲ得タル者ニシテ醫業ヲ爲スニ適當ト認メタル者

内務大臣ノ下付シタル醫師免許證又ハ醫術開業免狀ヲ有スル者ハ本令ニ依リ免許ヲ受ケタル者ト看做ス

第二條 左ノ各號ノ一ニ該當スル者ハ醫師ノ免許ヲ受クルコトヲ得ス

一 六年ノ懲役又ハ禁錮以上ノ刑ニ處セラレタル者但シ刑法第二章ノ刑ニ處セラレタル者ハ此ノ限ニ在ラス

二 禁錮以上ノ刑ノ宣告ヲ受ケタルトキヨリ其ノ執行ヲ終リ又ハ其ノ執行ヲ受クルコトナキニ至ル迄ノ者

三 二十年未滿ノ者、禁治産者、準禁治産者、聾者、啞者、又ハ盲者

第三條 禁錮以上ノ刑ニ處セラレタル者、醫事ニ關シ不正ノ行爲アリタル者又ハ身體精神ニ異狀アリテ醫業ニ堪ヘスト認ムル者ニハ醫師ノ免許ヲ與ヘサルコトアルヘシ

第四條 醫師ノ免許ヲ受ケムトスル者ハ第一條各號ノ資格ヲ記載シタル書面ニ戸籍又ハ民籍謄本若ハ抄本及卒業證書若ハ試驗合格證書又ハ外國ニ於ケル醫師免許證書ノ寫ヲ添ヘ朝鮮總督ニ申請スヘシ

前項ノ申請ニ對シ免許ヲ與フルトキハ醫師免許證ヲ下付ス

朝鮮總督府官報 第三八九號 (日刊) 大正二年十一月十五日

그림 3-1 조선총독부령 100호 〈의사규칙〉(《조선총독부관보》 1913년 11월 15일 자).

히로시마 출신인 나카노는 1894년 도쿄법학교(호세이대학[法政大學] 전신)를 졸업하고 1902년 고등문관시험에 합격한 뒤 곧 경찰에 투신했다. 1909년 한국에 와서도 주로 경찰 업무에 종사한 나카노는 1910년부터 1914년까지 경무총감부 위생과장을 지냈다.

〈의사규칙〉에 관한 조선총독부의 논의가 가장 먼저 나타나는 것은 1910년 11월이다. 〈매일신보〉는 11월 23일 자에 "의사규칙의 내용"이라는 제목하에 다음과 같이 보도했다. "의사는 내무대신의 면허장 또는 의술개업의 인가증을 가진 자에 한하되, 제국대학 의과 졸업생, 또는 외국에서 의사의 인가를 득한 자, 조선총독부의원 부속의학교 졸업생, 자혜의원 의과 졸업생에 한하여 면허인가를 부여하기로 하고, 단 다년간 의업에 종사하여 그 학식과 경험이 개업의의 자격에 합당할 자로 인정하는 자에게는 특히 허가할 터인데 해당 규정은 장관회의의 심의를 거친 후 내년 4월 1일부터 시행할 예정이라고 한다." 이 보도와는 달리 〈의사규칙〉은 약 3년 뒤에 제정되어 시행되었다. 보도의 "다년간 의업에 종사하여 그 학식과 경험이 개업의의 자격에 합당할 자로 인정하는 자"는 전통의사를 가리키는 것으로 보인다.

〈의사규칙〉 등 총독부의 의사(醫事) 행정 업무는 1911년 7월까지는 내무부 지방국 위생과에서 담당했으며, 그 이후 내무부 위생과는 폐지되고 경찰 조직인 경무총감부 위생과에서 주관했다.

1) 〈의사규칙〉에 규정된 의사의 자격

〈의사규칙〉은 의사의 자격 조건, 의사면허의 신청, 발급, 폐업에 관한 구체적인 규정과 의사의 준수 사항 및 금지 사항 등 총 22개 조문과 부칙으로 구성되어 있다. 무엇보다도 〈의사규칙〉은 근대 서양의학을 수학한 사람들만을 의사로 인정하고 있다. 〈의사규칙〉의 중요한 내용은 다음과 같다.

> 제1조 의사가 되고자 하는 자는 다음 자격을 보유하고, 조선총독의 면허를 받아야 한다.
>
> 1. 의사법 제1조 제1항 제1호, 제2호에 해당하는 자 또는 의술개업시험에 합격한 자.
>
> 2. 조선총독이 지정한 의학교를 졸업한 자.
>
> 3. 조선총독이 정한 의사시험에 합격한 자.
>
> 4. 외국 의학교를 졸업하거나 외국에서 의사면허를 취득한 제국신민(帝國臣民)으로 의업을 하는 것이 적당하다고 인정된 자.
>
> 5. 조선총독이 지정한 외국 국적을 가지며 그 나라에서 의사면허를 취득한 자로 의업을 하는 것이 적당하다고 인정된 자.
>
> 내무대신이 발급한 의사면허증 또는 의술개업면장을 보유하는 자는 본령에 따라 면허를 받은 자로 간주한다.

표 3-2 일제강점기 조선 내 의학교육기관

학교 명칭	설립	설립 인가	1914년 1월 현재
경성의학 전문학교	1899년 3월 24일 (의학교)	1899년 3월 24일 (의학교)	조선총독부의원 부속의학강습소
세브란스의학 전문학교	1900년 9월 (명칭 미상)	1909년 7월 31일 (사립 세브란스병원의학교)	사립 세브란스병원의학교
평양의학 전문학교	1923년 3월 31일 (도립의학강습소)	1929년 7월 11일 (평안남도립의학강습소)	
대구의학 전문학교	1924년 3월 28일 (경상북도립의학강습소)	1929년 12월 4일 (경상북도립의학강습소)	
경성제국대학 의학부	1926년 4월 1일	1926년 4월 1일	
경성여자의학 전문학교	1928년 9월 4일 (경성여자의학강습소)	1938년 4월 11일 (경성여자의학전문학교)	

표 3-3 조선 내 의학교육기관의 조선총독부 지정 및 일본 문부성 지정 관련 사항

학교 명칭	조선총독부 지정학교	일본 문부성 지정학교	전문학교 인가
경성의학 전문학교	1914년 3월 7일 (총독부 의학강습소)	1924년 5월 22일	1916년 4월 1일
세브란스의학 전문학교	1923년 2월 24일	1934년 4월 11일	1917년 5월 14일
경성제국대학 의학부	불필요(당연)	불필요(당연)	제국대학
평양의학 전문학교	1930년 3월 19일 (평양의학강습소)	1934년 5월 3일	1933년 3월 6일
대구의학 전문학교	1930년 3월 19일 (대구의학강습소)	1934년 5월 3일	1933년 3월 6일
경성여자의학 전문학교	1942년 7월 17일	1942년 9월 29일	1938년 4월 11일

주: 평양의학전문학교와 대구의학전문학교가 일본 문부성 지정학교가 된 정확한 날짜는 기록으로 확인할 수 없었다. "1934년 5월 3일"은 전후 사정을 참조하여 추정한 날짜이다.

〈의사규칙〉 제1조 제1호의 "의사법"이란 일본 본국의 〈의사법〉(1906년 5월 1일, 법률 제47호)을 가리킨다. 그리고 "의사법 제1조 제1항 제1호, 제2호"

(여기에서 제1항은 불필요한 것으로 보인다)의 내용은 다음과 같다. "제1조. 의사가 되고자 하는 자는 다음 자격을 가지고 내무대신의 면허를 받아야 한다. 1. 제국대학 의과대학 의학과 또는 관립·공립 또는 문부대신이 지정한 사립 의학전문학교 의학과를 졸업한 자. 2. 의사시험에 합격한 자. 의사시험은 중학교 또는 수업연한 4개년 이상의 고등여학교 졸업자 또는 이와 동등 이상의 학력을 지닌 자로서 의학전문학교를 졸업하거나 외국 의학교에서 4개년 이상 의학과정을 수료한 자가 아니면 치를 수 없다."

제1호의 제국대학 의학과나 관립·공립·사립 의학전문학교는 〈의사규칙〉 제정 당시 조선에는 없었으므로 이 조항은 당장은 조선과 무관했다. 하지만 표 3-2, 표 3-3에서 보듯이 그 뒤 해당 학교들이 승격 또는 설립됨으로써 관련된 문제들이 발생했다. 여기에 대해서는 뒤에 언급할 것이다.

〈의사규칙〉 제1조 1호와 4호는 일본 내무성 의사면허 소지자를 지칭하며, 〈의사규칙〉의 규정과는 달리 실제로는 별도로 조선총독의 면허를 받을 필요는 없었다. 다만 조선 내에서 개업을 하는 경우 제7조 규정에 따라 관할 경찰서에 신고해야 했다. 이들은 조선뿐만 아니라 일본제국 전 지역에서 자격을 인정받았다.

한편 〈의사규칙〉 제1조 2호, 3호, 5호는 조선에서만 통용되는 조선총독부 의사면허 소지자를 지칭하며, 이들은 제4조 규정에 따라 조선총독의 면허를 받아야 했다. 그리고 개업을 하는 경우 제7조 규정에 따라 관할 경찰서에 신고해야 했다.

일본 내무성 의사면허와 조선총독부 의사면허는 조선 내에서 활동하는 데에는 법적으로 특별한 차이나 차별이 없었다. 하지만 조선총독부 의사면허는 조선이라는 한정된 지역에서만 유효한, 일본제국 전체로 보아서 일종의 한지의사면허(限地醫師免許)였다. 의사 자격과 면허에서도 제국주의적 또는 식민지적 위계질서가 작동하고 있었던 것이다. 그리고 이것은 조선인 뿐만 아니라 조선 내의 일본인, 외국인에게도 해당되는 것이었으며 대만 또한 마찬가지였다.

경성제국대학 의학부는 1926년 4월 개교 당시부터 제국대학으로서 조건과 자격을 갖추었으므로 1930년 제1회 졸업생들부터 일본 내무성 의사면허를 받았다.

경성의학전문학교 등 5개 의학전문학교들은 일률적이지는 않지만 우여곡절 끝에 각각 일본 문부성의 지정을 받았고, 지정을 받고서야 비로소 그

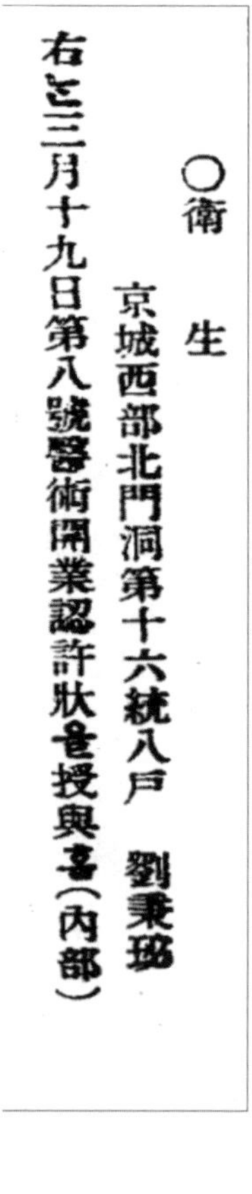
○衛生
京城西部北門洞第十六統八戶　劉秉珌
右는三月十九日第八號醫術開業認許狀을授與홈(內部)

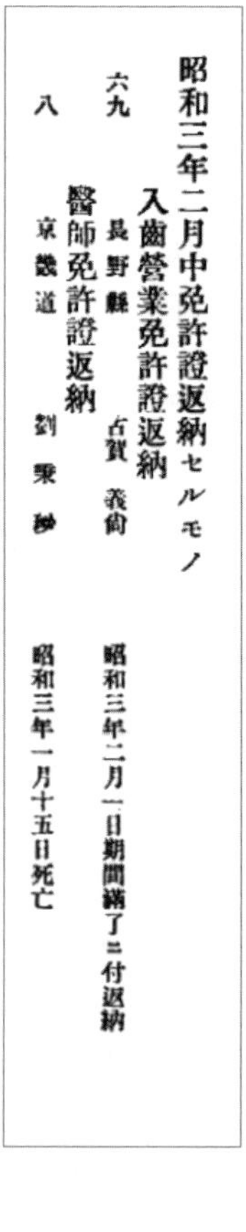
昭和三年二月中免許證返納セルモノ
入齒營業免許證返納
六九　長野縣　古賀義衛　昭和三年二月一日期間滿了ニ付返納
醫師免許證返納
八　京畿道　劉秉珌　昭和三年一月十五日死亡

(왼쪽) 그림 3-2 유병필(의학교 제1회 졸업)은 1909년 3월 19일 내부로부터 의술개업인허장(제8호)을 받았다(대한제국《관보》 1909년 3월 27일 자).《관보》에는 유병필을 시작으로 1910년 8월 17일 김교준과 박희달(모두 의학교 제1회)에게 제50호와 제51호를 발급했다는 것까지 의술개업인허장 발급에 대해 하나도 빠지지 않고 기록되어 있다. 유독 제1호~제7호 발급 사실만 빠져 있다. 이것은 단순히《관보》 담당자의 실수 때문일 수도 있고, 이토 히로부미의 부당한 조치에 대한 한국인 관리들의 항거의 결과일 수도 있다.

(오른쪽) 그림 3-3 유병필은 1928년 1월 15일 사망하여 의사면허증(8호)을 반납했다(《조선총독부관보》 1928년 5월 9일 자). 〈의사규칙〉에 따른 조선총독부 의사면허증 8호 취득자는 조봉원(1914년 조선총독부의원 부속의학강습소 졸업)이었다. 이렇듯 면허번호가 중복되는 경우가 있있지만 문제가 생기지는 않았다.

학교 졸업생들도 일본 내무성 의사면허를 취득할 수 있게 되었다.

〈의사규칙〉에 따라 조선에서 의사로 인정받는 또 다른 경우로는 "조선총독이 지정한 의학교 졸업", "조선총독이 정한 의사시험 합격", "조선총독이 지정한 외국 국적을 가지며 그 나라에서 의사면허 취득"이 있었다. 이에 대해서는 각각 뒤에서 자세히 살펴볼 것이다.

그리고 〈의사규칙〉 부칙에는 "본령 시행 전 의술개업인허장을 받은 자는 본령에 따라 면허를 받은 것으로 간주한다"라고 되어 있다. 의술개업인허장은 1908년 6월 통감 이토 히로부미의 자의적인 지시에 의해 "세브란스병원 부속의학교" 졸업생 7명에게 초법적으로 부여된 이래 1910년 8월 17일까지 대한제국 시기에 51명, 그리고 1913년 12월 11일까지 일제강점기에 93명에게 수여되었다. 이렇게 의술개업인허장을 받은 144명에게도 조선총독부 의사면허를 인정한 것이다. 하지만 이들에게 새로 면허번호를 부여하거나 총독부 면허번호를 145번부터 시작하지는 않았다. 이에 따라 면허번호가 144호까지 중복되었지만 별다른 문제가 발생한 것 같지는 않다.

2) 면허 발급, 개업 신고, 부적격자와 처벌

(1) 의사면허의 발급과 의술개업 신고

〈의사규칙〉 제4조는 다음과 같이 의사면허 발급 절차에 대해 규정했다. "의사면허를 받고자 하는 자는 제1조 각호의 자격을 기재한 서면에 호적이나 민적 등본 또는 초본, 졸업증서 또는 시험합격증서 또는 외국 의사면허증서 사본을 첨부해 조선총독에게 신청해야 한다. 전항 신청에 대해 면허를 부여할 때는 의사면허증을 발급한다." 그리고 의사면허증 발급 사실은 《총독부관보》에 게재되었다. 앞에서 언급했듯이, 일본 내무성 의사면허를 받은 경우는 총독부 의사면허를 별도로 발급하지 않았다.

의사가 조선 내에서 개업을 하기 위해서는 〈의사규칙〉 제7조에 규정된 다음의 절차를 밟아야 했다. 이것은 일본 내무성 의사면허 소지자에게도 똑같이 적용되는 것이었다. "의사 본인 또는 타인의 진료소, 치료소 또는 출장소에서 의업을 개시할 때는 의사면허증 또는 의술개업면장 사본을 지참하여 5일 내에 그 지역을 관할하는 경무부장에게 신고해야 한다. 의업을 폐업, 휴업하거나 진찰 치료 장소를 이동할 때도 동일하다. 다만 이동으로 관할 경무부가 바뀔 때는 신구 양쪽 지역의 경무부장에게 신고할 필요가 있다. 관립 또는 공립병원에서 진찰 치료에 종사하는 의사에게는 전항 규정을 적용하지 아니한다."

의사면허증은 개업할 때는 필수적으로 요구되는 것이었지만, 오늘날과 달리 관공립 병원에 근무하는 경우 반드시 필요한 것이 아니었다. 〈의사규칙〉의 조문도, 실제로도 그러했다.

1928년 조선인으로는 최초로 경성의학전문학교 외과 교수가 된 백인제는 3·1운동 때 체포되어 옥고를 치르느라 1년 늦은 1921년 3월에 졸업(수석)을 하고 곧 조선총독부의원 외과에 근무하기 시작했다. 백인제가 의사면허증(537호)을 받은 것은 1923년 5월 8일이다. 2년 동안 의사면허증 없이 총독부의원에 근무한 것인데 아무 문제가 없었다. 그리고 이것은 백인제에게만 예외적으로 해당되는 일이 아니었다. 한편 백인제의 3·1운동 때의 활동에 대한 일종의 추가 처벌이나 보복으로 의사면허증 발급이 늦어졌다는 주장이 있지만 사실이 아니다. 3·1운동 때 전체 학생대표로 활약하다 투옥된 김형기는 그 때문에 2년 늦은 1921년 3월에 경성의전을 졸업하고 별 지체 없이 같은 해 6월 3일 의사면허증(431호)을 받았다. 3·1운동 관련자 중에 이러한 경우가 적지 않았다.

(2) 의사 부적격자와 처벌 규정

〈의사규칙〉 제2조와 제3조는 다음과 같이 의사면허를 받을 수 없는 경우를 명시했다. 일본의 〈의사법〉과 흡사한 규정이다.

> 제2조 다음 각호 중 하나에 해당하는 자는 의사면허를 받을 수 없다.
>
> 1. 6년의 징역 또는 금고 이상의 형에 처해진 자. 다만 형법 제2장의 형에 처해진 자는 이에 해당하지 않는다.
>
> 2. 금고 이상의 형을 선고받은 자 중 아직 형 집행이 끝나지 않은 자, 또는 형 집행을 받지 않게 되었지만 조정 기간에 있는 자.
>
> 3. 20세 미만, 금치산자, 준금치산자, 농자, 아자, 맹자.
>
> 제3조 금고 이상의 형에 처해진 자, 의사(醫事)에 관하여 부정행위를 한 자 또는 신체정신에 이상이 있어 의업을 하는 데 어려움이 있다고 판단된 자에게는 의사면허를 부여하지 않을 수 있다.

또한 〈의사규칙〉은 다음과 같이 제21조와 제22조에 처벌에 관해 규정했다. 일본 〈의사법〉과 마찬가지로 처벌 방법으로 신체형(身體刑)은 없이 재산형(財產刑)만을 두었다.

> 제21조 다음 각호 중 하나에 해당하는 자는 2백엔 이하의 벌금 또는 과태료에 처한다.
>
> 1. 면허를 받지 않고 의업을 하거나, 의업 금지 또는 정지 처분을 위반하여 의업을 한 자.
>
> 2. 제8조 내지 제14조, 제17조 규정을 위반한 자.
>
> 제22조 제5조, 제7조 제1항, 제15조 제2항, 제18조, 제19조 규정을 위반한

자는 과태료에 처한다.

3) 〈의사규칙〉의 시행

1914년 들어 〈의사규칙〉에 따라 여러 조치가 취해졌다. 우선 표 3-4와 같이 유자격자들에게 의사면허가 부여되었다. 조선총독부 의사면허 제1호는 영국성공회 소속의 휴 헤이우드 위어(Hugh Heywood Weir)였다. 2호부터 5호까지도 영국성공회와 호주장로교회 소속 영국인들이다.

조선인으로 최초의 조선총독부 면허의사(6호)가 된 사람은 1914년 3월 조선총독부의원 부속의학강습소를 졸업한 이후경이다. 의학강습소는 1914년 3월 7일 조선총독부고시 제63호로 조선총독부 지정학교가 되어서 졸업생들은 별도의 시험 없이 의사 자격을 인정받았다. 1911년 3월 의학강습소를 졸업한 이찬(李燦)이 면허(21호)를 받은 것으로 보아 이 조치는 소급 적용된 것으로 판단된다. 그리고 현재와 달리 같은 날 졸업을 했더라도 면허 발급일은 각기 달랐다. 의사면허를 일괄적으로 발급하지 않고 당사자의 신청에 따라 발급했기 때문이다.

최초의 일본인 총독부 면허의사(20호)인 다카무레 도요조(高牟禮豊三)의 면허발급 사유와 이력은 파악하지 못했다.

총독부는 새로운 의사면허 발급과 더불어 조선에서 의사 활동을 하고 있는 일본인 의사들의 등록을 받기 시작했다. 《조선총독부통계연보》(1914년판)에 따르면 1914년 말 일본인 등록의사는 464명으로 조선인 등록의사 144명의 3.2배였다.

〈의사규칙〉에 따라 새로 의사면허를 부여하고, 기왕의 면허의사들을 등록케 하는 등 일련의 조치를 통해 조선 지역에는 근대적인 의사면허제도가 정착되어 나갔다. 하지만 그것은 어디까지나 식민지적인 제도였다.

표 3-4 1914년 상반기 의사면허 발급 상황

<table>
<tr><th>면허
번호</th><th>면허
월일</th><th>성명</th><th>비고</th></tr>
<tr><td>1</td><td>2월 23일</td><td>영국인
ヒューベーウッドウェアー</td><td>Hugh Heywood Weir(영국성공회)</td></tr>
<tr><td>2</td><td>2월 23일</td><td>영국인
オサー, フェヤーバンクロース</td><td>Arthur Fairbanks Laws(영국성공회)</td></tr>
<tr><td>3</td><td>3월 16일</td><td>영국인
アネー, ボーロー</td><td>Anne Borrow(영국성공회)</td></tr>
<tr><td>4</td><td>3월 20일</td><td>영국인
ヒュー, カロル</td><td>Hugh Currel(호주장로교회)</td></tr>
<tr><td>5</td><td>4월 7일</td><td>영국인
ウヰリアム テ-ラ</td><td>William Taylor(호주장로교회)</td></tr>
<tr><td>6</td><td>4월 22일</td><td>이후경(李厚卿)</td><td rowspan="3">1914년 3월 의학강습소 졸업</td></tr>
<tr><td>7</td><td>4월 27일</td><td>최예업(崔澧業)</td></tr>
<tr><td>8</td><td>4월 27일</td><td>조봉원(趙鳳元)</td></tr>
<tr><td>9~16</td><td></td><td>기록 누락</td><td></td></tr>
<tr><td>17</td><td>6월 6일</td><td>이태용(李台用)</td><td rowspan="3">1914년 3월 의학강습소 졸업</td></tr>
<tr><td>18</td><td>6월 6일</td><td>우필순(禹弼舜)</td></tr>
<tr><td>19</td><td>6월 19일</td><td>김영재(金英哉)</td></tr>
<tr><td>20</td><td>6월 22일</td><td>다카무레 도요조(高牟禮豊三)</td><td>일본인, 면허발급 사유 미상</td></tr>
<tr><td>21</td><td>6월 25일</td><td>이찬(李燦)</td><td>1911년 3월 의학강습소 졸업</td></tr>
<tr><td>22</td><td>6월 27일</td><td>박윤하(朴潤夏)</td><td rowspan="2">1914년 3월 의학강습소 졸업</td></tr>
<tr><td>23</td><td>6월 27일</td><td>장덕삼(張德森)</td></tr>
</table>

주: 면허 번호 9번부터 16번까지는 기록이 누락되어 있다. 다른 자료를 통해 확인한 10번 김명준(金命峻), 14번 황민겸(黃敏謙), 15번 김경즙(金景楫)은 모두 1914년 3월 의학강습소 졸업자다.
자료: 《조선총독부관보》.

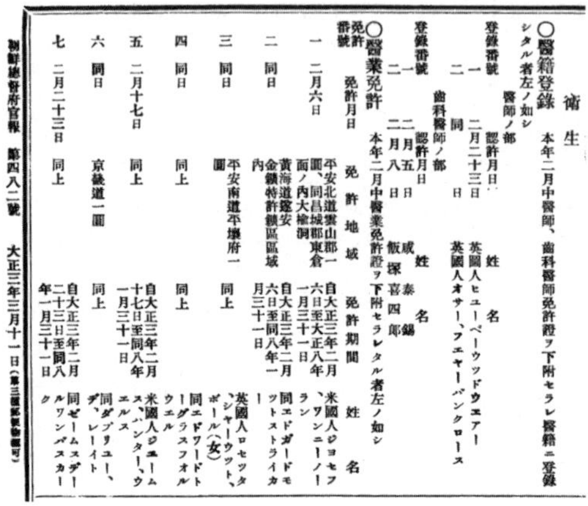

衛生

○醫籍登錄 本年二月中醫師、齒科醫師免許證ヲ下附セラレ醫籍ニ登錄シタル者左ノ如シ

醫師ノ部

登錄番號	認許月日	姓名
一	二月二十三日	英國人ヒユーペーウッドウエアー
二	同日	英國人オサー、フエヤーバンクロース

齒科醫師ノ部

登錄番號	認許月日	姓名
一	二月五日	咸泰錫
二	二月八日	飯塚喜四郎

○醫業免許 本年二月中醫業免許證ヲ下附セラレタル者左ノ如シ

免許番號	免許月日	免許地域	免許期間	姓名
一	二月六日	平安北道雲山郡一圓、同昌城郡東倉面ノ内大楡洞	自大正三年二月六日至大正八年一月三十一日	米國人ジヨセフ、ワンニーノーラン
二	同日	黃海道遂安金鑛特許鑛區區域内	自大正三年二月六日至同八年一月三十一日	同エドガードモットストライカー
三	同日	平安南道平壤府一圓	同上	英國人ロセッタ、シャーウット、ボール(女)
四	同日	同上	同上	同エドワードーグラスフオルウエル
五	二月十七日	同上	自大正三年二月十七日至同八年一月三十一日	米國人ジエームス、バンター、ウエルス
六	同日	京畿道一圓	同上	同ダブリユー、デ、レーイト
七	二月二十三日	同上	自大正三年二月二十三日至同八年一月三十一日	同ゼームスデールワンパスカーク

朝鮮總督府官報 第四八二號 大正三年三月十一日 (第三種郵便物認可)

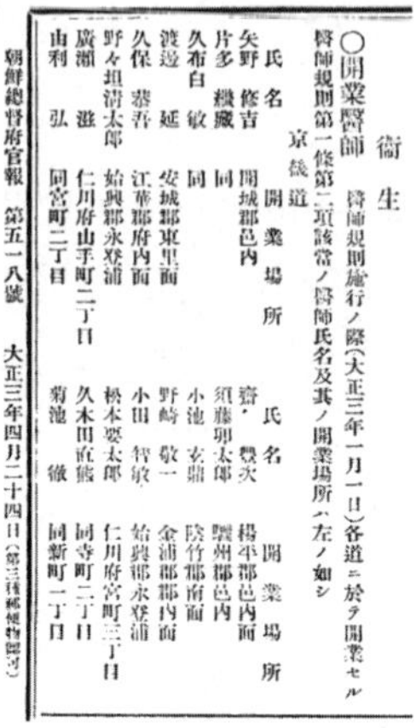

衛生

○開業醫師 醫師規則施行ノ際(大正三年一月一日)各道ニ於テ開業セル醫師規則第一條第二項該當ノ醫師氏名及其ノ開業場所ハ左ノ如シ

京畿道

氏名	開業場所	氏名	開業場所
矢野 修吉	開城郡邑内	齋藤 豐次	楊平郡邑内面
片多 穰藏	同	須藤 卯太郎	驪州郡邑内
久布白 敏	同	小池 玄鼎	陰竹郡南面
渡邊 延	安城郡東里面	野崎 敬一	金浦郡郡内面
久保 恭吾	江華郡府内面	小田 智敏	始興郡永登浦
野々垣 清太郎	始興郡永登浦	柳本 要太郎	仁川府宮町三丁目
廣瀨 遜	仁川府山手町二丁目	久木田 直熊	同寺町二丁目
由利 弘	同宮町二丁目	菊池 徹	同新町一丁目

朝鮮總督府官報 第五一八號 大正三年四月二十四日 (第三種郵便物認可)

(왼쪽) 그림 3-4 《조선총독부관보》 1914년 3월 11일 자 "의적등록". 의사면허 등의 발급 사실이 기록되어 있다. 총독부 면허의사 제1호는 위어(ウェアー), 면허치과의사 제1호는 함석태(咸錫泰, 관보의 함태석은 오기)임을 확인할 수 있다. 의업면허는 1915년 9월 제126호부터 명칭이 한지의업면허로 바뀌는데 이에 대해서는 뒤에 언급할 것이다.

(오른쪽) 그림 3-5 《조선총독부관보》 1914년 4월 24일 자 "개업의사". 총독부는 〈의사규칙〉 제1조 제1항(제2항은 오기) "의사법 제1조 제1항 제1호, 제2호에 해당하는 자 또는 의술개업시험에 합격한 자", 즉 일본인 내무성 면허의사들의 신고를 받아 그들의 씨명(氏名)과 개업 장소를 관보에 게재했다.

4) 조선총독부 지정 의학교

앞에서 언급했듯이 조선총독부가 인정하는 면허의사가 되기 위한 방법 가운데 한 가지는 "조선총독이 지정한 의학교를 졸업"하는 것이었다.

〈의사규칙〉이 처음 시행된 1914년, 조선에 의학교는 조선총독부의원 부속의학강습소(관립)와 사립 세브란스병원의학교 둘만 있었다. 당시 두 학교 모두 학생은 전원 조선인이었다.

총독부의원 의학강습소는 1914년 3월 7일 조선총독부고시 제63호로 조선총독부 지정학교가 되어서 졸업생들은 별도의 시험을 치를 필요 없이 곧바로 의사 자격을 인정받았다.

하지만 세브란스병원의학교는 달랐다. 총독부 지정학교가 아니었기 때문에 졸업생들은 곧바로 의사 자격을 인정받지 못하고 "조선총독이 정한 의사시험"을 치러 합격해야만 총독부가 인정하는 면허의사가 될 수 있었다.

1916년 4월 1일 칙령 제80호로 〈조선총독부전문학교관제〉가 반포되었고, 그 관제에 따라 경성의학전문학교, 경성전수학교(법률전문학교), 경성공업전문학교 등 세 전문학교가 설립되었다. 세 학교 모두 신설이 아니고 전신 학교를 승격시킨 것으로, 조선총독부의원 부속의학강습소가 경성의학전문학교가 된 것이었다. 그에 따라 경성의학전문학교는 총독부 지정학교 자격을 이어받았다.

사립 세브란스병원의학교는 1917년 5월 16일 조선총독부고시 제122호에 의해 사립 세브란스연합의학전문학교로 승격되었지만 여전히 총독부 지정학교 자격은 얻지 못했다. 지정학교 기준이 전문학교 인가 기준보다 높았기 때문이다. 세브란스의전이 마침내 총독부 지정학교가 된 것은 1923년 2월 24일이며, 전면적으로 개정된 〈조선교육령〉(1922년 2월 6일 공포)에 의거해서 관립 전문학교와 똑같은 대우를 받게 된 것이 중요한 계기였다.

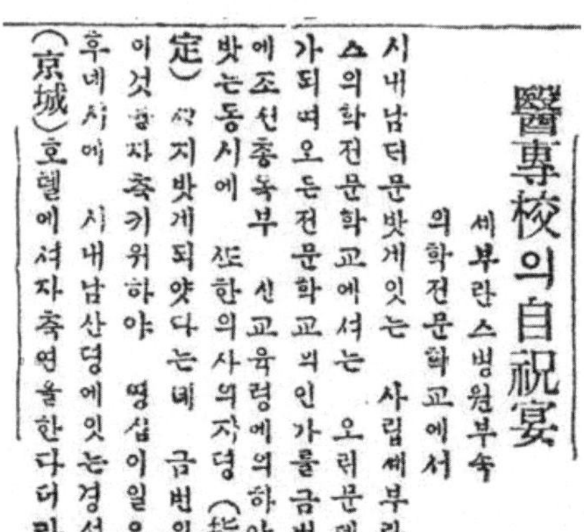
醫專校의自祝宴

세부란스병원부속
의학전문학교에서

시내남대문밧게잇는 사립세부란스의학전문학교에서는 오려문데가되여오든전문학교의인가를금번에조선총독부 신교육령에의하야밧는동시에 또한의사의자뎡(指定)까지밧게되얏다는데 금번의이것을자축키위하야 명십이일오후네시에 시내남산뎡에잇는경성(京城)호텔에서자축연올한다더라

그림 3-6 〈조선일보〉 1923년 3월 12일 자. 세브란스의전은 1922년 2월 6일 공포된 칙령 제19호 〈조선교육령〉에 의거해서 1923년 3월경 관립 전문학교와 똑같은 대우를 받게 되었으며, 또한 1923년 2월 24일 총독부 지정학교가 되어 1923년 졸업생부터 총독부 의사시험을 치르지 않고 의사면허를 받게 된 것을 자축하는 행사를 3월 12일 경성호텔에서 갖는다는 기사이다. 당시 《관보》뿐만 아니라 〈조선일보〉, 〈매일신보〉 등 신문에서도 세브란스의전이 관립 전문학교와 똑같은 대우를 받게 된 날짜는 확인할 수 없었다.

이로써 1923년 이후 세브란스 의전 본과를 졸업한 사람들은 총독부 의사시험을 치르지 않고 총독부 의사면허를 받게 되었다.

표 3-3에서 볼 수 있었듯이, 이후 1930년 3월 19일 도립 평양의학강습소와 도립 대구의학강습소가 각각 설립 7년과 6년 만에, 그리고 1942년 7월 17일 사립 경성여자의학전문학교가 경성여자의학강습소로 설립된 지 14년, 전문학교로 승격된 지 4년 만에 총독부 지정학교가 되었다. 이처럼 총독부 지정학교가 되는 것은 쉬운 일이 아니었다. 조선총독부의 의사 양성 정책은 소극성과 일본인 위주 등 여러 측면에서 비판받아 마땅하지만, 의사 수준을 향상, 유지하기 위해서는 그런 대로 노력한 것으로 보인다.

1926년 4월 1일 설립된 경성제국대학 의학부는 개교 당시부터 제국대학으로서 조건과 자격을 갖추었으므로 애당초 총독부 지정과는 무관했다. 졸업생들은 총독부 면허가 아닌 일본 내무성 면허를 부여받았다.

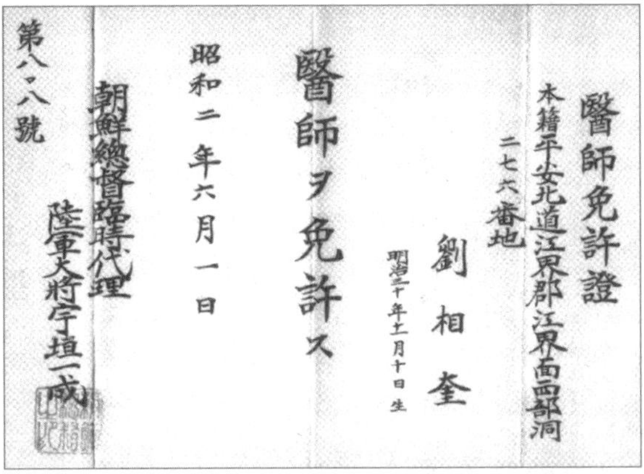
醫師免許證
本籍平安北道江界郡江界面西部洞
二七六番地
劉相奎
明治三十年十一月十日生
醫師ヲ免許ス
昭和二年六月一日
朝鮮總督臨時代理
陸軍大將宇垣一成
第八〇八號

그림 3-7 1927년 3월 경성의학전문학교를 졸업한 유상규(劉相奎, 1897년 11월 10일생)에게 발급된 조선총독부 의사면허증(제808호). 1916년 경성의전에 입학한 유상규(1897~1936)는 3·1운동 때 학교를 퇴학하고 상하이로 가서 안창호(1878~1938)의 최측근으로 활약하다 조선으로 돌아와 복학해서 학업을 마쳤다. 1927년 경성의전 졸업생들은 대부분 일본 내무성 의사면허증을 받았지만, 옛 〈조선교육령〉의 적용을 받는 유상규는 조선총독부 의사면허증을 받았다. 이에 관해서는 뒤에 설명한다. 유상규는 1990년 건국훈장 애족장을 추서받았다.

표 3-5는 관립·도립·사립 의학교를 졸업하고 의사면허를 받은 조선인과 일본인 수를 보여 준다. 1945년까지 의학교 졸업 면허의사 수는 조선인이 2,898명, 일본인이 3,308명으로 일본인이 약간 많았다. 하지만 조선 내의 일본인 인구 비율이 가장 높았던 강점 말기에도 일본인이 조선인의 3%를 넘지 못했던 사실을 감안하면 인구당 의학교 졸업 면허의사 수는 일본인이 조선인의 30배가 훨씬 넘는 셈이다. 일제 당국이 설립, 운영한 관립·도립 의학교 졸업 면허의사 수만 비교하면 50배를 상회한다. 일제는 조선과 조선인을 위해 근대식 의학교육을 도입, 확대했다고 선전했지만 사실은 철두철미 일본인을 위한 조치였다. 더욱이 졸업 후의 취업과 대우에도 일본인과 조선인 사이에는 현격한 차별이 존재했다. 외형은 근대적인 모습을 띠었지만 본질은 제국주의적이고 식민지적인 의료 정책이고, 의사면허제도였다.

표 3-5 관립·도립·사립 의학교 졸업 면허의사 수, 1910~1945년

연도	조선인						일본인	
	관립·도립 졸업		사립 졸업		합계		관립·도립 졸업	
	연도별	누계	연도별	누계	연도별	누계	연도별	누계
1910								
1911	27	27	6	6	33	33		
1912	6	33	0	6	6	39		
1913	28	61	5	11	33	72		
1914	38	99	0	11	38	110		
1915	24	123	0	11	24	134		
1916	35	158	0	11	35	169		
1917	48	206	0	11	48	217		
1918	44	250	0	11	44	261		
1919	40	290	0	11	40	301		

1920	28	318	0	11	28	329	23	23
1921	22	340	0	11	22	351	13	36
1922	36	376	0	11	36	387	21	57
1923	40	416	5	16	45	432	19	76
1924	49	465	6	22	55	487	31	107
1925	47	512	17	39	64	551	28	135
1926	50	562	5	44	55	606	42	177
1927	88	650	21	65	109	715	63	240
1928	26	676	8	73	34	749	51	291
1929	54	730	21	94	75	824	58	349
1930	49	779	21	115	70	894	115	464
1931	37	816	39	154	76	970	138	602
1932	46	862	27	181	73	1,043	99	701
1933	87	949	47	228	134	1,177	156	857
1934	86	1,035	26	254	112	1,289	178	1,035
1935	63	1,098	40	294	103	1,392	170	1,205
1936	59	1,157	32	326	91	1,483	196	1,401
1937	70	1,227	43	369	113	1,596	187	1,588
1938	64	1,291	37	406	101	1,697	215	1,803
1939	84	1,375	46	452	130	1,827	176	1,979
1940	61	1,436	38	490	99	1,926	181	2,160
1941	154	1,590	95	585	249	2,175	362	2,522
1942	70	1,660	90	675	160	2,335	174	2,696
1943	94	1,754	84	759	178	2,513	189	2,885
1944	88	1,842	108	867	196	2,709	206	3,091
1945	89	1,931	100	967	189	2,898	217	3,308

주 1: 도립·사립 의학교를 졸업한 뒤 총독부 의사시험에 합격하여 의사면허를 받은 사람은 포함되지 않은 통계치다.
2: 사립 의학교를 졸업한 일본인은 포함되어 있지 않다. 세브란스의학전문학교와 경성여자의학전문학교 등 사립 의학교를 졸업한 일본인 총수는 100명 이하일 것으로 추산된다.
자료: 《조선총독부관보》, 각 학교 《일람》.

5) 조선총독부 의사시험

조선총독부 면허의사가 되는 또 한 가지 방법은 "조선총독이 정한 의사시험에 합격"하는 것이었다. 총독부는 1914년 7월 20일 〈의사시험규칙〉(조선총독부령 제114호)을 제정하고 즉시 시행했다. 〈의사시험규칙〉의 주요 내용은 아래와 같은바, 일본의 〈의사시험규칙〉(1913년 9월 13일, 문부성령 27호)을 그대로 옮겨 놓다시피 한 것이었다.

> 제1조 의사시험은 매년 2회 경성에서 실시한다. 시험기일은 고시한다.
>
> 제2조 의사시험은 수업 연한 4년 이상의 의학교를 졸업하거나 5년 이상 의술에 종사한 자가 아니면 볼 수 없다.
>
> 제3조 의사시험은 다음 4부로 나눠서 제1부부터 순차적으로 실시한다.
>
> 제1부 물리학 화학 해부학(조직학 포함) 생리학
>
> 제2부 병리학(병리해부학, 법의학 포함) 약물학 외과학(이비인후과학 및 피부병학, 매독학 포함) 내과학(소아과학 및 정신병학 포함)
>
> 제3부 안과학 산과학·부인과학 위생학(세균학 포함)
>
> 제4부 임상시험
>
> 임상시험은 외과학 내과학 산과학 안과학으로 실시한다.
>
> 다만 산과학 안과학은 생략할 수 있다.
>
> 제4조 제2부 시험은 제1부, 제3부 시험은 제2부, 제4부 시험은 제3부 시험에 합격한 자만 볼 수 있다. 다만 임상시험은 편의상 해당 과목시험과 함께 시행할 수 있다.

일본의 경우 응시 자격을 "중학교 또는 수업연한 4개년 이상의 고등여학교 졸업자 또는 이와 동등 이상의 학력을 지닌 자로서 (문부성 지정을 받지 못한—저자) 의학전문학교를 졸업하거나 외국 의학교에서 4개년 이상 의학과정을 수료한 자"(일본 〈의사법〉 제1조)로 규정하여 조선보다 응시 기준이 훨씬 높았다. 일본과 조선의 보건의료 및 교육 상황을 생각하면 응시 자격의 차이는 당연해 보인다. 또 총독부 의사시험 응시 자격을 일본보다 훨씬 낮게 규정한 데에는 일본 내의 일본인 의사 지망생들을 식민지 조선으로 끌어들이려는 의도도 작용했다.

세브란스병원의학교처럼 "수업 연한 4년 이상의 의학교"이더라도 총독부 지정을 받지 못하면 그 졸업생들은 의사시험을 보아야만 했다. 한편 정규 의학교를 다니지 않았더라도 5년 이상 의술에 종사한 사람은 응시할 자격을 가졌다.

시험 과목은 물리학 화학 등 기초과학, 해부학 생리학 병리학 약물학 등 기초의학, 내과학 외과학 등 임상과목이 망라되어 있었다.

(1) 의사시험제도 도입의 배경과 목표

〈매일신보〉 1914년 7월 23일 자에 게재된 의사시험규칙에 대한 총독부 위생과장 나카노 아리미쓰의 언명을 보면 총독부가 의사시험제도를 도입한 배경과 목표를 파악할 수 있다. 나카노에 따르면 총독부의 관심 대상에

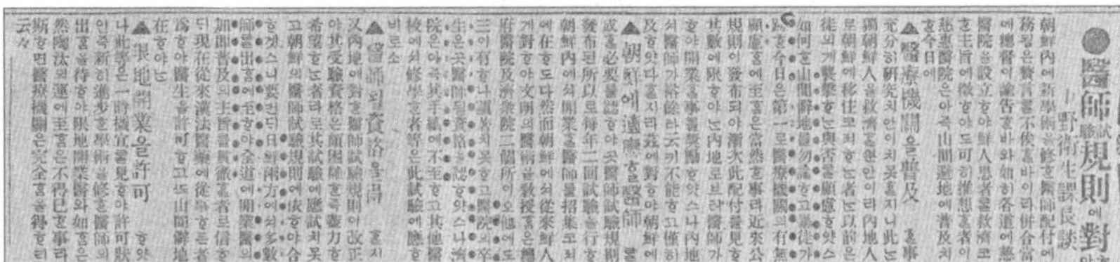
醫師試驗規則에 對ᄒᆞ야
中野衛生課長談

그림 3-8 〈매일신보〉 1914년 7월 23일 자. 위생과장 나카노 아리미쓰의 "의사시험규칙에 대하여".

는 조선인만이 아니라 조선에 이주하려는 일본인도 있었다. 강점 이전에는 의병(義兵)의 활약이 일본인의 조선 이주에 가장 큰 걸림돌이었지만, 그런 위험이 사라지자 식민 정책의 선행조건으로 이주민의 건강을 책임질 의료기관과 의료인의 공급이 부상했다. 그리고 관립 의학교육기관의 의사 배출 능력으로는 수요를 감당할 수 없는 상황에서 새로운 대책 마련이 시급했다. 총독부의 첫 번째 대책은 "공의 제도"를 도입하여 관의 지휘 아래 공중위생 업무를 담당하도록 하는 것이었다. 두 번째 대책은 개업의사의 숫자를 늘리기 위해 정규 의학교육을 받지 않고 시험만으로 의사가 될 수 있는 제도를 도입하는 것이었다.

총독부는 일본 내의 의사가 조선에 이주하여 공의로 활동할 것을 장려했지만, 나카노는 일본에도 의사가 넉넉하지 않은 실정에서 한계가 명확한 대책임을 인식하고 있었다. 일본에서 면허를 받고 안정된 생활을 할 수 있는 의사들이 굳이 낯선 식민지에 올 가능성이 적다는 것이었다. 그런 상황에서, "조선에서 개업할 의사"를 빠르게 양성할 수 있는 의사시험제도가 도입된 것으로 이해할 수 있다. 그리고 총독부 의사시험 응시 자격을 일본보다 훨씬 낮게 한 데에는 조금 전 언급한 대로 일본 내의 의사 지망생들을 식민지 조선으로 끌어들이려는 의도가 있었다.

하지만 나카노의 인식은 실제와 차이가 컸다. 표 3-6에서 볼 수 있듯이, 조선 내 일본인 의사 1인당 일본인 인구는 강점 초기부터 일본 본토에 비해 훨씬 적었다. 그만큼 일본인 의사가 많았다는 뜻이고, 일본 본토와 비교할 때 의사 과잉 상태였다. 반면에 조선인 의사는 비교가 불가능할 정도로 태부족이었다. 따라서 의학교 증설이든, 의사시험이든 조선인 의사를 우선적으로 양성하는 것이어야 했다. 하지만 실제로는 일본인 의사 양성 위주로 정책이 만들어졌고 시행되었다. 처음부터 목표와 방향 설정이 잘못된 정책

표 3-6 조선과 일본의 의사 1인당 인구

연도	조선인	재조 일본인	본토 일본인	연도	조선인	재조 일본인	본토 일본인
1910	9,624	397	1,292	1927	24,451	640	1,309
1911	28,878	510	1,284	1928	23,160	597	1,308
1912	202,316	690	1,262	1929	22,469	627	1,300
1913	82,896	688	1,238	1930	21,374	630	1,297
1914	108,477	628	1,227	1931	20,991	629	1,361
1915	76,352	484	1,204	1932	20,017	591	1,327
1916	69,996	481	1,184	1933	18,469	563	1,277
1917	59,561	490	1,175	1934	16,842	533	1,242
1918	47,570	520	1,187	1935	15,905	509	1,203
1919	47,411	530	1,211	1936	15,126	539	1,174
1920	42,080	576	1,220	1937	14,750	445	1,143
1921	41,507	594	1,334	1938	13,160	509	1,128
1922	36,770	586	1,340	1939	12,811	519	1,111
1923	33,878	618	1,351	1940	11,968	544	1,101
1924	30,536	618	1,347	1941	11,826	602	1,068
1925	29,110	620	1,318	1942	10,264	634	1,438
1926	26,479	625	1,323	1943	9,865	635	2,147

주 1: 조선인 의사 1인당 조선인 인구, 일본인 의사 1인당 일본인 인구, "재조(在朝) 일본인"은 조선에 거주하는 일본인,
2: 조선 내에서 조선인이 일본인 의사를 찾거나, 일본인이 조선인 의사를 찾는 경우는 거의 없었다. 따라서 조선 내에서 일본인 의사가 많이 배출되더라도 조선인과는 사실상 무관한 일이었다.
자료: 《조선총독부통계연보》(각 연도)와 《일본장기통계》(2007년판)를 이용하여 계산함.

은 강점 후기까지 지속되었다. 그에 따라 일본인 의사의 초과잉 상태가 초래되어 조선에서 면허를 받은 일본인 의사가 일본 본토나 일본제국의 다른 지역으로 유출되는 한편, 조선인 의사는 극심한 부족 상태가 지속되었다. 의사의 초과잉과 태부족이 공존했던 것이다.

(2) 제1회 총독부 의사시험

1914년 8월 7일 총독부고시 제309호로 제1회 총독부 의사시험이 공고되었다. 응시 마감은 8월 31일, 시험 날짜는 9월 15일, 장소는 경성(서울) 연건동의 총독부의원이었다. 응시자는 조선인 20명과 일본인 8명 등 모두 28명이었고, 이 가운데 제1부 시험 합격자는 20명, 제3부 시험 합격자는 17명이었다. 그리고 9월 29일부터 10월 7일까지 치러진 제4부 임상시험을 통과한 최종 합격자 13명의 명단이 10월 9일 발표되었다. 13명 중 조선인은 김용

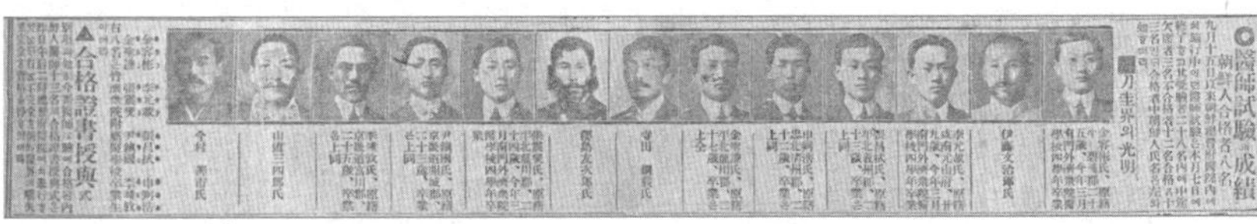
○醫師試驗ノ成績

그림 3-9 〈매일신보〉 1914년 10월 11일 자. "의사시험의 성적, 조선인 합격자 8명, 합격증서 수여식".

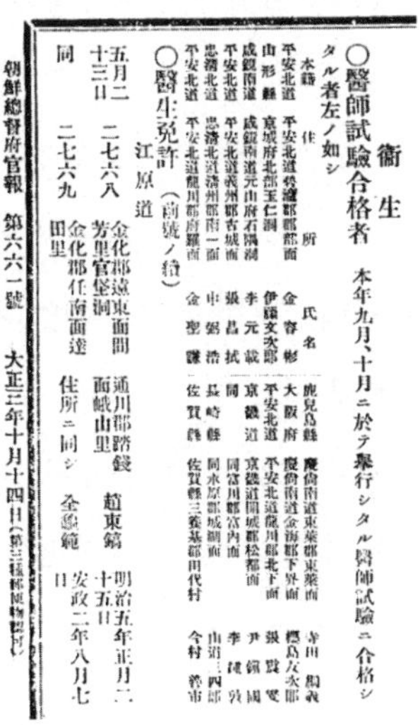
朝鮮總督府官報 第六六一號 大正三年十月十四日

衛生

○醫師試驗合格者 本年九月、十月ニ於テ擧行シタル醫師試驗ニ合格シタル者左ノ如シ

○醫生免許 (前號ノ續)

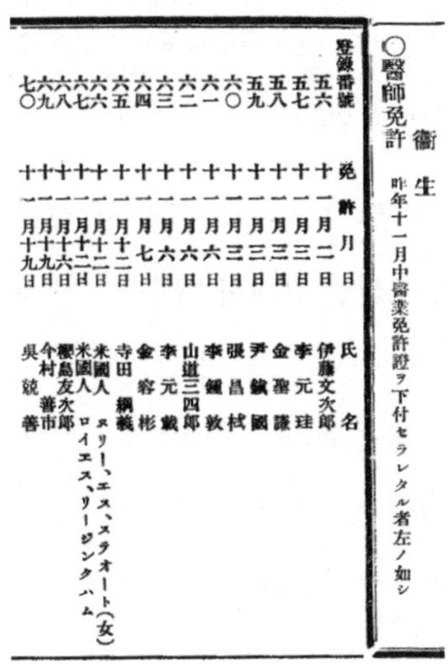
衛生

○醫師免許 昨年十一月中醫業免許證ヲ下付セラレタル者左ノ如シ

登錄番號	免許月日	氏名
五六	十一月二日	伊藤文次郎
五七	十一月三日	李元珪
五八	十一月三日	金聲謙
五九	十一月三日	尹鐘國
六〇	十一月三日	張昌栻
六一	十一月六日	李鍾敦
六二	十一月六日	山道三四郎
六三	十一月六日	李元載
六四	十一月六日	金容彬
六五	十一月七日	寺田綱義
六六	十一月十二日	米國人 ヌリー、エス、スラオート(女)
六七	十一月十二日	米國人 ロイ、エス、リーヅンクハム
六八	十一月十六日	櫻島友次郎
六九	十一月十九日	今村善市
七〇	十一月十九日	吳兢善

(왼쪽) 그림 3-10 《조선총독부관보》 1914년 10월 14일 자. "의사시험 합격자 13명".

(오른쪽) 그림 3-11 《조선총독부관보》 1915년 1월 9일 자. 이토 분지로(伊藤文次郎, 56번), 이원재(57번), 김성겸(58번) 등 의사시험 합격자들에게 의사면허가 부여되었다.

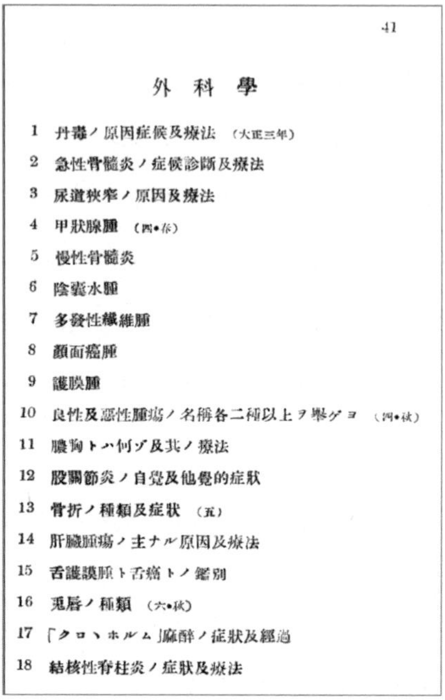

41

外 科 學

1 丹毒ノ原因症候及療法 (大正三年)
2 急性骨髓炎ノ症候診斷及療法
3 尿道狹窄ノ原因及療法
4 甲狀腺腫 (四•春)
5 慢性骨髓炎
6 陰囊水腫
7 多發性纖維腫
8 顏面癌腫
9 護膜腫
10 良性及惡性腫瘍ノ名稱各二種以上ヲ擧ゲヨ (四•秋)
11 膿胸トハ何ゾ及其ノ療法
12 股關節炎ノ自覺及他覺的症狀
13 骨折ノ種類及症狀 (五)
14 肝臟腫瘍ノ主ナル原因及療法
15 舌護謨腫ト舌癌トノ鑑別
16 兎唇ノ種類 (六•秋)
17 「クロヽホルム」麻醉ノ症狀及經過
18 結核性脊柱炎ノ症狀及療法

그림 3-12 《조선총독부의사·치과의사·약제사 시험문제집》(1930년) 가운데 외과학 시험 문제. 기출(旣出) 문제들이 과목별 연대순으로 배열되어 있다. 맨 위의 1, 2, 3번이 1914년(大正 3년)에 출제된 외과학 문제들이다.

빈, 이원재, 장창식, 신필호, 김성겸, 장진섭, 윤진국, 이종돈 등 8명으로 모두 1914년도 세브란스의학교 졸업생이었다. 합격증 수여식은 11일 오후 2시 총독부의원 원장실에서 개최되었다.

의사시험 합격자들에게는 〈의사규칙〉에 따라 곧 조선총독부 의사면허가 부여되었다.

1914년에는 의사시험이 한 차례 치러졌지만, 그 이후에는 〈의사시험규칙〉에 정해진 대로 2회씩 실시되었다. 그리고 1923년 세브란스의학전문학교가 총독부 지정을 받아 무시험으로 의사 자격을 인정받게 되기까지 의사시험의 조선인 합격자 다수는 세브란스의학교/의학전문학교 출신이었다.

의사시험의 수준과 난이도는 시험 문제를 통해 어느 정도 짐작할 수 있다. 《조선총독부의사·치과의사·약제사 시험문제집》(1930년)에 수록된 1914년도 의사시험 문제는 다음과 같다. 의사시험의 수준이 결코 낮지 않았다는 사실을 알 수 있다.

제1부

물리학 1. 감응전류, 2. 고체의 비중을 측정하는 방법, 3. 보통검온기(檢溫

器)와 체온기의 다른 점.

화학 1. 질소 한 원자, 수소 세 원자로 이루어진 화합체의 명칭과 그 성상, 2. 알칼로이드, 3. 유산동 용액에 유화수소를 가하거나 그것에 유화수소 가스를 통과시킬 때의 반응을 방정식으로 표현.

해부학(조직학 포함) 1. 견갑골에 관계있는 관절과 근육, 2. 미주신경, 3. 상피 및 그 부속기의 조직학적 구조.

생리학 1. 혈액순환의 경로, 2. 요(尿)의 일반성상, 3. 내분비.

제2부

약물학 1. 무스카린의 생리적 작용, 2. 아코니틴의 생리적 작용과 의학적 치료효용 및 1일 극량(極量), 3. 염산 키니네의 생리적 작용과 의학적 치료효용.

병리학(병리해부학, 법의학 포함) 1. 혈전형성, 2. 지방 변성과 침윤, 3. 염증에서 나타나는 병변.

외과학(이비인후과학, 피부병학, 매독학 포함) 1. 단독(丹毒)의 원인, 증후와 요법, 2. 급성 골수염의 증후, 진단 및 요법, 3. 요도 협착의 원인과 요법.

내과학(소아과학, 정신병학 포함) 1. 신장염의 진단법, 2. 각혈의 요법, 3. 담석 발생에 관한 학설.

제3부

안과학 1. 트라코마의 유증(類症)감별, 2. 녹내장의 증후, 3. 시신경염의 원인과 증후.

산과학·부인과학 1. 임신의 징후와 그 가운데 확실한 임신 징후 2가지, 2. 자궁암종의 진단, 3. 산욕열의 원인과 예방법.

위생학(세균학 포함) 1. 먼지(塵埃)가 위생상에 미치는 관계, 2. 우물물(井水)의 양호 여부를 식별하는 방법, 3. 장티푸스균과 대장균의 감별.

(3) 의사시험과 여성 합격자들

1942년 7월 17일 경성여자의학전문학교가 총독부 지정학교가 되기 전까지 조선에서 여성이 의사가 되는 방법은 총독부 의사시험에 합격하는 것 외에는 없었다. 총독부 의사시험에 합격한 여성이 정확히 몇 명인지는 파악하지 못했다. 대신 관련된 사례 몇 가지를 소개한다.

도쿄의 제생학사(濟生學舍)에서 의학을 공부한 요시오카 야요이(吉岡彌生, 1871~1959)는 1892년에 내무성 의술개업시험에 합격하여 의사 자격을 얻었다. 요시오카는 1900년 제생학사가 여성의 입학을 거부한 사건을 계기로 일본 최초의 여성의학교육기관인 도쿄여자의학교(요시오카 여자의학교)를 설립했다. 그리고 도쿄여자의학교는 1912년 도쿄여자의학전문학교로 승격했다.

소설가 이광수(1892~1950)의 부인으로 더 유명한 허영숙(1897~1975)은 박에스터(본명은 김점동, 1876~1910)에 이어 우리나라 사람으로는 두 번째로 의사가 된 여성으로 알려져 있다. 허영숙은 조선인으로는 최초로 1917년 도

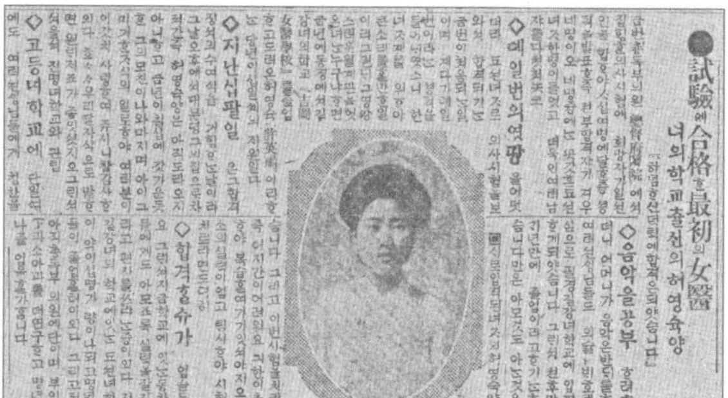
試驗에 合格된 最初의 女醫
녀의학교출신의 허영슉양

그림 3-13 〈매일신보〉 1918년 10월 20일 자 "(의사)시험에 합격한 최초의 여의사 허영숙".

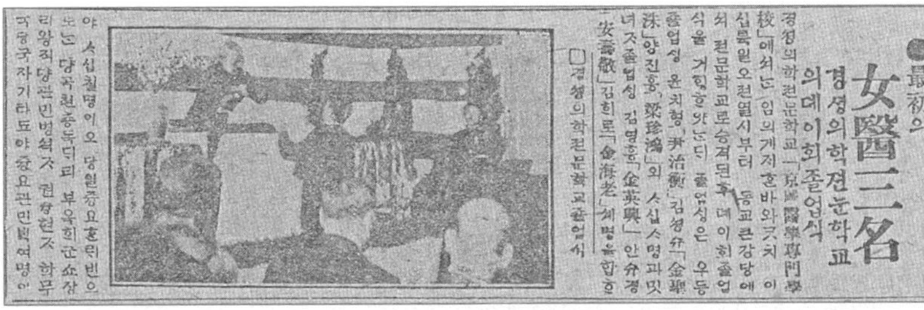

그림 3-14 〈매일신보〉 1918년 3월 27일 자 "최초의 여의 3명, 경성의학전문학교의 제2회 졸업식". 안수경, 김영흥, 김해지 세 명이 경성의학전문학교를 졸업하여 조선 최초로 여의사가 탄생했다고 보도했다. 이들은 정식으로 경성의전을 졸업하지 않았지만 의사 자격을 인정받았다. "조선총독이 지정한 의학교를 졸업한 자, 조선총독이 정한 의사시험에 합격한 자"라는 〈의사규칙〉의 의사 자격에 관한 규정을 엄격히 적용한다면 법적으로 문제가 될 수 있는 조치였다.

쿄여자의학전문학교를 졸업했다. 하지만 1920년 문부성 지정학교가 되기 전에 도쿄여자의전 졸업생들은 내무성이 주관하는 의사시험에 합격해야만 의사면허를 받을 수 있었다. 허영숙은 내무성 면허를 받지 않은 채 조선으로 돌아와서 1918년 10월 16일 총독부 의사시험에 합격했다. 그리고 1년이 지난 1919년 10월 10일 총독부 면허(348호)를 취득했다.

하지만 허영숙에 앞서 총독부 면허를 받은 조선인 여의사가 세 명 있었다. 안수경(244호, 1918년 4월 19일), 김영홍(248호, 4월 25일), 김해지(251호, 4월 25일)는 허영숙이 총독부 의사시험에 합격하기 반년 전에 이미 면허를 취득했다. 안수경 등은 여성이므로 경성의학전문학교에 정식으로 입학하지 못한 대신 청강생으로 수업을 듣고 1918년 3월에 과정을 수료했다. 그리고 총독부에서는 그들의 의사 자격을 인정하여 시험 없이 의사면허를 발급했다. 의사면허 취득을 기준으로 한다면 허영숙은 우리나라 사람으로 다섯 번째 여의사인 셈이다.

〈동아일보〉는 1925년 3월 20일 윤보명과 고수선이라는 두 여성이 경성의학전문학교를 졸업하고 의사가 될 것이라고 보도했다. 4년 전인 1921년

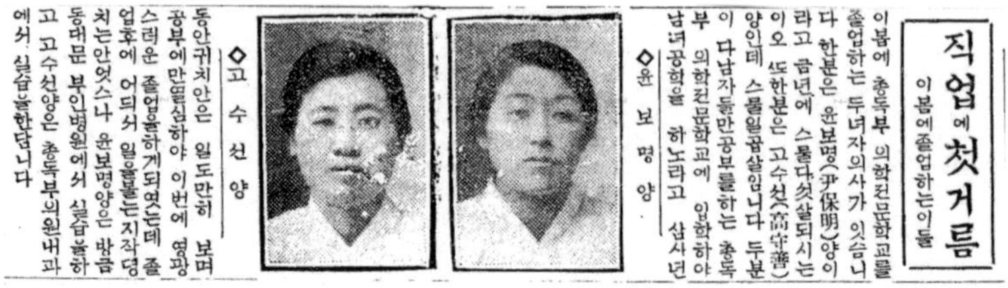

직업에 첫거름

이봄에졸업하는이들

이봄에 총독부 의학전문학교를 졸업하는 두녀자의사가 잇슴니다 한분은 윤보명(尹保明)양이라고 금년에 스물다섯살되시는이오 또한분은 고수선(高守善)양인데 스물일곱살입니다 두분이 다남자들만공부를하는 총독부 의학전문학교에 입학하야 남녀공학을 하노라고 삽사년

◇윤 보 명 양

동안귀치안은 일도만히 보며 공부에만열심하야 이번에 영광스러운 졸업을하게되엿는데 졸업후에 어듸서 일을볼는지작뎡치는안엇스나 윤보명양은 방금 동대문 부인병원에서 실습을하고 고수선양은 총독부의원내과에서 실습을한답니다

◇고 수 선 양

그림 3-15 〈동아일보〉 1925년 3월 20일 자. 윤보명과 고수선이 경성의학전문학교를 졸업한다고 보도했다. 〈조선일보〉도 3월 13일 자에 같은 내용을 보도했다.

4월 6일 〈매일신보〉가 "의전 최초의 부인 청강생"이라는 제목 아래 고수선, 윤보명, 김온순 등 세 명의 여성이 경성의전의 청강생으로 의학 공부를 시작한다고 보도한 것과 잘 부합된다. 그리고 《총독부관보》에 따르면 고수선은 1924년 10월에 실시된 총독부 의사시험에서 제1부에 합격했고, 1926년 8월 2일 한지의업면허(326호)를 부여받았다. 면허 기간은 1926년 8월 2일부터 1929년 8월 1일까지 3년, 면허 지역은 제주도 신좌면이었다. 신문들과 《총독부관보》를 종합하면 고수선은 경성의전을 다니기는 했지만 졸업 자격을 인정받지 못했고, 의사시험에 부분 합격한 것을 근거로 한지의업면허를 받았다고 판단된다. 한편, 윤보명은 1925년 5월 15일 자 〈동아일보〉 기사에도 동대문부인병원에 근무하는 것으로 나오지만 《총독부관보》에서는 윤보명의 의사시험이나 면허에 대한 언급을 찾아볼 수 없다.

1931년 7월 14일 안성숙이 총독부 의사면허(1076호)를 받았다. 1927년 11월 제1부 시험, 1929년 11월 제3부 시험에 합격한 안성숙은 의사시험에 합격하여 의사면허를 취득한 조선인 여성으로는 허영숙에 이어 두 번째였다. 안성숙은 1923년 평양여자고등보통학교 사범과를 졸업한 뒤 보통학교 교사 생활을 하다 1927년 3월 조선인 여성으로는 처음으로 평안남도립의학강습소를 졸업한 입지전적인 인물이었다.

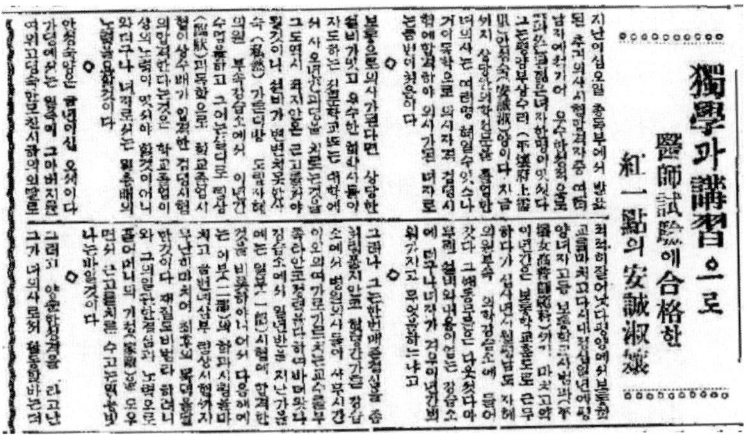

獨學과 講習으로
醫師試驗에 合格한
紅一點의 安誠淑孃

그림 3-16 〈중외일보〉 1929년 11월 29일 자 "독학과 강습으로 의사시험에 합격한 홍일점 안성숙".

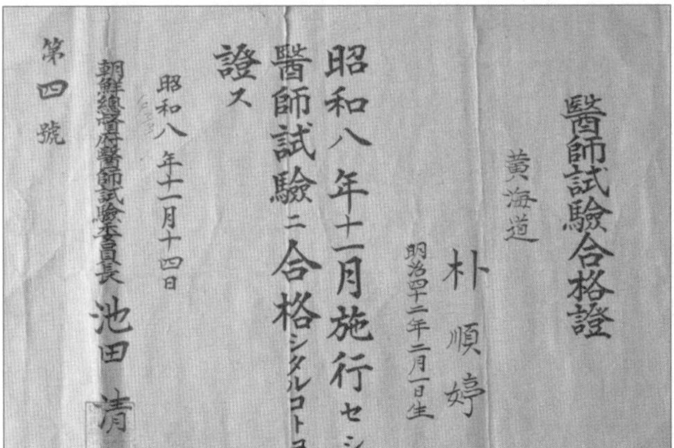

醫師試驗合格證
黃海道
朴順婷
明治四十二年二月一日生
昭和八年十一月施行セシ
醫師試驗ニ合格シタルコトヲ
證ス
昭和八年十一月十四日
朝鮮總督府醫師試驗委員長 池田清
第四號

그림 3-17 경성여자의학강습소 제1회 박순정(朴順婷)의 의사시험합격증(서울대학교병원 의학역사문화원 소장). 박순정은 재학 중인 1933년 10월, 11월에 실시된 의사시험 1부, 2부, 3부 시험에 차례로 합격하여 11월 14일 합격증을 받았다.

경성여자의학강습소 제1회 입학생 박순정과 임용화는 1933년 10월, 11월에 실시된 의사시험 1부, 2부, 3부 시험에 차례로 합격하여 11월 14일 합격증을 받았다. 그리고 박순정은 1934년 4월 16일 총독부 의사면허 1312호, 임용화는 7월 24일 총독부 의사면허 1352호를 발급받았다. 이어서 동급생들인 이점학이 8월 14일에 1359호, 강성자가 8월 22일 1365호, 신무선이 10월 13일 1375호로 총독부 의사면허를 받았다. 1934년 6월 9일 열린 경성여자의학강습소 제1회 졸업식에서 졸업장을 받은 5명 모두 총독부 의사면허를 받았다. 또 경성여자의학강습소 제2회 졸업생인 송경애가 1935년 7월 11일 1415호, 김근선이 8월 3일 1418호, 오옥섬이 1936년 8월 7일 1463호, 이경신이 1937년 2월 20일 1497호로 총독부 의사면허를 취득했다. 이어서 경성여자의학강습소 제3회 졸업생인 허봉조가 1937년 2월 12일 1494호, 김동숙이 6월 30일 1500호로 의사면허를 받았다.

허영숙과 안성숙, 그리고 경성여자의학강습소 졸업생 11명 외에도 총독부 의사시험에 합격한 조선인 여성이 조금 더 있을 것으로 여겨지지만 일일이 확인하지는 못했다. 어떻든 식민지 조선에서 여성이 의사가 되는 것은 매우 어려운 일이었다.

(4) 의사시험 폐지 논의와 존속

1917년 10월 25일 조선총독부령 제80호로 의사시험규칙 가운데 시험 과목, 시험 절차, 시험 자격 등이 개정되었다. 개정 전 4부로 되어 있던 것을 제1부 기초의학, 제2부 임상의학, 제3부 실지시험 3부로 줄였고, 한꺼번에 전부를 치러야 했던 것을 각 부별로 수험자가 원하는 대로 볼 수 있게 했다. 하지만 시험 과목은 15과목으로 변함이 없었다. 그리고 제1부와 제2부 합격자에게는 5회까지 합격 효력을 인정해 주는 등 시험 조건을 약간 완화했다. 그렇다고 합격률이 높아진 것은 아니었고 표 3-7에서 볼 수 있듯이 오히려 낮아졌다. 응시자들의 자질도 문제였지만 시험이 결코 쉽지 않았다는 방증이다.

1930년대 들어 일본에서는 문부성 지정 의학교 졸업생에 대한 무시험제

표 3-7 총독부 의사시험 합격자·응시자·합격률, 1914~1928년

연도	합격자						응시자			합격률(%)		
	조선인		일본인		합계		조선인	일본인	합계	조선인	일본인	합계
	연도별	누계	연도별	누계	연도별	누계						
1914	8	8	5	5	13	13	20	8	28	40	63	46
1915	7	15	17	22	24	37	16	41	57	44	41	42
1916	7	22	7	29	14	51	15	28	43	47	25	33
1917	10	32	7	36	17	68	17	32	49	59	22	35
1918	10	42	5	41	15	83	19	52	71	53	10	21
1919	1	43	10	51	11	94	6	55	61	17	18	18
1920	4	47	4	55	8	102	29	59	88	14	7	9
1921	13	60	5	60	18	120	51	69	120	25	7	15
1922	16	76	8	68	24	144	65	69	134	25	12	18
1923	1	77	8	76	9	153	40	105	145	3	8	6
1924	5	82	13	89	18	171	63	118	181	8	11	10
1925	9	91	16	105	25	196	119	157	276	8	10	9
1926	21	112	15	120	36	232	181	158	339	12	9	11
1927	13	125	19	139	32	264	201	185	386	6	10	8
1928	11	136	9	148	20	284	324	256	580	3	4	3

자료: 《조선위생요람》(1929년).

도를 폐지하고 오늘날과 비슷한 국가시험제도를 새로 만들려는 움직임이 나타났다. 내무성의 이런 방침은 문부성이 강력히 반대함으로써 무산되었지만 의학교에 대한 감독은 한층 강화되었다.

한편 조선에서는 1934년부터 의사시험제도 폐지 방침이 표면화되었다. 1월 18일 총독부 위생과장 니시키 산케이(西龜三圭, 1884~1953)는 앞으로 의사시험을 폐지할 것이라는 계획을 천명했다. 그리고 3월 30일에는 구체적으로 정규 의학교를 졸업하지 않고 독학으로 의사가 되려는 사람은 1940년까지 의사시험을 통과해야 할 것이라고 발표했다. 총독부는 11월 16일 조

선총독부령 109호로 〈의사시험규칙〉을 개정하여 1941년 1월 1일부터 의사시험은 필요에 따라 실시하며, 응시 자격은 "중등학교 졸업 및 수업연한 4년 이상의 의학교 졸업"으로 한정했다.

니시키가 언급했던 것처럼 의사시험을 완전히 폐지하는 것은 아니지만 응시 자격을 크게 높이고 "연 2회 시험 실시" 규정을 삭제한 것은 의사시험 준비생들에게 사실상 시험 폐지에 버금가는 충격이었다.

의사시험의 대폭 축소에 대한 우려와 반대는 만만치 않았다. 특히 조선인들의 반대가 격렬했다. 조선어 신문들은 시험 준비생들의 장래에 대해 우려를 표시하는 한편, 근대의료의 보급에도 큰 차질이 빚어질 것이라고 비판했다. 이들은 만약 의사시험에 문제가 있다면 시험을 더 엄격하게 시행할 것을 대안으로 제시했다.

표 3-8 총독부 의사시험 합격자 수, 1929~1944년

연도	조선인		일본인		합계		연도	조선인		일본인		합계	
	연도별	누계	연도별	누계	연도별	누계		연도별	누계	연도별	누계	연도별	누계
1929	7	143	9	157	16	300	1937	25	293	17	264	42	557
1930	10	153	8	165	18	318	1938	55	348	14	278	69	626
1931	7	160	10	175	17	335	1939	91	439	25	303	116	742
1932	14	174	14	189	28	363	1940	87	526	27	330	114	856
1933	18	192	17	206	35	398	1941	134	660	35	365	169	1,025
1934	30	222	15	221	45	443	1942	38	698	10	375	48	1,073
1935	20	242	13	234	33	476	1943	33	731	2	377	35	1,108
1936	26	268	13	247	39	515	1944	41	772	4	381	45	1,153

주 1: 일제강점기 마지막 의사시험은 1945년 4월 12일에 실시되었는데, 합격자 명단은 확인할 수 없었다.
2: 창씨개명으로 민족을 구별할 수 없는 사례가 많은 1941년(169명), 1942년(48명) 합격자에 대해서는 1940년, 1943년, 1944년의 민족 간 합격자 비율(조선인 79%, 일본인 21%)을 적용하여 산출했다.
자료: 《조선총독부관보》(1929~1944년)의 관련 기록들을 정리한 것이다.

수험자들의 반응은 어떠했을까? 시간이 갈수록 오히려 수험자와 합격자가 늘어나서 폐지가 예상되던 1941년에는 가장 많은 합격자를 배출했다. 1939년부터 1944년까지 의사시험 합격자 수는 527명으로 1914~1944년 전체 합격자의 46%에 이르렀으며, 그 기간 조선인 합격자 수는 424명으로 전 기간 조선인 합격자의 55%나 되었다(표 3-8).

또한 사실상의 폐지 시한이 다가오면서 수험생들은 집단적인 행동도 마다하지 않았다. 그들은 의사시험의 10년 연장을 주장했다. 때마침 전쟁으로 인한 의료인력 수요가 증가하면서 의사시험을 축소 내지는 폐지하려는 방침은 전면적으로 수정되었다. 이로써 1934년 11월 16일 개정되어 1941년 1월 1일부터 시행하기로 예정되었던 개정 〈의사시험규칙〉은 시행되지 못한 채 폐기되었다. 오히려 의사시험 합격자를 늘리는 결과를 초래했다.

마지막으로 의사시험에 합격하여 의사가 된 사람은 1944년 5월 26일 제2154호로 총독부 의사면허를 받은 신창식(창씨명 平山昌湜)이었다.

표 3-7과 표 3-8은 1914년부터 1944년까지 총독부 의사시험에 합격한 조선인과 일본인 수를 보인 것이다. 누계상(累計上) 1933년까지는 일본인이 조금 많거나 비슷했고, 그 뒤로 조선인 합격자가 급증하여 전 시기를 통한 합격자는 조선인 772명, 일본인 381명이었다.

6) 일본제국 문부성 지정학교

"世專(세브란스전문학교) 문부성 지정, 어제(昨日) 정식 인가, 조선내 한지개업으로부터 해방, 관립 의전과 완전 동격." 세브란스의학전문학교가 일본 문부성 지정학교로 정식 인가를 받아 경성의학전문학교와 똑같이 졸업생들이 일본 내무성 의사면허를 받게 되었음을 알리는 〈조선일보〉 1934년

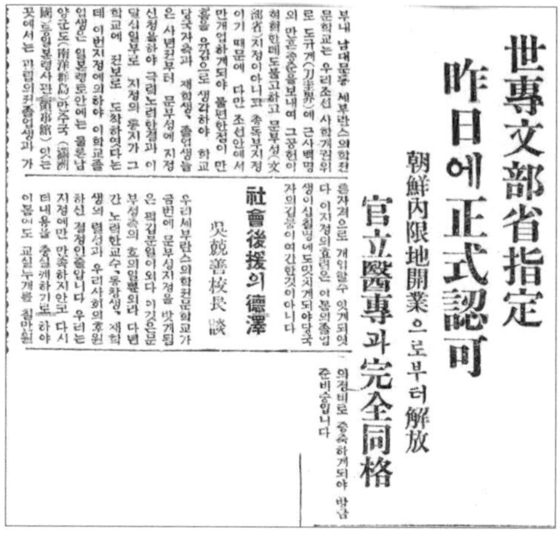

世專文部省指定
昨日에正式認可
朝鮮內限地開業으로부터解放
官立醫專과完全同格

社會後援의德澤
吳兢善校長談

그림 3-18 〈조선일보〉 1934년 4월 12일 자 "世專 문부성 지정, 昨日에 정식 인가, 조선내 한지개업으로부터 해방, 관립 의전과 완전 동격".

4월 12일 자 기사 제목이다. 일본 내무성 의사면허, 즉 제국면허를 받은 것을 "조선내 한지개업으로부터 해방"이라고 표현하고 있다. 같은 날 〈동아일보〉도 "다년의 현안문제이든 한지개업의 자격을 철폐"라고 보도했다.

일본제국 어느 곳에서나 인정받는 일본 내무성 면허, 이른바 "제국면허"는 조선에서만 통용되는 조선총독부 의사면허와는 위상이 크게 달랐다. 졸업생들이 제국면허를 받기 위해서는 해당 학교가 일본 문부성의 지정을 받아야만 했다. 이 점은 일본 본토나 조선, 대만이 다를 바 없었다. 제국대학 의학부와 관립·공립 의학전문학교는 별도의 절차 없이 문부성 지정학교와 마찬가지 대우를 받아 졸업생들은 자동으로 제국면허를 부여받았다. 반면에 사립 의학전문학교는 문부성의 심의를 통과해서 지정을 받아야 했다. 앞에서 보았던 일본 도쿄의 사립 도쿄여자의학전문학교는 1912년에 전문학교로 승격 인가를 받고서도 한동안 문부성의 지정을 받지 못하다가 1920년에야 문부성 지정학교가 되었다.

1916년 관립 조선총독부 부속의학강습소가 관립 경성의학전문학교로 승격했다. 그리고 학생을 조선인으로만 제한했던 의학강습소 때와는 달리 경성의전은 일본인에게도 입학 문호를 개방했다. 1916년에 경성의전을 입학한 일본인 학생들은 1920년 졸업과 동시에 일본 내무성 면허, 즉 제국면허를 받았다. 하지만 조선인 졸업생들은 제국면허가 아닌 조선총독부 면허를 부여받았다. 조선인들은 부당한 민족 차별로 여겼다. 차별의 발단은 9년 전으로 거슬러 올라간다.

1911년 8월 23일 칙령 제229호로 제정된 〈조선교육령〉은 조선 내의 조선인과 일본인의 초·중등 교육과정을 달리 설정했다. 일본인에게는 일본 본토(내지)와 마찬가지로 소학교 6년, 중학교 5년을 설정한 반면 조선인에게는 보통학교 4년, 고등보통학교 4년으로 교육 연한과 수준을 훨씬 낮게 만들었다. 따라서 중등 과정을 마친 경우 일본인과 조선인 사이에는 3년의 학력차가 생겨 상급 학교 진학과 취업에 차별이 생길 수밖에 없었다.

1916년 경성의학전문학교에 입학한 조선인 학생들은 "본과"에, 일본인 학생들은 "특별의학과"에 배정되었다. 교과 내용에 큰 차이는 없었지만 졸업 때의 위상과 대우는 전혀 달랐다.

차별이 해소된 직접적 계기는 1922년 2월 6일 전면적으로 개정된 〈조선교육령〉(칙령 제19호)의 공포였다. 3·1운동으로 분출된 조선인들의 민심을 달래기 위한 성격이 다분한 개정 〈조선교육령〉은 조선인의 초·중등 과정 교육 연한을 일본인과 마찬가지로 6년, 5년으로 확대했다. 이제 더 이상 조선인 졸업생들을 차별할 근거가 사라졌고, 1924년 5월 22일 문부성은 관련 조치를 취했다. 이로써 경성의전의 조선인 졸업생들은 졸업과 동시에 제국면허를 받게 되었다.

세브란스연합의학전문학교는 1917년 5월 14일 조선총독부로부터 전문

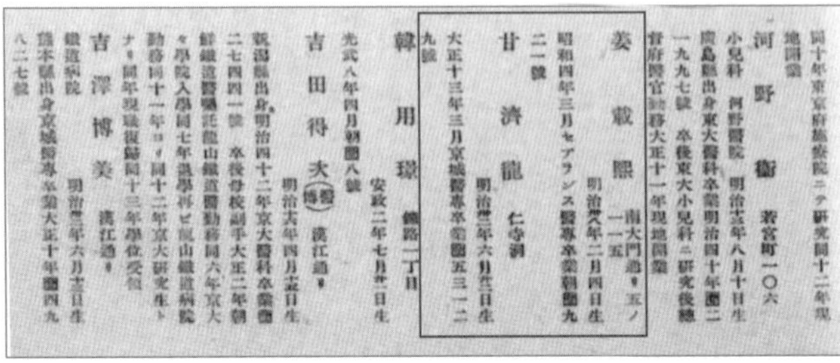

同十年東京府養育院ニテ研究同十二年現地開業

河野 衛 若宮町一〇六

小兒科 河野醫院 明治三五年八月十日生

廣島縣出身東大醫科卒業明治四十年醫二一九九七號 卒後東大小兒科ニ研究後總督府醫官勤務大正十一年現地開業

姜 載 熙 南大門通・五ノ一一五

明治卅六年二月四日生

昭和四年三月セブランス醫專卒業朝醫九二一號

甘 濟 龍 仁寺洞

明治卅三年六月廿三日生

大正十三年三月京城醫專卒業醫五三一二九號

韓 用 璟 鐵路一丁目

安政二年七月廿二日生

光武八年四月朝醫八號

吉田得夫(博醫) 漢江通・

明治六年四月三日生

新潟縣出身明治四十二年京大醫科卒業醫二七四四一號 卒後母校副手大正二年朝鮮鐵道醫囑託龍山鐵道醫勤務同六年京大々學院入學同七年退學再ビ龍山鐵道病院勤務同十一年ヨリ同十二年京大研究生トナリ同年現職復歸同十三年學位受領

吉澤博美 漢江通・

明治三年六月三日生

鐵道病院

熊本縣出身京城醫專卒業大正十年醫四九八二七號

그림 3-19 《일본의적록》(1940년판). 1929년 3월 세브란스의전을 졸업한 강재희는 조선총독부 의사면허 제921호, 1924년 3월 경성의전을 졸업한 감제룡은 일본 내무성 의사면허 제53129호를 받았음이 기재되어 있다. 감제룡 바로 왼쪽의 한용경은 1905년(광무 8년) 제8호 면허를 취득했다고 적혀 있는데 〈의사규칙〉(1900년 제정)에 의한 면허 취득인지는 단정하기 어렵다. 《조선총독부관보》 1933년 4월 8일 자에는 한용경이 그해 1월 29일 사망하여 의사면허증(제8호)을 반납했다고 되어 있다.

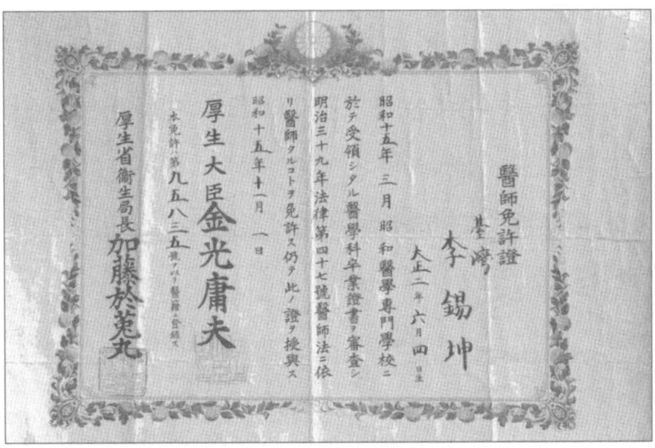

醫師免許證
臺灣
李錫坤
大正二年六月四日生
昭和十五年三月昭和醫學專門學校ニ於テ受領シタル醫學科卒業證書ヲ審査シ
明治三十九年法律第四十七號醫師法ニ依リ醫師タルコトヲ免許ス仍テ此ノ證ヲ授與ス
昭和十五年十一月一日
厚生大臣 金光庸夫
本免許ハ第九五八三五號ヲ以テ醫籍ニ登錄ス
厚生省衛生局長 加藤於菟丸

그림 3-20 1940년 3월 일본 도쿄의 쇼와(昭和)의학전문학교를 졸업한 대만 출신 이석곤(李錫坤, 1913년 6월 4일생)에게 발급된 일본 후생성 의사면허(제95835호). 후생성은 의사법에 따라 이석곤의 졸업증서를 심사하여 1940년 11월 1일 후생대신 명의의 의사면허증을 발급했다. 1938년 1월 11일 후생성이 설치됨에 따라 의사면허를 관리하는 부서가 내무성에서 후생성으로 바뀌었다.

학교 인가를 받았지만 학생들의 입학 전 학력 등으로 온전한 전문학교 대우를 받지 못했다. 문부성 지정은커녕 조선총독부로부터도 지정학교 인정을 받지 못한 상태였다. 그러다가 마침내 1923년 2월 24일 세브란스의전은 심사를 통과하여 총독부 지정학교가 되었다.

총독부 지정학교라는 1차 목표를 달성한 세브란스의전은 이때부터 2차 목표인 문부성 지정학교를 향해 내달렸지만 10년이 넘은 1934년 4월 11일에야 목표를 달성할 수 있었다.

그 뒤 도립 평양의학전문학교, 도립 대구의학전문학교, 사립 경성여자의학전문학교도 쉽지 않은 과정을 겪은 뒤에 문부성 지정학교가 되었다.

7) 외국인 의사의 자격 인정 문제

〈의사규칙〉 제1조 5호는 외국인 의사의 자격을 "조선총독이 지정한 외국 국적을 가지며 그 나라에서 의사면허를 취득한 자로 의업을 하는 것이 적당하다고 인정된 자"라고 명시하고 있다. 총독부는 1914년 1월 4일 조선총독부고시 제1호로 "大不列顚國", 즉 영국을 그 조항에 적합한 외국으로 지정했다. 그리고 표 3-4에서 보았듯이 2월 23일부터 휴 헤이우드 위어 등 5명의 영국인 의사에게 총독부 의사면허(제1호~제5호)를 발급했다. 그 뒤로 영국 이외에 지정된 나라는 《관보》에서 찾을 수 없었다.

총독부는 위어 등 영국인 의사 5명 이외의 외국인들에게는 의사면허가 아닌 의업면허를 발부했다(표 3-9). 면허 지역과 면허 기간(5년)이 제한되어 있는 면허였다. 2월과 3월에 의업면허를 발부받은 외국인은 미국인 25명, 영국인 4명으로 대부분 선교 목적으로 조선에 온 의사들이었다. 그리고 일본인 6명도 의업면허를 받았다.

러들로, 스크랜튼, 에바 필드 등 미국인들은 미국이 "조선총독이 지정한 외국"이 아니었기 때문에 의사면허를 받지 못하고 그보다 못한 의업면허를 받은 것으로 생각된다. 로제타 홀, 에비슨 등 영국인들은 모국에서 의사면허를 받은 사실을 입증하지 못했기 때문에 일단 의업면허를 취득한 것으로

표 3-9 1914년 2월과 3월에 의업면허를 받은 외국인

면허 번호	면허일	국적	성명	비고
1	2월 6일	미국	ジョセフ, ワンニーノーラン	Joseph W. Nolan (미국남감리교회)
2		미국	エドガードモットストライカー	EM Stryker 3월 28일 사망하여 면허 반납
3		영국	ロセッタ, シャーウット, ボール	Rosetta Sherwood Hall (미국북감리교회)
4		영국	エドワードトーグラスフォルウェル	Edward Douglas Follwell (미국북감리교회)
5	2월 17일	미국	ジェームス, ハンター, ウェルス	James Hunter Wells (미국북장로교회)
6		미국	ダブリュー, デ, レーイト	Wightman T. Reid (미국남감리교회)
7	2월 23일	미국	ゼームスデールワンバスカーク	James Dale Van Buskirk (미국북감리교회)
8		미국	チャルス, ヒユスデッアービン	Charles Husted Irvin (미국북장로교회)
9		미국	メリー, エムカットラー	Mary Maria Cutler (미국북감리교회)
10	2월 28일	미국	エガーフイルド, アンダーソン	Albin Garfield Anderson (미국북감리교회)
11		미국	エ、アイ, ルウドロー	Alfred Irving Ludlow (미국북장로교회)
12		미국	アール、ジ, ミルス	Ralph Garfield Mills (미국북장로교회)
13	3월 4일	미국	ニュートン, ハリソン, パウマン	Newton Harrison Bowman (미국남감리교회)
14		미국	ジョンデビッカー	존 데비커(신원 미확인)
15		영국	オリバー, アール, アヴィソン	Oliver R. Avison (미국북장로교회)
16	3월 7일	일본	田中猪藤次	다나카 이토지
17	3월 11일	미국	アマンダ, フランセス, ヒルマル	Amanda Hillman (미국북감리교회)
18		미국	ゼ、ビー, バターソン	J. Bruce Patterson (미국남장로교회)
19		미국	メリー, エス, ステヲート	Mary C. Stewart (미국북감리교회)

20		일본	河口傳介	가와구치 덴스케
21	3월 14일	일본	松村勝熊	마쓰무라 가쓰쿠마
22	3월 16일	일본	香曽我部顯良	고소카베 겐료
23		영국	エジ, フレチャー	AG Fletcher (미국북장로교회)
24		미국	アール, ケ, スミス	Roy Kenneth Smith (미국북장로교회)
25	3월 17일	미국	トーマス, エチダニエル	Thomas H. Danial (미국남장로교회)
26		미국	アルフレッド, マニック, シャロックス	Alfred M. Sharrocks (미국북장로교회)
27		미국	アール, ルッセル	R. Russel (안식교회)
28		미국	ウイリヤム, ベントン, スクラントン	William Benton Scranton (미국북감리교회)
29		미국	アーサー, ホルムス, ノートン	Arthur Holmes Norton (미국북감리교회)
30		미국	アール, マントン, ヴイルソン	Robert Manton Wilson (미국남장로교회)
31	3월 26일	미국	エチ, シ, ホソイデング	Helen C. Forsythe (미국북장로교회)
32		미국	イバア, フイールド, ピータース	Eva H. Field Pieters (미국북장로교회)
33		미국	ロイ, エス, リーデングハム	Roy S. Leadingham (미국남장로교회)
34		일본	千賀鋼一	센가 고이치
35	3월 31일	일본	堀尾鋭太郎	호리오 에이타로

자료: 《조선총독부관보》; 황상익·기창덕(1994), 〈조선말과 일제 강점기 동안 내한한 서양 선교 의료인의 활동 분석〉.

표 3-10 외국인 의사 및 한지의업자 수, 1910~1943년

연도	의사	한지의업자	연도	의사	한지의업자
1910	26		1927	35	10
1911	25		1928	30	12
1912	32		1929	30	11
1913	38	3	1930	32	13
1914	33	8	1931	34	12

1915	36	7	1932	23	11
1916	32	7	1933	32	12
1917	36	6	1934	30	9
1918	35	5	1935	24	9
1919	30	3	1936	23	9
1920	29	1	1937	22	10
1921	31	2	1938	18	8
1922	32	8	1939	20	8
1923	35	8	1940	10	6
1924	32	8	1941	3	2
1925	36	5	1942		1
1926	39	9	1943	1	1

자료: 《조선총독부통계연보》(각 연도).

여겨진다. 러들로(조선총독부 의사면허 30호), 에비슨(32호), 로제타 홀(41호), 스크랜튼(43호), 에바 필드(48호) 등 애초에 의업면허를 받았던 미국인과 영국인 대부분은 1914년 8월 이후 총독부 의사면허를 새로 발부받았다. 다나카 이토지 등 일본인들은 의사면허를 받지 못했다. 의사면허를 받을 자격을 갖추지 못했기 때문일 것이다.

8) 한지의업면허

〈의사규칙〉 부칙에는 다음과 같이 의업면허에 관한 조항이 있다. 의업면허는 별도의 법 개정 없이 1915년 9월부터 한지의업면허로 개칭된다.

> 제1조 각호 규정에 해당하지 아니하는 자라도 당분간 그 이력과 기량을 심사하여 지역과 기간을 정해 의업면허를 부여할 수 있다.

> 전 항의 면허를 받고자 하는 자는 본적(외국인은 국적), 주소, 씨명, 생년월일, 의업 지역 및 기간을 기재한 서면에 호적이나 민적 등본 또는 초본, 이력서, 학력을 증명할 수 있는 서류를 첨부해 조선총독에 신청해야 한다.
> 본령 시행 전 지역 및 기간이 한정된 면허를 받고 현재 의업을 하고 있는 자는 전항 규정에 따라 면허를 받은 것으로 간주한다.

앞에서 살펴본, 미국인과 영국인 등 외국인에게 의업면허를 부여한 법적 근거는 〈의사규칙〉 부칙의 이 조항이다.

〈의사규칙〉에 따라 1914년 7월 10일 최초로 의업면허를 받은 조선인은 김장진(金帳晋, 85호)이다. 그는 면허일부터 1919년 6월 30일까지 5년 동안 평안북도 구성군 남시에서 의료활동을 할 수 있는 자격을 인정받았다. 사람에 따라 면허 지역이 도 전체인 경우도 있고, 군이나 면에 한정되는 경우도 있는데 그 기준은 파악하지 못했다.

한지의업면허는 대체로 다음 두 경로를 통해 얻을 수 있었다. 한 가지는 각 도 위생과에서 주관하는 한지의사시험에 합격하는 것이었다. 《총독부관보》에서는 한지의사시험에 관한 기록을 찾을 수 없고 〈매일신보〉에는 1932년 11월 7일 자부터 관련 보도가 나온다.

또 한 가지는 의사시험 중 제1부나 제2부까지 합격한 사람들에게 한지의업면허를 준 것이다. 앞에서 살펴보았던 고수선은 1924년 10월에 실시된 총독부 의사시험에서 제1부에 합격했고, 1926년 8월 2일 한지의업면허(326호, 제주도)를 부여받았다. 《총독부관보》에 나오는 맨 마지막 한지의업면허 취득자 정일준(1435호, 평안북도)은 1944년 5월 25일 면허를 받았는데, 1941년 10월 의사시험 제1부에 합격한 이력이 있다.

《조선총독부통계연보》에 따르면 등록된 한지의업자가 1912년 42명(전원

표 3-11 한지의업자 수, 1912~1943년

	조선인	일본인	외국인	합계		조선인	일본인	외국인	합계
1912	0	42	0	42	1928	49	87	12	148
1913	0	26	3	29	1929	76	83	11	170
1914	1	82	8	91	1930	116	89	13	218
1915	0	74	7	81	1931	166	87	12	265
1916	1	76	7	84	1932	179	83	11	273
1917	1	68	6	75	1933	207	88	12	307
1918	2	71	5	78	1934	208	79	9	296
1919	24	82	3	109	1935	173	78	9	260
1920	5	70	1	76	1936	218	74	9	301
1921	15	63	2	80	1937	270	81	10	361
1922	4	70	8	82	1938	274	74	8	356
1923	11	67	8	86	1939	317	69	8	394
1924	19	61	8	88	1940	365	65	6	436
1925	16	69	5	90	1941	399	57	2	458
1926	40	74	9	123	1942	509	54	1	564
1927	54	85	10	149	1943	548	55	1	604

자료: 《조선총독부통계연보》(각 연도).

일본인), 1920년 76명, 1930년 218명이었고, 1940년 436명, 1943년 604명으로 1930년 이후에 빠르게 증가했다. 그리고 1930년 이후에는 조선인 한지의업자가 일본인 한지의업자보다 훨씬 많아지지만 조선인과 일본인 인구를 감안하면 여전히 일본인이 많은 형편이었다.

2. 의사 이외의 의료인면허제도

1) 의생

1894년 여름 성립된 갑오개혁 정부와 1895년의 을미개혁 정부는 근대 서양의학을 중심으로 하는 의료제도를 구상했지만, 1896년 2월의 아관파천으로 뚜렷한 성과를 거두지는 못했다. 예산까지 책정했지만 설립은 하지 못한 의학교와 종두의양성소가 대표적인 예이다.

그 뒤 1897년 8월 대한제국이 선포되면서 의료 정책의 방향은 크게 달라졌다. 근대 서양의료와 전통의료를 함께 활용하고 발전시키는 방침을 채택한 것이다. 이는 당시 국가의 형편과 역량에 걸맞은 현실적인 선택으로 보인다.

구체적으로는 1899년 3월 최초의 근대 서양식 의학교육기관인 의학교가 세워졌지만, 한 달 뒤 발족한 국립병원인 내부 병원(이듬해 광제원으로 개칭)은 근대 서양의료와 전통의료를 함께 시술하는 "양·한방 병용 병원"의 성격을 지녔다. 또한 국립교육기관은 아니지만 1906년에 설립된 한의사 양성 학교인 동제의학교(1907년 폐교)는 황실이 재정을 지원했다. 그리고 황실 의료는 전통의료 위주였다. 독일인 의사 리하르트 분슈(Richard Wunsch, 1869~1911)가 황실 주치의로 채용되기도 했지만 오히려 외교적·정치적 성격의 고용이었고, 실제로 황제와 가족의 건강을 돌본 것은 태의원(太醫院)의 전의(典醫)들이었다.

일제강점 초기 의료제도는 다시 더 크게 변경되어 100년이 넘는 지금까지도 영향을 미치고 있다. 강점 이전에 비해 면허제도는 훨씬 공고해졌고, 의사는 근대 서양의료를 교육받은 의사와 전통의료인(의생)으로 2원화되었다. 대한제국 시기 〈의사규칙(醫士規則)〉에 의거해 근대 서양식 의사와 전통의사는 호칭도 의사(醫士) 한가지였고 법적 차별도 없었다. 하지만 1913년 11월 15일 제정된 〈의사규칙(醫師規則)〉과 〈의생규칙(醫生規則)〉은 아예 호칭부터 의사와 의생으로 차별화되었다.

요컨대 일제는 강점 초기부터 의사와 전통의사, 근대 서양식 의료와 전통의료를 구분, 구별, 차별했으며, 전통의료는 한시적으로 허용하되 점진적으로 폐지할 방침을 세웠다. 한시적으로 허용한 것은 당시 조선인 근대식 의사가 태부족인 상황에서 취할 수밖에 없는 타협적인 방도였으며, 궁극적으로 폐지하기로 한 것은 전통의료를 시대에 뒤떨어진 무능하고 불필요한 것으로 파악했기 때문이었다. 이 점은 일제의 또 다른 식민지인 대만에서도 마찬가지였다. 조선보다 15년 앞선 1895년에 일제 식민지가 된 대만에서는 1901년 7월 23일 〈대만의생면허규칙(臺灣醫生免許規則)〉이 제정되어 시행되었다.

(1) 〈의생규칙〉의 제정

일제강점기 전통의료에 대한 방침의 골격이 되는 〈의생규칙〉의 주요 조항은 다음과 같다. 제1조에서는 의생을 "이 규칙에 의해 면허를 받아 의업을 하는 자"라고 다소 모호하게 규정했지만 여기에서 의업은 전통의술을 가리키는 것이다. 제2조에서는 면허 발급자를 총독이 아닌 경무총장으로 규정하여 의생의 위상이 의사보다 낮다는 점을 의생이라는 호칭에 이어 재차 명시했다. 그리고 의생의 자격을 1914년 이전 2년 이상 전통의술을 시술한 20세 이상의 조선인으로 규정했으며, 별도의 시험 없이 이력서 등을 심사하여 면허증을 발급하도록 했다. 또한 부칙에서는 3년 이상 전통의술을 학습한 사람에게 5년 이하로 기간이 한정된 의생면허를 부여하도록 했다. 특기할 사항은 〈의사규칙〉을 준용하여 의생들에게도 진단서·검안서·사산증서·사망진단서 교부 등 공적인 업무를 맡도록 했다. 의생은 법적으로 차별을 받았지만 실제 업무는 사실상 의사와 별로 다르지 않았다. 요컨대 의생은 제국면허의사, 총독부면허의사, 한지의사 등으로 구성된 위계적 의사 구조 맨 아래에 배치된 셈이었다.

〈의생규칙〉에 명시되어 있지는 않지만 제2조에 규정한 의생을 영구면허의생(永久免許醫生), 부칙에 규정한 의생을 한년면허의생(限年免許醫生) 또는 계속면허의생이라고 불렀다. 그리고 1921년 12월 3일 조선총독부령 제154호로 〈의생규칙〉 제2항의 "당분간"을 "지역을 정하여"라고 개정함으로써 연한과 지역이 한정된 한지면허의생(限地免許醫生)이 생겨났다. 한지의생은 도 위생과에서 시험을 보아 선발했으며, 면허 기간은 3년이었다. 의생시험의 과목은 근대 서양의학 위주여서 의생 지망자들은 근대 서양의학을 공부해야 했다. 총독부는 물론 동서의학연구회 등 민간단체에서는 의생들을 위한 수험서를 펴냈다.

> 제1조 의생이라 함은 본령 규정에 의해 면허를 받아 의업을 하는 자를 말한다.
> 제2조 다음 자격을 보유하는 자로 의생면허를 받고자 할 때는 이력서 및 민적 등본 또는 초본을 첨부하여 본령 시행부터 3월 내에 경무총장에게 신청해야 한다.
>
> 1. 조선인으로 20세 이상인 자.
> 2. 본령 시행 전 조선에서 2년 이상 의업을 한 자.
>
> 전항 신청자가 의업을 하는 것이 적당하다고 인정된 때는 의생면허증을 발급한다.

제5조 의생이 금고 이상의 형에 처해지거나 의업에 관하여 부정행위를 했을 때, 또는 신체 정신에 이상이 있어 의업을 하는 데 있어 어려움이 있다고 판단된 자에게는 면허를 취소하거나 정지를 명할 수 있다. 전항 처분을 받은 자가 그 처분의 원인이 된 일을 그만두거나 개전의 정이 현저한 때에는 재면허를 부여할 수 있다.

제7조 의사규칙 제7조 내지 제14조, 제18조 내지 제20조 규정을 의생에게 준용한다. 다만 규정 중 조선총독으로 기재된 부분은 경무총장으로 한다.

제8조 다음 각호 중 하나에 해당하는 자는 200엔 이하의 벌금 또는 과태료에 처한다.

1. 면허를 받지 않고 의업을 하거나, 의업 정지 처분을 위반하여 의업을 한 자.

2. 제1조 또는 제6조 제1항 규정을 위반한 자.

제7조에 의해 본령에 준용한 의사규칙 규정을 위반한 자에 대해서는 의사규칙 벌칙을 적용한다.

부칙

본령은 1914년 1월 1일부터 시행한다.

의생의 경우, 3년 이상 의업을 수습(修習)한 조선인으로 적당하다고 인정된 자에게는 당분간 5년 이내의 기한을 두고 특별히 의생면허를 부여할 수 있다.

(2) 의생면허 부여

1914년 1월 1일부터 〈의생규칙〉이 시행되어 1월 19일 이우승(제1호, 1870년생), 원용삼(제2호, 1859년생), 박용화(제3호, 1864년생), 이강협(제4호, 1881년생), 방주혁(제5호, 1879년생), 지석영(제6호, 1855년생), 박일근(제7호, 1872년생) 등

7명에게 의생면허가 부여되었다.

우두술 도입에 큰 업적을 세웠고 의학교 교장을 지낸 지석영도 이때 제6호로 의생면허를 받았다. 지석영은 7명 중 최연장자로 만 58세였다. 총독부는 3월까지 기존에 전통의료업을 하던 의료인들에게 의생면허를 부여하는 업무를 마치려 했지만, 신청이 지지부진하여 이듬해 7월 11일에야 박채하(제5967호)에게 영구면허를 부여하는 것으로 업무를 종료할 수 있었다.

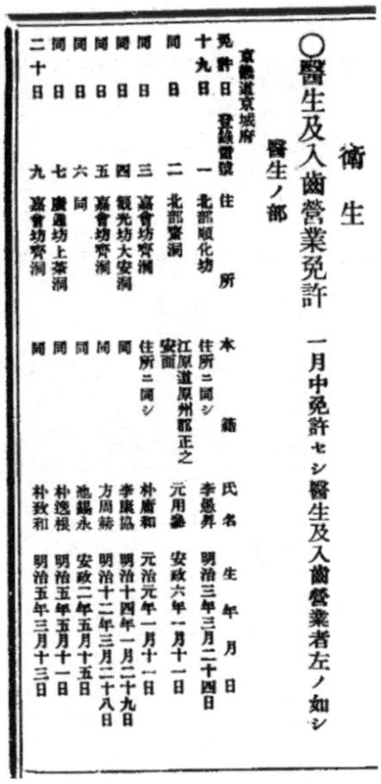
○醫生及入齒營業免許

衛生

醫生ノ部

一月中免許セシ醫生及入齒營業者左ノ如シ

京畿道京城府

免許日	登錄番號	住所	本籍	氏名	生年月日
十九日	一	北部順化坊	住所ニ同シ	李愚昇	明治三年三月二十四日
同日	二	北部齋洞	江原道原州郡正之安面	元用燮	安政六年一月十一日
同日	三	嘉會坊齋洞	住所ニ同シ	朴庸和	元治元年一月十一日
同日	四	觀光坊大安洞	同	李康協	明治十四年一月二十九日
同日	五	嘉會坊齋洞	同	方周赫	明治十二年三月二十八日
同日	六	同	同	池錫永	安政二年五月十五日
同日	七	廣通坊上茶洞	同	朴逸根	明治五年五月十一日
二十日	九	嘉會坊齋洞	同	朴致和	明治五年三月十三日

그림 3-21 《조선총독부관보》 1914년 2월 13일 자. 1월 19일 이우승, 지석영 등 7명에게 의생면허가 부여되었다.

그다음 면허 번호부터는 "의업을 수습(修習)한 조선인으로 적당하다고 인정된 자"에게 기한을 정해 부여하는 면허였다. 〈의생규칙〉에는 기한을 5년 이내라 했는데, 거의 대부분 3년이었다. 1915년 8월 6일 박재형(제5968호)부터 1944년 5월 24일 이건주(제9929호)까지 3,962명이 한년면허 또는 한지면허를 취득했다. 평균해서 1년에 130명 정도가 기한이 정해진 의생면허를 받은 셈이다.

의사와 의생 중 조선인들은 어느 쪽을 더 이용했을까? 《조선인구동태통계》(1938~1942년)의 사망진단서 발급 건수가 정보를 제공해 준다. 조선인들은 강점 말까지도 의사보다 의생에게서 사망진단을 받는 경우가 훨씬 많았다. 의생 1인당 연평균 사망진단서 발급 건수는 의사의 2배를 넘었다(표 3-12). 조선인들은 대부분 가난했기 때문에 살았을 때는 물론이고 죽은 뒤에도 비용이 많이 드는 의사보다 의생을 찾는 경우가 많았던 것으로 해석된다. 의생은 법적으로 차별받았지만, 조선인 민중들에게는 오히려 환영받았다.

표 3-12 의사와 의생 1인당 연평균 사망진단서 발급 건수

구분	1938년	1939년	1940년	1941년	1942년
의사	22.7	25.9	28.3	27.8	31.1
의생	61.1	67.5	65.6	62.9	73.2

자료: 《조선인구동태통계》(1938~1942년).

표 3-13 등록된 의생 수, 1914~1943년

연도	의생	연도	의생	연도	의생
1914	5,827	1924	5,004	1934	4,155
1915	5,804	1925	4,915	1935	4,044
1916	5,626	1926	4,877	1936	3,880
1917	5,659	1927	4,829	1937	3,739
1918	5,588	1928	4,699	1938	3,783
1919	5,438	1929	4,680	1939	3,684
1920	5,376	1930	4,594	1940	3,604
1921	5,240	1931	4,472	1941	3,597
1922	5,223	1932	4,374	1942	3,349
1923	5,183	1933	4,267	1943	3,337

주: 원 자료에 명기되어 있지 않지만 이 통계치는 영구의생들에 한정된 것으로 여겨진다. 어떻든 사망과 노쇠로 인한 의생 수 감소는 불가피했다. 그에 따라 1943년의 의생 수는 1914년의 57%에 불과했다. 의사 수는 늘어났지만 그보다 더 빠르게 의생 수가 감소했으므로 결국 조선인들은 의료에서 점점 더 소외되어 갔다.
자료: 《조선총독부통계연보》.

2) 치과의사

(1) 〈치과의사규칙〉의 제정

1913년 11월 15일 조선총독부령 제101호로 〈치과의사규칙〉이 제정되었다. 제1조에 치과의사의 자격을 규정했는데, 〈의사규칙〉과 비슷하다. 2호의 "조선총독이 지정한 치과의학교"는 1925년 2월 28일 조선총독부고시 제

28호로 지정된 사립 경성치과의학교가 유일하다. 1922년 5월 4일 개교한 경성치과의학교는 1929년 4월 1일 경성치과의학전문학교로 승격했고, 총독부 지정학교 지위도 계승했다. 경성치과의전은 1931년 3월 13일 일본 문부성 지정학교가 되었는데, 조선 내의 사립전문학교를 통틀어 최초의 일이었다. 앞에서 언급했듯이 세브란스의전이 문부성 지정을 받은 것은 1934년 4월 11일이었다. 5호의 "조선총독이 정한 치과의사시험에 합격한 자" 조항은 1921년 2월 14일 〈치과의사규칙〉의 개정으로 추가된 것이다.

> 제1조 치과의사가 되고자 하는 자는 다음 자격을 보유해야 하고, 조선총독의 면허를 받아야 한다.
>
> 1. 치과의사법 제1조 제1호, 제2호에 해당하는 자 또는 치과의술개업시험에 합격한 자.
>
> 2. 조선총독이 지정한 치과의학교를 졸업한 자.
>
> 3. 외국 치과의학교를 졸업하거나 외국에서 치과의사면허를 취득한 자로 치과의업을 하는 것이 적당하다고 인정된 자.
>
> 4. 내무대신이 발급한 치과의사면허증 또는 치과의술개업면장을 보유하는 자는 본령에 따라 면허를 받은 자로 간주한다.
>
> 5. 조선총독이 정한 치과의사시험에 합격한 자. (1921년 2월 14일 추가)
>
> 제2조 치과의사면허를 받고자 하는 자는 제1조 각호의 자격을 기재한 서면에 호적이나 민적 등본 또는 초본, 졸업증서 또는 시험합격증서 또는 외국 치과의사면허증서 사본을 첨부해 조선총독에게 신청해야 한다.
>
> 제6조 다음 각호 중 하나에 해당하는 자는 2백엔 이하의 벌금 또는 과태료에 처한다.
>
> 1. 면허를 받지 않고 치과의업을 하거나, 치과의업 금지 또는 정지 처분

을 위반하여 치과 의업을 한 자.

2. 제3조, 제4조 규정을 위반한 자.

제5조에 의해 본령에 준용하는 의사규칙 규정에 위반한 자에 대해서는 의사규칙 벌칙을 적용한다.

부칙 본령은 1914년 1월 1일부터 시행한다.

(2) 〈치과의사규칙〉의 시행과 초기의 면허치과의사

1914년 1월 1일부터 〈치과의사규칙〉이 시행되어 2월 5일 조선인 함석태가 제1호로 조선총독부 치과의사면허를 취득했다. 1889년 평안북도 영변군에서 태어난 함석태는 1909년 일본 도쿄에 유학하고 1912년 일본치과의학전문학교를 제2회로 졸업하여 우리나라 사람으로 최초의 치과의사가 된 사람이다.

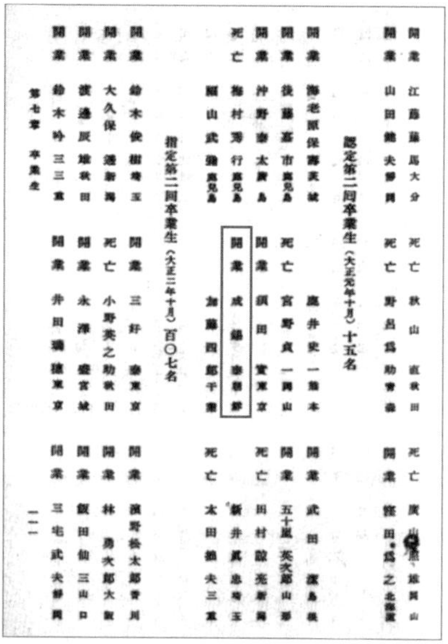
認定第二回卒業生（大正元年十月）十五名

指定第二回卒業生（大正二年十月）百〇七名

그림 3-22《일본치과의학전문학교 30년 기념지》(1936년). 함석태는 1912년 10월 일본치과의학전문학교를 제2회로 졸업했다.

그리고 두 번째로 조선총독부 치과의사면허를 받은 사람은 1913년 도쿄치과의학전문학교를 졸업한 일본인 이즈카 기시로(飯塚喜四郎)였으며, 우리나라 사람으로 두 번째 조선총독부 치과의사면허(제9호) 취득자는 1917년 도쿄치과의학전문학교를 졸업한 한동찬(韓東燦)이었다. 이렇듯 초기의 면허치과의사는 대부분 일본에서 공부한 조선인과 일본인이었다.

(3) 치과의사시험, 경성치과의학전문학교와 면허치과의사의 양산

1921년 9월 첫 번째 치과의사시험이 시행되기 전 총독부 치과의사면허를 받은 사람은 8년 동안 15명에 불과했다. 그리고 그때까지 조선에는 제대로 된 치과교육기관이 없었다. 이런 실정에서 1921년 2월 14일, 〈치과의사규칙〉의 개정과 〈조선총독부치과의사시험규칙〉(조선총독부령 제27호)의 제정으로 치과의사시험이 치러지게 되었다. 시험규칙 제4조에 "수업 연한 3년 이상의 치과학교를 졸업한 자 또는 5년 이상 치과의술에 종사한 자"로 응시 자격을 제한했다. 경성치과의학교는 이듬해 5월에 개교했으므로 당분간 응시자는 5년 이상 치과의술에 종사한 자들뿐이었다. 〈조선총독부치과의사시험규칙〉의 주요 내용은 다음과 같다.

> 제1조 치과의사시험은 매년 경성에서 실시한다. 시험기일은 고시한다.
>
> 제2조 시험은 제1부 시험과 제2부 시험으로 나뉜다.
>
> 제1부 시험은 다음과 같은 과목에 대해 실시한다.
>
> 해부학(조직학 포함), 생리학, 약물학, 병리학(세균학 포함), 구강외과학. 이상 각 과목시험은 치과의사에게 필요하다고 판단되는 범위와 정도로 실시한다.
>
> 치과치술학(치과교정학 포함), 치과기공학.
>
> 제2부 시험은 실지시험(實地試驗)이며 다음과 같은 과목에 대해 실시한다.
>
> 구강외과학, 치과치술학, 치과기공학.
>
> 제3조 제1부 시험과 제2부 시험은 나눠서 볼 수 있다. 제1부 시험에 합격한 자가 아니면 제2부 시험을 볼 수 없다.
>
> 제4조 치과의사시험은 수업 연한 3년 이상의 치과학교를 졸업한 자 또는 5년 이상 치과 의술에 종사한 자가 아니면 볼 수 없다.

1921년 9월 13일부터 경성의학전문학교에서 치러진 제1회 치과의사시험에서 1부, 2부에 모두 합격한 사람은 조선인 고상목 등 6명이었으며, 1부 시험에만 합격한 사람은 10명으로 그중에는 변세희, 배진극, 이성모 등 조선인 3명이 포함되었다. 고상목은 그해 12월 7일 면허(16호)를 취득했고, 변세희는 25호(1922년 11월 9일), 배진극은 39호(1923년 11월 20일)로 면허를 받았다. 이성모는 끝내 2부 시험에 합격하지 못해 면허 취득에는 실패한 것으로 보인다.

그 뒤 경성치과의학교의 개교(1922년 5월 4일)와 총독부 지정학교 인가(1925년 2월 28일), 경성치과의학전문학교로 승격(1929년 4월 1일)과 문부성 지정학교 인가(1931년 3월 13일)로 치과의사가 점차 증가했다.

조선총독부 치과의사면허를 취득한 사람은 제1호 함석태부터 제1157호 김영문(창씨명 金原英文, 1944년 5월 12일 발급)까지 총 1,157명이었다. 그리고 1931년 3월 경성치과의학전문학교가 문부성 지정학교가 된 뒤 1945년까지 조선인 433명, 일본인 954명 등 1,387명이 졸업했다(신재의, 2004년, 〈일제 강점기의 치의학과 그 제도의 운영〉, 《의사학》 13권 2호). 이 1,387명은 특별한 일이 없는 한 일본 내무성 치과의사면허를 취득했을 것이다. 그렇다면 일제강점기 조선에서 치과의사가 된 사람은 모두 2,544명이었다.

1943년 당국에 등록된 치과의사는 조선인 515명, 일본인 675명 등 모두 1,190명이다(표 3-14). 그런데 1914년부터 1945년까지 조선에서 배출된 치과의사는 모두 2,554명이다. 이 기간 동안 사망 등으로 자연 감소한 수, 그리고 1944년과 1945년에 배출된 수를 감안하더라도 1,190명과 2,554명은 차이가 매우 크다. 조선에서 배출된 치과의사 가운데 1,000명 이상이 조선 밖으로 유출된 것일까? 앞으로 연구를 통해 구체적으로 규명할 문제이다.

표 3-14 등록된 치과의사 수, 1914~1943년

연도	조선인	일본인	외국인	합계	연도	조선인	일본인	외국인	합계
1914	1	18	1	20	1929	97	266	3	366
1915	1	38	1	40	1930	111	302	3	416
1916	2	47	2	51	1931	138	348	3	489
1917	1	59	2	62	1932	150	404	3	557
1918	2	65	2	69	1933	154	448	3	605
1919	5	70	2	77	1934	191	499	3	693
1920	14	90		104	1935	200	541	3	744
1921	6	97	1	104	1936	231	568	3	802
1922	9	100	2	111	1937	212	624	1	837
1923	7	144	3	154	1938	267	609	3	879
1924	13	148	2	163	1939	287	620	1	908
1925	42	162	3	207	1940	301	613	1	915
1926	59	184	3	246	1941	371	619		990
1927	77	215	3	295	1942	494	659		1,153
1928	90	246	2	338	1943	515	675		1,190

자료: 《조선총독부통계연보》.

▌자료 (의료인 면허에 관한 조선총독부령 규칙들)

※ 일본어 원문을 현대한국어로 표기한 것이다.

1. 조선총독부령 제100호 〈의사규칙(醫師規則)〉 (1913년 11월 15일 제정)

제1조 의사가 되고자 하는 자는 다음 자격을 보유해야 하고, 조선총독의 면허를 받아야 한다.

1. 의사법 제1조 제1항 제1호, 제2호에 해당하는 자 또는 의술개업시험에 합격한 자.
2. 조선총독이 지정한 의학교를 졸업한 자.
3. 조선총독이 정한 의사시험에 합격한 자.
4. 외국 의학교를 졸업하거나 외국에서 의사면허를 취득한 제국신민(帝國臣民)으로 의업을 하는 것이 적당하다고 인정된 자.
5. 조선총독이 지정한 외국 국적을 가지며 그 나라에서 의사면허를 취득한 자로 의업을 하는 것이 적당하다고 인정된 자.

내무대신이 발급한 의사면허증 또는 의술개업면장을 보유하는 자는 본령에 따라 면허를 받은 자로 간주한다.

제2조 다음 각호 중 하나에 해당하는 자는 의사면허를 받을 수 없다.

1. 6년의 징역 또는 금고 이상의 형에 처해진 자. 다만 형법 제2장의 형에 처해진 자는 이에 해당하지 않는다.
2. 금고 이상의 형을 선고받은 자 중 아직 형 집행이 끝나지 않은 자, 또는 형 집행을 받지 않아도 되게 되었지만 조정 기간에 있는 자.
3. 20세 미만의 사람, 금치산자, 준금치산자, 농자, 아자, 맹자.

제3조 금고 이상의 형에 처해진 자, 의사(醫事)에 관하여 부정행위를 한 자

또는 신체정신에 이상이 있어 의업을 하는 데 어려움이 있다고 판단된 자에게는 의사면허를 부여하지 않을 수 있다.

제4조 의사면허를 받고자 하는 자는 제1조 각호의 자격을 기재한 서면에 호적이나 민적 등본 또는 초본, 졸업증서 또는 시험합격증서 또는 외국 의사면허증서 사본을 첨부해 조선총독에게 신청해야 한다.

전항 신청에 대해 면허를 부여할 때는 의사면허증을 발급한다.

제5조 조선총독의 면허를 받은 의사가 본적, 씨명(氏名)을 변경하거나 면허증을 훼손, 분실했을 때는 15일 내에 조선총독에게 면허증 수정 또는 재발급을 신청해야 한다.

제1조 제2항의 의사가 본적, 씨명을 변경하거나 의사면허증 또는 의술개업면장을 분실했을 때는 15일 내에 경무부장(경성은 경무총장. 이하 같음)에게 신고해야 한다.

전 2항의 경우 본적, 씨명을 변경한 자는 호적 또는 민적등본 초본을 신청서에 첨부해야 한다. 분실한 의사면허증 또는 의술개업면장을 발견했을 때는 즉각 경무부장에게 신고해야 한다. 조선총독 면허와 관련해 이미 재발급을 받은 경우에는 예전 면허증을 반납해야 한다.

제6조 의사면허를 신청하고자 하는 자는 수입인지로서 수수료 10엔(圓)을, 의사면허증 수정 또는 재발급을 신청하고자 하는 자는 1엔을 납부해야 한다.

이미 납부한 수수료는 환불하지 아니한다.

제7조 의사 본인 또는 타인의 진료소, 치료소 또는 출장소에서 의업을 개시할 때는 의사면허증 또는 의술개업면장 사본을 지참하여 5일 내에 그 지역을 관할하는 경무부장에게 신고해야 한다. 의업을 폐업, 휴업하거나 진찰치료 장소를 이동할 때도 동일하다. 다만 이동으로 관할 경무부가 바뀔 때는 신구 양쪽 지역의 경무부장에게 신고할 필요가 있다.

관립 또는 공립병원에서 진찰 치료에 종사하는 의사에게는 전항 규정을 적용하지 아니한다.

제8조 의사는 직접 진찰하지 아니하고 치료하거나, 진단서 또는 처방전을 교부하거나, 직접 검안하지 아니하고 검안서 또는 사산증서를 교부할 수 없다. 다만, 진료 중인 환자가 사망한 경우에 교부하는 사망진단서는 이에 해당하지 않는다.

제9조 의사는 법령 규정에 따른 정당한 사유 없이 진단서, 검안서, 사산증서 교부가 필요한 자의 부탁을 거부할 수 없다.

제10조 의사는 어떤 방법이든 간에 업무상 학위, 칭호 및 전문과명을 제외한 기타 기능, 요법 또는 경력에 관한 광고를 할 수 없다.

제11조 의사가 환자를 진찰하거나 사체 또는 임신 4개월 이상의 사산아를 검안할 때 범죄가 의심된다고 판단했을 때는 24시간 내에 경찰서(경찰분서 및 경찰서 사무를 취급하는 헌병분대 헌병분견소를 포함함. 이하 같음) 또는 경찰관리 또는 그 직무를 행하는 자에게 신고해야 한다.

제12조 의사가 진찰한 환자에게 교부하는 처방전에는 환자의 씨명, 연령, 약명, 분량, 용법, 용량, 처방 연월일을 기재하고 서명 또는 기명날인해야 한다.

제13조 의사가 진찰, 치료하는 환자에게 직접 약제를 교부할 때는 용기 또는 포장지에 용법과 환자 씨명, 진찰소, 치료소 명칭 또는 자신의 씨명을 명기해야 한다.

제14조 의사는 진료부를 작성해 진찰, 치료한 환자의 씨명, 연령, 직업, 병명, 진료 연월일, 요법을 기재하여 10년간 보존해야 한다. 다만 기재할 사항 중 분명하지 않은 부분에 대해서는 그 취지를 기재해야 한다.

제15조 의사법 제2조 각호 또는 제3조에 규정한 사항에 해당하는 경우는

의업 정지에 처한다. 제1조 제1항 의사의 경우는 면허 취소, 제1조 제2항 의사의 경우는 의업 금지를 명할 수 있다.

제1조 제1항 의사가 전항 규정에 따라 면허 취소 또는 의업 정지 처분을 받았을 때는 3일 내에 의사면허증을 조선총독에게 제출해야 한다.

의업 정지 처분을 받고 제출한 면허증 뒷면에는 정지 요지를 기재하여 기간만료 후 이를 돌려준다.

제16조 면허 취소 또는 의업 금지 처분을 받은 자가 그 처분의 원인이 된 일을 그만두거나 개전의 정이 현저한 때에는 재면허를 부여하거나 금지를 해제할 수 있다.

제17조 내무대신으로부터 의업 정지 처분을 받은 자는 정지 기간 중 의업을 할 수 없다.

제18조 의사가 폐업하거나 사망했을 때는 15일 내에 조선총독에 신고해야 한다. 제1조 제1항 의사의 경우는 의사면허증을 반납해야 한다. 다만 사망한 경우는 호주 또는 가족이 수속을 밟아야 한다.

제19조 제15조 제2항과 전 조의 경우 의사면허증을 반납, 또는 제출하는 것이 불가능할 때는 그 사유를 구체적으로 신고해야 한다.

제20조 본령 규정에 의해 조선총독 또는 경무부장에게 제출하는 서류는 소관 경찰서를 경유해야 한다.

제21조 다음 각호 중 하나에 해당하는 자는 2백 엔 이하의 벌금 또는 과태료에 처한다.

1. 면허를 받지 않고 의업을 하거나, 의업 금지 또는 정지 처분을 위반하여 의업을 한 자.

2. 제8조 내지 제14조, 제17조 규정을 위반한 자.

제22조 제5조, 제7조 제1항, 제15조 제2항, 제18조, 제19조 규정을 위반한

자는 과태료에 처한다.

부칙

본령은 1914년 1월 1일부터 시행한다.

본령 시행 전 의술개업인허장을 받은 자는 본령에 따라 면허를 받은 것으로 간주한다.

제1조 각호 규정에 해당하지 아니하는 자라도 당분간 그 이력과 기량을 심사하여 지역과 기간을 정해 의업 면허를 부여할 수 있다.

전 항의 면허를 받고자 하는 자는 본적(외국인은 국적), 주소, 씨명, 생년월일, 의업 지역 및 기간을 기재한 서면에 호적이나 민적 등본 또는 초본, 이력서, 학력을 증명할 수 있는 서류를 첨부해 조선총독에 신청해야 한다.

본령 시행 전 지역 및 기간이 한정된 면허를 받고 현재 의업을 하고 있는 자는 전항 규정에 따라 면허를 받은 것으로 간주한다.

제3항 또는 전항 규정에 따라 면허를 받은 자에게는 제5조 내지 제16조, 제18조 내지 제22조 규정을 적용한다.

제1조 제2항의 의사 중 본령 시행 때 실제로 의업에 종사했던 자는 본령 시행일로부터 30일 내로 그 본적(외국인은 그 국적), 주소, 씨명, 제1조 각호의 자격 및 개업 장소를 경무부장에게 신고해야 한다.

의사면허를 받지 아니하고 조선에서 예전부터 의업에 종사했던 외국인은 본령 시행일로부터 60일 내에 제3항 또는 제4조 규정에 따라 면허를 받지 아니하면 계속해서 의업을 할 수 없다.

2. 조선총독부령 제114호 〈의사시험규칙〉 (1914년 7월 20일 제정)

제1조 의사시험은 매년 2회 경성에서 실시한다.

시험기일은 고시한다.

제2조 의사시험은 수업 연한 4년 이상의 의학교를 졸업하거나 5년 이상 의술에 종사한 자가 아니면 볼 수 없다.

제3조 의사시험은 다음 4부로 나눠서 제1부부터 순차적으로 실시한다.

제1부 물리학 화학 해부학(조직학 포함) 생리학

제2부 병리학(병리해부학, 법의학 포함) 약물학 외과학(이비인후과학 및 피부병학, 매독학 포함) 내과학(소아과학 및 정신병학 포함)

제3부 안과학 산과학·부인과학 위생학(세균학 포함)

제4부 임상시험

임상시험은 외과학 내과학 산과학 안과학으로 실시한다.

다만 산과학 안과학은 생략하는 경우가 있다.

제4조 제2부 시험은 제1부, 제3부 시험은 제2부, 제4부 시험은 제3부 시험에 합격한 자만 볼 수 있다. 다만 임상시험은 편의상 해당 과목시험과 함께 시행하는 경우가 있다.

제5조 다음 각호 중 하나에 해당한 자는 시험을 볼 수 없다.

1. 6년의 징역, 금고 이상의 형 또는 구(舊) 형법에서 중죄형에 처해진 자

2. 농자, 아자 및 맹자

6년 미만의 징역 또는 금고형에 처해진 자, 또는 의사(醫事)에 관해 벌금형에 처해진 자는 시험 응시를 허용하지 않을 수 있다.

제6조 시험을 보고자 하는 자는 자필로 의사시험원서(제1호 서식)에 다음과 같은 서류와 사진을 첨부하여 지정한 기일 내에 조선총독부에 제출해야 한다.

1. 이력서(제2호 서식)

2. 신분에 관한 경찰서장, 경찰분서장 또는 경찰서 사무를 취급하는 헌병분대 또는 헌병분견소장(내지인의 경우 본적 시정촌정(市町村長), 외국인의 경우

주재 영사관) 증명서(제3호 서식)

3. 제2조 자격에 관한 증명서

제7조 시험을 보고자 하는 자는 수수료 10엔을 납부해야 한다.

제8조 시험에 합격한 자에게는 합격증서를 부여한다.

제9조 합격증서를 분실 또는 훼손했을 때는 합격증서 재발급을 신청할 수 있다.

전항의 경우 수수료 1엔을 납부해야 한다.

제10조 수수료는 그 금액에 상당하는 수입인지를 원서에 부착하여 납부해야 한다.

이미 납부한 수수료는 환불하지 아니한다.

제11조 시험에 관해 부정행위가 있었던 자는 수험(受驗)을 정지하거나 무효로 하며, 기간을 정해 시험 응시를 허용하지 않을 수 있다.

부칙

본령은 발포일부터 시행한다.

3. 조선총독부령 제101호 〈치과의사규칙〉 (1913년 11월 15일 제정)

제1조 치과의사가 되고자 하는 자는 다음 자격을 보유해야 하고, 조선총독의 면허를 받아야 한다.

1. 치과의사법 제1조 제1호, 제2호에 해당하는 자 또는 치과의술개업시험에 합격한 자.

2. 조선총독이 지정한 치과의학교를 졸업한 자.

3. 외국 치과의학교를 졸업하거나 외국에서 치과의사면허를 취득한 자로 치과의업을 하는 것이 적당하다고 인정된 자.

4. 내무대신이 발급한 치과의사면허증 또는 치과의술개업면장을 보유하는 자는 본령에 따라 면허를 받은 자로 간주한다.

5. 조선총독이 정한 치과의사시험에 합격한 자. (1921년 2월 14일 추가)

제2조 치과의사면허를 받고자 하는 자는 제1조 각호의 자격을 기재한 서면에 호적이나 민적 등본 또는 초본, 졸업증서 또는 시험합격증서 또는 외국 치과의사면허증서 사본을 첨부해 조선총독에게 신청해야 한다.

제3조 치과의사는 직접 관찰하지 아니하고 치료하거나, 진단서 또는 처방전을 교부할 수 없다.

제4조 치과의사는 법령 규정에 따른 정당한 사유 없이 진단서, 처방전 교부가 필요한 자의 부탁을 거부할 수 없다.

제5조 의사규칙 제2조, 제3호, 제5조 내지 제7조, 제10조, 제12조 내지 제20조 규정을 치과의사에게도 준용한다.

제6조 다음 각호 중 하나에 해당하는 자는 2백 엔 이하의 벌금 또는 과태료에 처한다.

1. 면허를 받지 않고 치과의업을 하거나, 치과의업 금지 또는 정지 처분을 위반하여 치과 의업을 한 자.

2. 제3조, 제4조 규정을 위반한 자.

제5조에 의해 본령에 준용하는 의사규칙 규정에 위반한 자에 대해서는 의사규칙 벌칙을 적용한다.

부칙

본령은 1914년 1월 1일부터 시행한다.

입치(入齒) 영업에 관한 규정은 경무총장이 정한다.

4. 조선총독부령 제27호 〈조선총독부치과의사시험규칙〉 (1921년 2월 14일 제정)

제1조 치과의사시험은 매년 경성에서 실시한다.

시험기일은 고시한다.

제2조 시험은 제1부 시험과 제2부 시험으로 나뉜다.

제1부 시험은 다음과 같은 과목에 대해 실시한다.

해부학(조직학 포함), 생리학, 약물학, 병리학(세균학 포함), 구강외과학

이상 각 과목시험은 치과의사에게 필요하다고 판단되는 범위와 정도로 실시한다.

치과치술학(치과교정학 포함), 치과기공학

제2부 시험은 실지시험(實地試驗)이며 다음과 같은 과목에 대해 실시한다.

구강외과학, 치과치술학, 치과기공학

제3조 제1부 시험과 제2부 시험은 나눠서 볼 수 있다.

제1부 시험에 합격한 자가 아니면 제2부 시험을 볼 수 없다.

제4조 치과의사시험은 수업 연한 3년 이상의 치과의학교를 졸업한 자 또는 5년 이상 치과 의술에 종사한 자가 아니면 볼 수 없다.

제5조 다음 각호 중 하나에 해당하는 자는 시험을 볼 수 없다.

1. 6년 이상의 징역 또는 금고 이상의 형에 처해진 자. 다만 형법 제2편 제2장의 형에 처해진 자는 해당하지 않는다.

2. 농자, 아자, 맹자

6년 미만의 징역 또는 금고형에 처해진 자 또는 의사(醫事)에 관해 부정행위가 있었던 자에게는 시험 응시를 허락하지 않을 수 있다.

제6조 시험을 보고자 하는 자는 시험원서(제1호 서식)에 다음과 같은 서류와 최근에 촬영한 사진을 첨부하여 조선총독부에 제출해야 한다.

1. 이력서(제2호 양식)

2. 신분에 관한 부윤면장 또는 시구정촌장 증명서(제2호 서식)

3. 제4조 자격에 관한 증명서

4. 제2부 시험을 볼 경우는 제1부 시험합격증서 사본

제7조 시험을 보고자 하는 자는 다음 구별에 따라 수수료를 납부해야 한다.

각부 시험을 동시에 보고자 할 때는 10엔

일부 시험을 보고자 할 때는 6엔

제8조 시험에 합격한 자에게는 합격증서를 부여한다.

제9조 합격증서를 분실 또는 훼손했을 때는 합격증서 재발급을 신청할 수 있다.

전항의 경우, 수수료 1엔을 납부해야 한다.

제10조 수수료는 그 금액에 상당하는 수입인지를 원서에 첨부하여 납부한다.

이미 납부한 수수료는 환불하지 아니한다.

제11조 시험에 관해 부정행위가 있었던 자는 수험을 정지하거나 무효로 하며, 기간을 정해 시험 응시를 금지할 수 있다.

5. 조선총독부령 제102호 〈의생규칙(醫生規則)〉 (1913년 11월 15일 제정)

제1조 의생이라 함은 본령 규정에 의해 면허를 받아 의업을 하는 자를 말한다.

제2조 다음 자격을 보유하는 자로 의생면허를 받고자 할 때는 이력서 및 민적 등본 또는 초본을 첨부하여 본령 시행부터 3월 내에 경무총장에게 신청해야 한다.

1. 조선인으로 20세 이상인 자.

2. 본령 시행 전 조선에서 2년 이상 의업을 한 자.

전항 신청자가 의업을 하는 것이 적당하다고 인정된 때는 의생면허증을 발급한다.

제3조 의생이 본적, 씨명을 변경하거나 면허증을 훼손, 분실했을 때는 그 사유를 구체적으로 신고하여 15일 내에 경무총장에게 수정 또는 재발급을 신청해야 한다.

제4조 의생면허를 신청하고자 하는 자는 수입인지로서 수수료 3엔을, 의생면허증 수정 또는 재발급을 신청하고자 하는 자는 50전(錢)을 납부해야 한다.

이미 납부한 수수료는 환불하지 아니한다.

제5조 의생이 금고 이상의 형에 처해지거나 의업에 관하여 부정행위를 했을 때, 또는 신체 정신에 이상이 있어 의업을 하는 데 있어 어려움이 있다고 판단된 자에게는 면허를 취소하거나 정지를 명할 수 있다.

전항 처분을 받은 자가 그 처분의 원인이 된 일을 그만두거나 개전의 정이 현저한 때에는 재면허를 부여할 수 있다.

제6조 전조 제1항 처분을 받은 자는 3일 내에 의생면허증을 경무총장에게 제출해야 한다.

의업 정지 처분을 받고 제출한 면허증 뒷면에는 정지 요지를 기재하여 기간만료 후 이를 돌려준다.

제7조 의사규칙 제7조 내지 제14조, 제18조 내지 제20조 규정을 의생에게 준용한다. 다만 규정 중 조선총독으로 기재된 부분은 경무총장으로 한다.

제8조 다음 각호 중 하나에 해당하는 자는 200엔 이하의 벌금 또는 과태료에 처한다.

1. 면허를 받지 않고 의업을 하거나, 의업 정지 처분을 위반하여 의업을 한 자.

2. 제1조 또는 제6조 제1항 규정을 위반한 자.

제7조에 의해 본령에 준용한 의사규칙 규정을 위반한 자에 대해서는 의사규칙 벌칙을 적용한다.

부칙

본령은 1914년 1월 1일부터 시행한다.

의생의 경우, 3년 이상 의업을 수습(修習)한 조선인으로 적당하다고 인정된 자에게는 당분간 5년 이내의 기한을 두고 특별히 의생면허를 부여할 수 있다.

전항 면허를 받고자 하는 자는 민적등본과 의생임을 증명할 수 있는 수업이력서를 첨부하여 신청해야 한다. 다만 면허 기한이 만료되어 계속 신청을 할 경우는 면허증만 신청서에 첨부하면 된다.

제4장

대한민국의 의사면허제도와 의사국가시험

1945년 8월 15일 한국인들은 35년 만에 일제강점으로부터 해방되었다. 이로써 일본(인)을 위한, 일제에 의한, 일제의 식민지에서 벗어나 한국인을 위한, 자주독립국가와 민주시민사회를 한국인 스스로 건설할 수 있는 토대가 마련되었다.

의사면허제도 등 의료에 관해서도 마찬가지였다. 더 이상 제국주의적 의료의 강요된 위계질서에 굴종할 조건도 필요도 이유도 없어졌다.

하지만 구(舊)질서로부터 탈피가 순식간에 이루어질 수는 없었다. 1951년 9월 〈국민의료법〉이 새로 제정될 때까지 의사면허와 관련된 일제강점기의 법·제도와 관행은 이어졌다. 그런 한계 속에서도 개혁과 변화가 일어났다. 특히 중요한 개혁은 학제 개편에 관한 것이다. 1945년 말 미군정 당국과 한국인 자문 기구는 "6·3·3·4 학제"를 채택했다. 일제강점기의 초등 과정 5년, 중등 과정 4년, 전문 과정 3년 또는 4년(의학 계통)에서 초등 6년, 중등 3년(중학교)+3년(고등학교), 대학 4년으로 교육 연한과 과정이 확대 개편된 것이다. 이로써 일제강점 전 기간을 통해 조선에 단 1개도 없었던 고등학교가 전면적으로 설립될 수 있었다.

일제시대에 대학은 고등학교 졸업자들만 진학할 수 있었다. 일제강점기 조선의 유일한 대학인 경성제국대학에는 예과가 설치되어 있었다. 경성제대 "예과"는 오늘날의 "의예과", "치의예과"와는 성격이 전혀 다른 것이었다. 요컨대 예과는 대학 "본과"에 진학하기 위한 대학 내의 고등학교였다. 일제는 식민지 조선에 고등학교를 설립하는 보편적인 방법 대신 1924년 경성제국대학 예과를 설치하는 방식을 취했다. 그리고 예과를 졸업한 학생들이 1926년부터 의학부, 법학부 등 본과 과정에 진학했다. 이의식(1930년 경성제대 의학부 제1회 졸업)처럼 일본에서 고등학교를 졸업한 사람은 예과를 거치지 않고 곧바로 본과에 진학할 수 있었다.

1946년 전문학교들이 대학으로 승격하면서 각 대학에는 예과가 설치되었다. 고등학교 졸업자가 나올 때까지의 임시방편이었다. 그리고 1948년 처음으로 고등학교 졸업자가 배출되면서 대학 예과는 폐지되었다.

한편 의학교육에는 본과 과정에 앞서 예비 과정이 필요하다는 사회적 합의가 이루어져 1948년부터 의과대학들에 의예과가 설치되었다. 이로써 2년+4년의 의과대학 교육과정이 확립되었다. "6·3·3·4 학제"의 채택과 의예과 설치로 의학도와 의사들의 학력은 일제강점기에 비해 획기적으로 높아졌다.

더불어 1951년 〈국민의료법〉에 의사의 자격을 "의학을 전공하는 대학을 졸업한 자나 주무부장관이 시행하는 검정시험에 의하여 전기 학교를 졸업한 자와 동등의 학력이 있다는 인정을 받은 자로서 의사국가시험에 합격한 자"로 명기함으로써 의사검정시험만 통과한 사람들에게도 의사면허를 부여했던 일제강점기 이래의 조치를 폐기하여 의사의 질적 수준을 제고할 수

표 4-1 일제강점 말기와 대한민국 초기의 의사, 치과의사, 한의사 수

	연도	의사				치과 의사	한의사	인구 1만 명당 의사 수	인구 1만명 당 한의사 수
		총수	의학교 졸업	검정시험 합격	한지 의사				
한반도 전체	1939	2,042	1,286	439	317	287	3,684	0.9	1.7
	1940	2,283	1,392	526	365	301	3,604	1.0	1.6
	1941	2,421	1,362	660	399	371	3,597	1.0	1.5
	1942	2,996	1,789	698	509	494	3,349	1.2	1.3
	1943	3,166	1,887	731	548	515	3,337	1.2	1.3
	1944~1948	자료 없음							
남한	1949	4,375	2,797	875	703	740	1,657	2.2	0.8
	1950	4,577	2,994	877	706	756	1,651		
	1951	5,082	3,244	1,050	788	796	1,566		
	1952	5,411	3,600	1,116	695	881	1,656		
	1953	5,662	3,757	1,209	696	911	1,753		
	1954	5,899	3,971	1,230	698	938	1,998		
	1955	6,141	4,184	1,251	706	967	2,078	3.0	1.0

주 1: 1950년부터 1954년까지는 인구 자료가 없어 인구 1만명 당 의사 및 한의사 수를 계산할 수 없음.
2: 일제로부터 해방된 이후 의사 수가 증가했을 뿐만 아니라 질적 수준도 제고되었다.
자료: 《조선총독부통계연보》(1939~1943년) 및 《보건사회통계연보》(1954년판, 1955~1957년 합병호).

있었다.

한편 1951년의 〈국민의료법〉은 일제에 의해 경시되고 차별화되었던 전통의학(한의학)과 전통시술자(한의사)들을 복권시켜 현재의 "의료2원화 체계"를 낳았다.

1. 교육제도의 개선, 그리고 미 군정청 및 대한민국 정부의 의사 면허 관리

"6·3·3·4 학제"의 채택으로 일제강점기 초등 과정 5년, 중등 과정 4년에서 초등 6년, 중등 6년으로 교육과정이 늘어났다. 대학에 입학하기 위해서는 6년의 중등 과정을 마쳐야 했으며, 임시 조치로 대학에 예과(고등학교에 해당)가 설치되었다.

그리고 이화여자전문학교와 경성여자의학전문학교를 제외하고는 여학생을 받아들이지 않았던 일제강점기 전문학교들과는 달리 대학은 여학생의 입학을 허용했다. 이에 따라 교육제도 면에서 남녀 차별이 사라졌지만 실제로 대학 교육에서 남녀평등이 이루어진 것은 최근에 들어서이다. 이 점은 의학교육도 마찬가지이다.

아직 고등학교 졸업자가 없는 상황에서 고등학교에 준하는 예과가 대학에 설치되었다. 예과는 오늘날의 의예과, 치예과 등과는 성격이 다른 것이다.

의학교육에는 본과 과정에 앞서 예비 과정이 필요하다는 사회적 합의가 이루어져 1948년부터 의과대학들에 의예과가 설치되었다. 이로써 현재와 같은 2년+4년의 의과대학 교육과정이 확립되었다. "6·3·3·4 학제"의 채택과 의예과 설치로 의학도와 의사들의 학력은 일제강점기에 비해 획기적으로 높아졌다.

한편 미 군정청은 1946년부터 의사면허등록을 갱신했다. 군정청 당국은 일제강점기에 발행된 의사면허증을 제출하도록 하고 조선주둔미국군 군정청 보건후생부장 명의의 면허증을 새로 발급했다.

미 군정청에 이어 대한민국 정부도 다시 의사면허를 부여하는 등 면허 관리에 나섰다. 해방 이후 정치·경제·사회적 혼란에 편승하여 무면허의사,

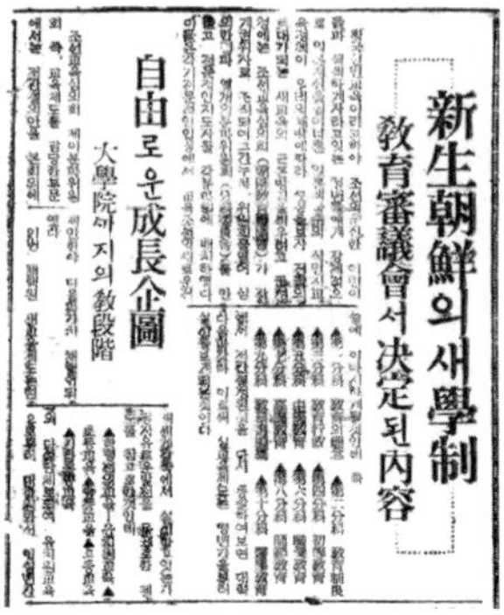
新生朝鮮의 새學制
教育審議會서 決定된內容
自由로운成長企圖
大學院까지의教段階

그림 4-1 〈조선일보〉 1945년 12월 17일 자 "조선교육심의회 6·3·3·4 학제 채택"

265 敎 育

207. 大 學 校 學 科

	設置學科數 總數	設置學科數 國立	設置學科數 公立	設置學科數 私立	定員 總數	定員 國立	定員 公立	定員 私立
總								
大學校 總數	277	135	13	129	48,140	22,360	2,160	23,620
人文系	159	63	5	91	28,280	10,200	960	17,120
語學文學系	40	16	2	22	5,500	1,260	320	3,560
人文科學系	44	22	2	20	5,480	2,140	320	3,020
社會科學系	64	19	1	44	16,020	5,780	320	9,920
藝術系	11	6	—	5	1,280	660	—	620
自然科學系	118	72	8	38	19,860	12,160	1,200	6,500
醫藥學系	9	5	—	4	4,000	2,640	—	1,360
理學系	52	27	3	22	6,580	2,960	480	3,140
工學系	28	18	—	10	4,460	2,780	—	1,680
農林系	24	17	5	2	4,040	3,000	720	320
水產系	5	5	—	—	780	780	—	—

그림 4-2 대학교 학과별 학생 정원, 1952년 8월 말 현재(《한국통계연감》 1952년판). 전국의 의약학계(약학대학 포함) 학과는 국립 5개, 사립 4개 등 9개였으며, 학생 정원은 국립 2,640명, 사립 1,360명 등 4,000명이었다.

敎 育 266

別 學 生 數 4285年8月末現在

	現員 總數 總數	現員 總數 男	現員 總數 女	國立 男	國立 女	公立 男	公立 女	私立 男	私立 女
括									
大學校 總數	30,317	26,596	3,721	13,237	1,011	521	9	12,838	2,701
人文系	18,552	16,520	2,032	5,647	592	117	5	10,756	1,435
語學文學系	3,172	2,300	872	872	197	30	2	1,398	673
人文科學系	2,615	2,103	512	1,013	178	42	—	1,048	334
社會科學系	12,332	11,943	389	3,633	113	45	3	8,265	273
藝術系	433	174	259	129	104	—	—	45	155
自然科學系	11,765	10,076	1,689	7,590	419	404	4	2,082	1,266
醫藥學系	3,136	2,177	959	1,953	193	—	—	224	766
理學系	2,913	2,292	621	1,415	174	96	4	781	443
工學系	2,688	2,603	85	1,506	28	—	—	1,037	57
農林系	2,448	2,430	18	2,082	18	308	—	40	—
水產系	580	574	6	574	6	—	—	—	—

그림 4-3 대학교 학과별 학생 현원, 1952년 8월 말 현재(《한국통계연감》 1952년판). 전국의 의약학계(약학대학 포함) 재학생 수는 남학생 2,177명, 여학생 959명이며, 여학생 대부분은 약학대학생으로 의과대학에 재학한 여학생 수는 200여 명에 불과했다.

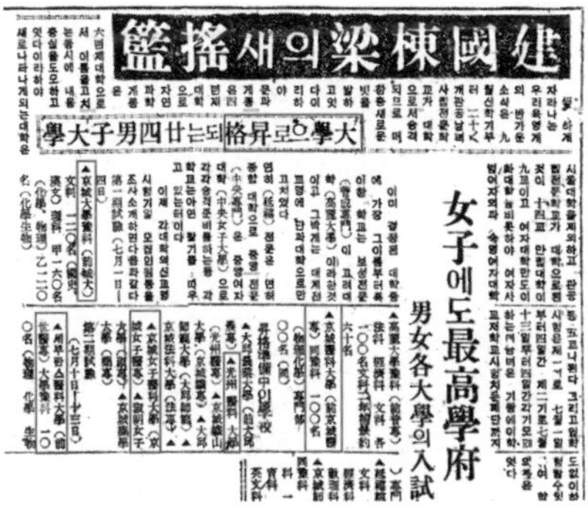

建國棟梁의새搖籃

大學으로昇格되는廿四男子大學

女子에도最高學府

男女各大學의入試

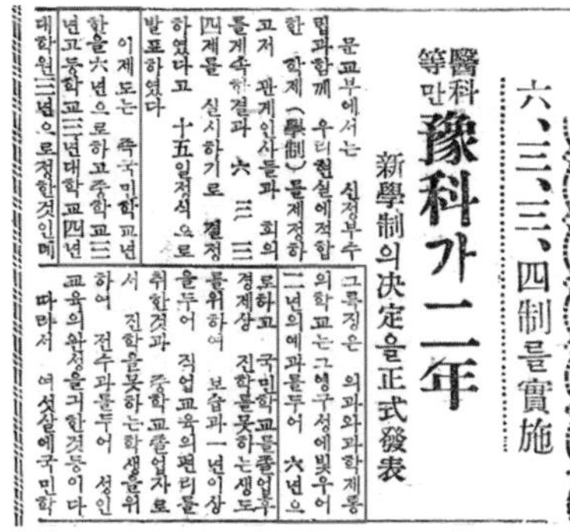

六、三、三、四制를實施

醫科等만 豫科가二年

新學制의決定을正式發表

(왼쪽) 그림 4-4 〈동아일보〉 1946년 5월 20일 자 "4년제 대학으로 승격하고, 예과생 선발".

(오른쪽) 그림 4-5 〈조선일보〉 1948년 10월 16일 자 "6·3·3·4 학제 실시, 의대 6년제 및 의예과 (2년) 설치".

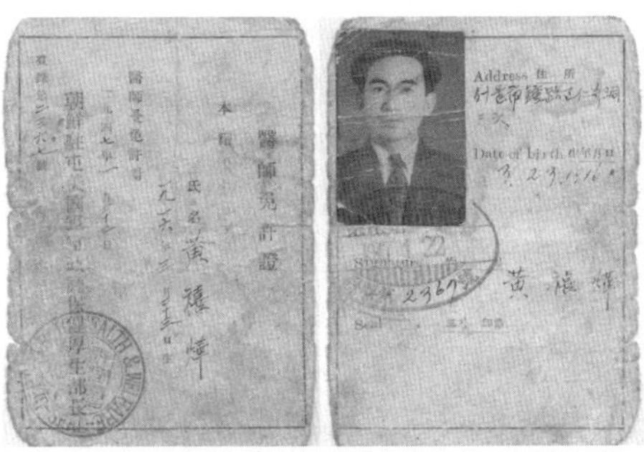

그림 4-6 1947년 1월 22일 미 군정청 보건후생부장(이용설) 명의로 황희엽에게 발급된 의사면허증 제2367호.

표 4-2 정부 수립 후 새로 부여된 의사면허번호

면허 번호	면허 연월일	성명	비고	총독부 면허
1	1948년 11월 25일	엄익근	외국 의사면허자(?) 독립유공자(애국장)	#
2	1948년 12월 7일	고문룡	경성의전 1920년 졸업	400
3		최동	세브란스의전 1921년 졸업	515
4		홍치업	총독부의원 의학강습소 1914년 졸업	78
5		최규하	총독부의원 의학강습소 1916년 졸업	?
6		강서형	경성의전 1917년 졸업	189
7		고영진	서울의대 1948년 졸업(전문부)	

《조선총독부관보》에 본적이 충남 홍성, 생년월일이 1891년 10월 18일인 엄익근(嚴益根)이 1927년 6월 1일 한지의업면허(353호, 면허 기간 3년 면허 지역 충남 서산)를 받았다가 면허 취소된 기록이 있는데, 같은 사람인지 아닌지 판단하기 어렵다.

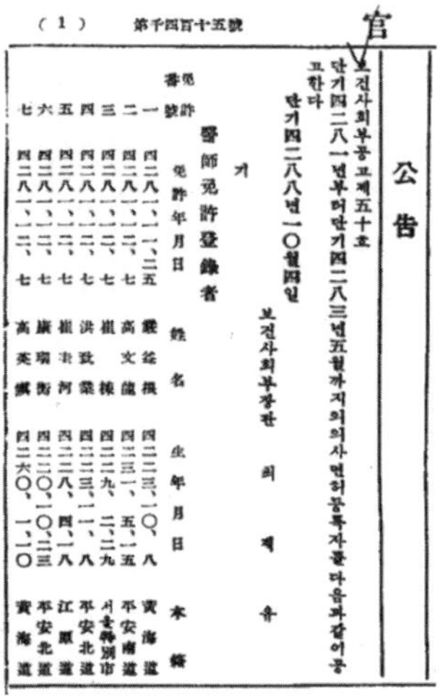

그림 4-7 《관보》 1955년 10월 6일 자, 보건사회부공고 제50호 "의사면허등록자". 1948년부터 1950년 5월까지 의사면허를 받고 보건사회부에 등록한 300명의 명단이 실려 있다.

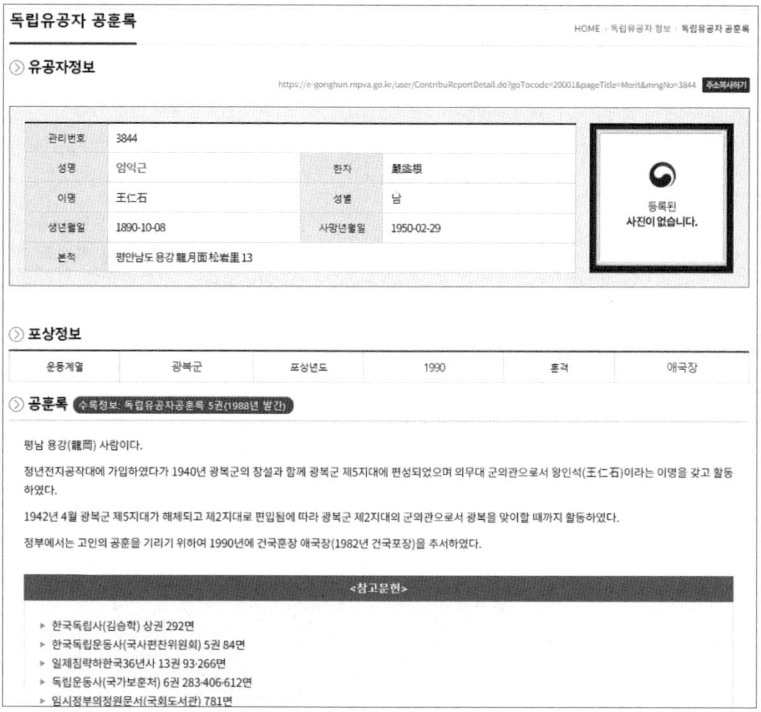

독립유공자 공훈록

HOME › 독립유공자 정보 › 독립유공자 공훈록

유공자정보

https://e-gonghun.mpva.go.kr/user/ContribuReportDetail.do?goTocode=20001&pageTitle=Merit&mngNo=3844 주소복사하기

관리번호	3844		
성명	엄익근	한자	嚴益根
이명	王仁石	성별	남
생년월일	1890-10-08	사망년월일	1950-02-29
본적	평안남도 용강 龍月面 松岩里 13		

등록된 사진이 없습니다.

포상정보

운동계열	광복군	포상년도	1990	훈격	애국장

공훈록 수록정보: 독립유공자공훈록 5권(1988년 발간)

평남 용강(龍岡) 사람이다.

청년전지공작대에 가입하였다가 1940년 광복군의 창설과 함께 광복군 제5지대에 편성되었으며 의무대 군의관으로서 왕인석(王仁石)이라는 이명을 갖고 활동하였다.

1942년 4월 광복군 제5지대가 해체되고 제2지대로 편입됨에 따라 광복군 제2지대의 군의관으로서 광복을 맞이할 때까지 활동하였다.

정부에서는 고인의 공훈을 기리기 위하여 1990년에 건국훈장 애국장(1982년 건국포장)을 추서하였다.

<참고문헌>

- 한국독립사(김승학) 상권 292면
- 한국독립운동사(국사편찬위원회) 5권 84면
- 일제침략하한국36년사 13권 93-266면
- 독립운동사(국가보훈처) 6권 283-406-612면
- 임시정부의정원문서(국회도서관) 781면

그림 4-8 《독립유공자 공훈록》의 엄익근(嚴益根, 1890년 10월 8일생). 의사면허 제1호 엄익근과 동일 인물이다. 사망일이 1950년 2월 29일로 기재되어 있다. 2월 29일? 국가의 공문서로 부끄러운 일이다.

면허 대여 등의 문제들이 빈발한 데에 대한 대응이었다.

정부 수립 후 새로 부여된 의사면허 제1호 취득자는 엄익근(嚴益根)이다. 국가보훈처의 《독립유공자 공훈록》에 따르면 엄익근은 1890년 10월 8일생으로 본적은 평안남도 용강군이다. 엄익근은 1939년 한국청년전지공작대(韓國青年戰地工作隊)에 가입했다가 1940년 광복군의 창설과 함께 광복군 제5지대의 의무대 군의관으로서 왕인석(王仁石)이라는 이명을 가지고 활동했다. 그리고 1942년 4월 광복군 제5지대가 해체되고 제2지대로 편입됨에 따라 광복군 제2지대의 군의관으로서 광복을 맞이할 때까지 활약했다. 정부는 엄익근의 공훈을 기리기 위하여 1990년에 건국훈장 애국장(1982년 건국포장)을 추서했다. 광복군 군의관 활동 이외에 엄익근의 학력과 경력에 대해서는 명확히 밝혀진 점이 거의 없다.

2. 의사검정시험의 지속

일제강점기와 마찬가지로 해방 이후에도 1946년 1월부터 〈국민의료법〉이 제정되기 두 달 전인 1951년 7월까지 의사검정시험이 치러졌고 합격자에게는 의사면허가 부여되었다.

해방 이후 처음 치러진 의사시험은 1월 28일부터 2월 2일까지 중화민국과 전 만주국 의사면허자와 국내 한지의사면허자를 대상으로 한 것이었다.

보건부는 1950년 3월 24일 다음과 같이 보건부공고 제11호로 "1950년도 춘기 시행 의사시험요항"을 발표했다. 이를 통해 당시 의사시험의 수험 자격과 시험 과목을 알 수 있는바, 일제강점기 때와 별로 다르지 않았다.

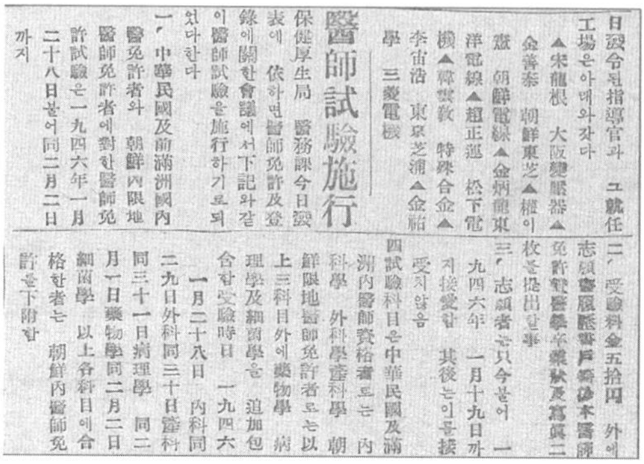

日設合된指導官과 그就任工場은아래와갓다 ▲宋龍根 大阪變壓器▲金善泰 朝鮮東芝▲權이直 朝鮮電線▲金炳龍東洋電線▲趙正遠 松下電機▲韓雲教 特殊合金▲李宙浩 東京芝浦▲金紹學 三菱電機

醫師試驗施行

保健厚生局 醫務課今日發表에 依하면醫師免許及登錄에關한會議에서下記와갈이醫師試驗을施行하기로되엇다한다

一、中華民國及前滿洲國內醫免許者와 朝鮮內限地醫師免許者에對한醫師免許試驗은一九四六年一月二十八日부터同二月二日까지

二、受驗料金五拾圓 外에志願書履歷書戶籍抄本醫師免許證醫學卒業狀及寫眞二枚을提出할事

三、志願者는只今부터 一九四六年 一月十九日까지接受함 其後는이를接受치않음

四試驗科目은中華民國及滿洲內醫師資格者로는 內科學 外科學齒科學 朝鮮限地醫師免許者로는以上三科目外에藥物學 病理學及細菌學을 追加包含함受驗時日 一九四六一月二十八日 內科同二九日外科同三十日齒科同三十一日病理學 同二月一日藥物學同二月二日細菌學 以上各科目에合格한者는 朝鮮內醫師免許를下附함

그림 4-9 〈공업신문〉 1945년 12월 22일 자 "의사시험 시행". 1월 28일부터 2월 2일까지.

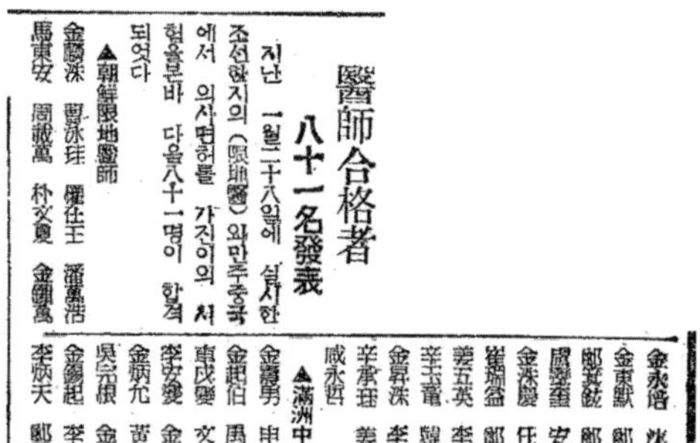

醫師合格者 八十一名發表

지난 一월二十八일에 실시한 조선한지의(限地醫)와만주중국에서 의사면허를 가진이의 시험을본바 다음八十一명이 합격되엇다

▲朝鮮限地醫師

▲滿洲中國免許醫師三二名

그림 4-10 〈조선일보〉 1946년 2월 7일 자 "의사시험 합격자 81명". 해방 이후 처음 실시된 의사시험에서 한지의사면허자 49명, 중화민국과 전 만주국 의사면허자 32명 등 모두 81명이 합격하여 미군정청으로부터 의사면허를 받게 되었다.

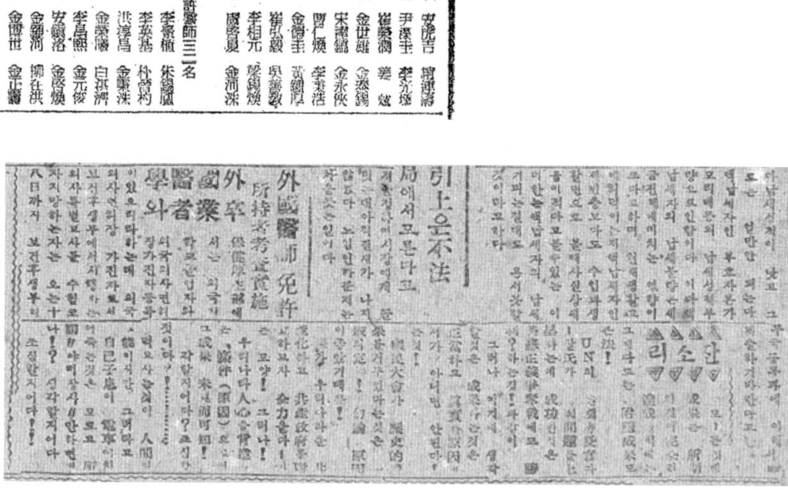

外國醫學卒業者와 外國醫師免許所持者考試實施

그림 4-11 〈대한일보〉 1947년 10월 8일 자 "외국 의학교 졸업자와 외국 의사면허 소지자 고사 실시".

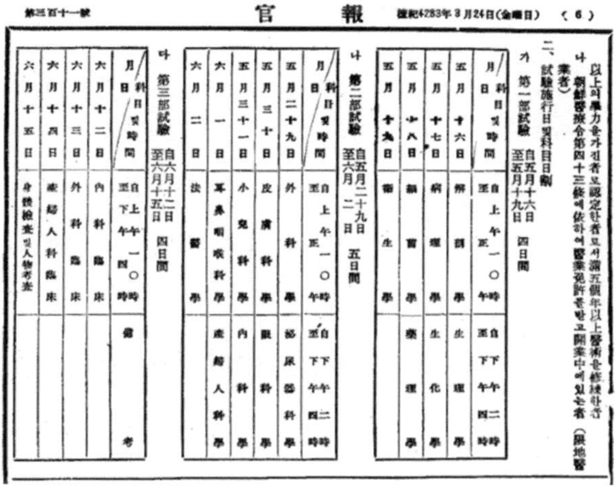

그림 4-12 《관보》 1950년 3월 24일 자 "1950년도 춘기 시행 의사시험요항(보건부공고 제11호)".

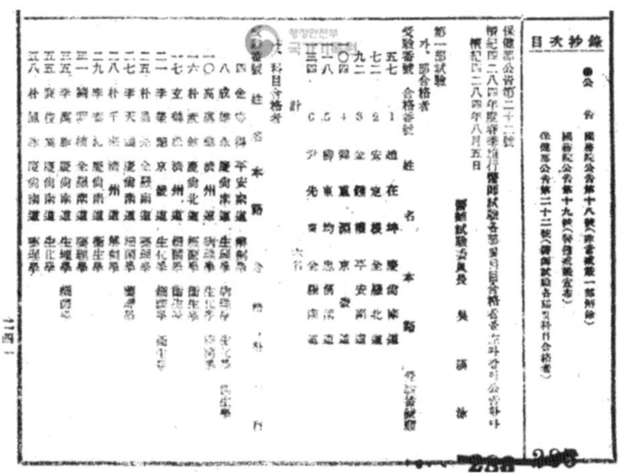

그림 4-13 《관보》 1951년 8월 11일 자 "의사시험 각부 및 과목합격자(보건부공고 제22호)". 이 시험이 1914년 이래 37년 동안 시행되어 온 "면허 부여" 의사검정시험의 마지막이었다.

1. 수험 자격

가. 남녀 중등학교 4년(구제 4년 신제 6년)의 과정을 졸업하고 또는 이와 동등 이상의 학력을 가진 자로 인정한 자로서 만 5개년 이상 의술을 수련한 자

나. 조선의료령 제43조에 의하여 의업면허를 받고 개업 중에 있는 자(한지 의업자)

2. 시험 과목

가. 제1부 시험: 해부학 생리학 병리학 생화학 세균학 약리학 위생학

나. 제2부 시험: 외과학 비뇨기과학 피부과학 안과학 소아과학 내과학 이비인후과학 산부인과학 법의학

다. 제3부 시험: 내과임상 외과임상 산부인과임상 신체검사및인물고사

하지만 〈국민의료법〉 제정 이후에는 의사검정시험만으로 의사면허를 받을 수 없게 되었다. 검정시험 합격자들은 의과대학 졸업자들과 함께 의사국가시험을 치러 합격해야만 의사 자격을 인정받을 수 있었다. 그리고 이러한 검정시험도 1964년을 마지막으로 폐지되었다.

3. 〈국민의료법〉 제정과 "2원적 의사면허제도"의 수립

1949년 하반기부터 약 2년에 걸친 치열한 논쟁 끝에 1951년 9월 25일 〈국민의료법〉이 제정되었다. 논란의 핵심은 전통의학(한의학)의 존속 여부와 위상이었다.

1949년 12월 2일 보건부가 입안한 "의사 및 치과의사법(안)"이 국무회의를 통과하여 국회에 회부되었다. 법안에서 특히 주목되는 점은 의과대학, 치과대학을 졸업하고 의사시험에 합격해야만 의사와 치과의사의 자격을 얻게 되는 것이었다. 법안이 규정하고 있는 면허를 받을 수 있는 자는 다음과 같았다.

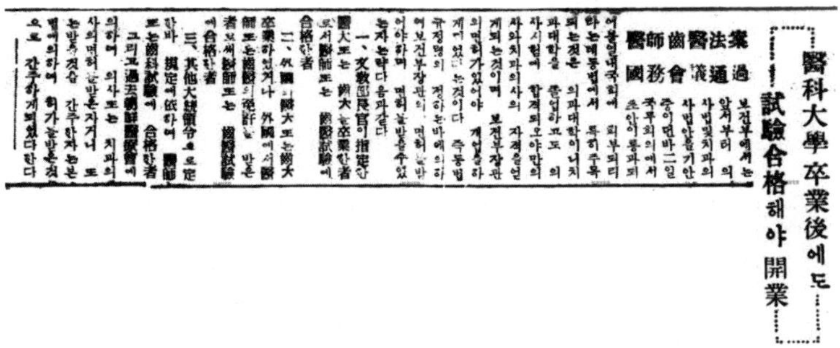

醫科大學卒業後에도 試驗合格해야 開業

醫師齒科醫師法案 國務會議通過

그림 4-14 〈조선일보〉 1949년 12월 5일 자 "의과대학 졸업 후에도 (의사)시험 합격해야 개업, 의사치과의사법안 국무회의 통과".

> 1. 문교부장관이 지정한 의과대학 또는 치과대학을 졸업한 자로서 의사 또는 치과의사 시험에 합격한 자
>
> 2. 외국의 의과대학 또는 치과대학을 졸업하였거나 외국에서 의사 또는 치과의사 면허를 받은 자로 의사 또는 치과의사 시험에 합격한 자
>
> 3. 기타 대통령령으로 정한 바 규정에 의하여 의사 또는 치과의사 시험에 합격한 자
>
> 과거 조선의료령에 의하여 의사 또는 치과의사 면허를 받은 자거나 또는 받을 것으로 간주되는 자는 본 법에 의하여 허가를 받은 것으로 간주한다.

국회에 회부된 정부의 "의사 및 치과의사법(안)"은 1950년 2월 문교사회분과위원회에서 심의가 보류되었다. 법안이 "일제강점기는 물론이고 해방 이후에도 국민보건 향상을 위하여, 특히 800여 무의면에서 유일한 의료기관으로 일하고 있는 한방의사를 고의로 무시 또는 경시했다"는 것이 심의 보류의 주된 이유였다. 대신 문교사회분과위원회가 자체적으로 국민의료법(안)을 기초하여 심의하도록 결정했다.

문교사회분과위원회의 국민의료법(안)은 정부안에서 완전히 누락되었던

한방의사를 의료업자에 포함시켰다. 그리고 의과대학을 졸업한 의사는 수무부장관이 지정한 장소에서 3년 이상 의료에 종사할 의무를 지게 하는 등 의료인 부족이라는 현실에 대처하는 법적 근거를 마련했다.

이러한 국민의료법(안)에 대해 대한의학협회(현재의 대한의사협회)는 극력 반대하는 의견을 표명했으며, 한방의사 측에서는 "민주주의 국가에서 엄연히 국민보건을 위하여 일하고 있는 한방의에 대하여 현실을 무시하고 고의로 말살정책을 쓰려고 하는 양의들의 책동을 막는 법안"이라며 적극적으로 찬성했다.

이에 보건부장관 구영숙은 국회 문교사회분과위원회에 공한을 보내 국민의료법(안)은 국민보건 향상에 지장이 크다면서 한방의에 관해서는 보건부에서 따로 법안을 작성할 것이므로 정부의 "의사 및 치과의사법(안)"을 통과시켜 달라고 요청했다. 하지만 곧 제헌국회의 임기가 만료되어 법률 제정을 둘러싼 논란은 일단 중단되었다.

앞에서 언급했듯이 정부가 제헌국회에 제출한 "의사 및 치과의사법(안)"에는 한의사가 아예 빠져 있었다. 법안 총칙 제1조는 "의사 또는 치과의사는 의료 및 보건지도를 담당하여 국민의 보건 향상에 기여함을 본분으로 한다"라고 되어 있었다. 이 법안이 법률로 채택될 경우, 한의학은 공식적 의료체계에서 제외될 수밖에 없었다. 하지만 한의학을 지지하는 국회 안팎의 여론에 힘입어 보건부안은 폐기되었고, 대신 국회 문교사회분과위원회가 입안한 "국민의료법(안)"이 상정되었다. 이 법안은 의료업자에 한의사를 포함하고 있었지만 의사와 동등한 지위를 인정하지는 않았다. 제헌국회에서 마무리 짓지 못한 법안은 제2대 국회로 넘겨져 다시 첨예한 찬반 논란을 거쳤다.

당시 한의학에 가장 우호적이고 유리한 요인은 의료자원이 절대적으로

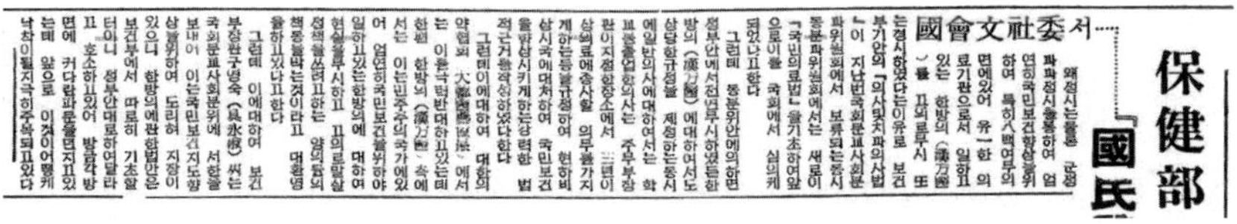

그림 4-15 〈동아일보〉 1950년 3월 17일 자 "국회 문교사회위원회에서 자체적으로 보건부안과 정반대되는 국민의료법을 기초 중".

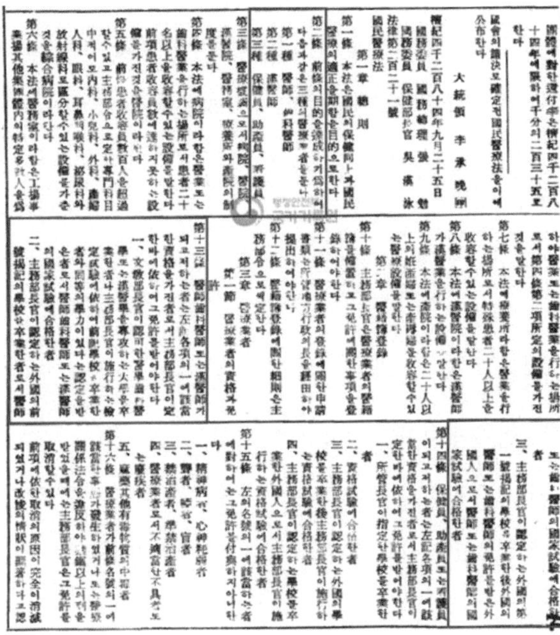

그림 4-16 《관보》 1951년 9월 25일 자 "국민의료법(법률 제221호)".

부족한 현실이었다. 결국 제2대 국회는 1951년 9월 25일 의사와 치과의사를 제1종, 한의사를 제2종, 보건원·조산원·간호원을 제3종 의료업자로 규정한 〈국민의료법〉(법률 제221호)을 통과시켰다. 그리고 1962년 3월 20일 〈국민의료법〉을 전면 개정한 〈의료법〉이 국가재건최고회의(5·16 쿠데타로 해산된 국회를 대신한 초헌법적 기구)를 통과했는데, 이 〈의료법〉에서는 의료인에 관한 1, 2, 3종의 구별을 없앴다. 이런 과정을 통해 의사와 한의사가 법률적으로 동등한 "의료2원화 제도"가 확립되었다.

1951년 9월 25일 제정되고 같은 해 12월 25일 시행된 〈국민의료법〉(법률 제221호) 중 의료인 면허와 관련된 부분은 다음과 같다.

제1장 총칙

제1조 본법은 국민의 보건향상과 국민의료의 적정을 기함을 목적으로 한다.

제2조 전조의 목적을 달성하기 위하여 다음과 같은 3종의 의료업자를 둔다.

제1종 의사, 치과의사

제2종 한의사

제3종 보건원, 조산원, 간호원

제3장 의료업자

제1절 의료업자의 자격과 면허

제13조 의사, 치과의사 또는 한의사가 되고자 하는 자는 좌기 각항의 1에 해당한 자격을 가진 자로서 주무부장관이 정한 바에 의하여 그 면허를 받아야 한다.

1. 문교부장관이 인가한 의학, 치과의학 또는 한의학을 전공하는 대학을 졸업한 자나 주무부장관이 시행하는 검정시험에 의하여 전기 학교를 졸업한 자와 동등의 학력이 있다는 인정을 받은 자로서 의사, 치과의사 또는 한의사의 국가시험에 합격한 자

2. 주무부장관이 인정하는 외국의 전호 게기의 학교를 졸업한 자로서 의사 또는 치과의사의 국가시험에 합격한 자

3. 주무부장관이 인정하는 외국의 제1호 게기의 학교를 졸업한 후 외국의 의사 또는 치과의사의 면허를 받은 외국인으로서 의사 또는 치과의사

의 국가시험에 합격한 자

제14조 보건원, 조산원 또는 간호원이 되고자 하는 자는 좌기 각항의 1에 해당한 자격을 가진 자로서 주무부장관이 정한 바에 의하여 그 면허를 받아야 한다.

1. 소관장관이 지정한 학교를 졸업한 자
2. 자격시험에 합격한 자
3. 주무부장관이 인정하는 외국의 학교를 졸업한 후 주무부장관이 시행하는 자격시험에 합격한 자
4. 주무부장관이 인정하는 학교를 졸업한 외국인으로서 주무부장관이 시행하는 자격시험에 합격한 자

제15조 좌의 각호의 1에 해당하는 자에 대하여는 그 면허를 부여하지 아니한다.

1. 정신병자, 심리모약자
2. 농자, 아자, 맹자
3. 금치산자, 준금치산자
4. 의료업자로서 부적당한 불구자 또는 폐질자
5. 마약 기타 유독물질의 중독자

제6장 의료업자의 자격시험

제50조 의사, 치과의사와 한의사의 국가시험은 대통령령이 정하는 바에 의하여 주무부장관이 필요하다고 인정할 때에 시행한다.

제51조 보건원, 조산원과 간호원의 자격시험은 주무부장관의 정한 바에 의하여 소관지방행정의 장이 시행한다.

제52조 본법 제15조의 각호의 1에 해당한 자는 의료업자의 자격시험에 응

할 수 없다.

본장에 규정한 이외의 의료업자 자격시험에 관한 필요사항은 주무부령으로써 제정한다.

부칙

제1조 본법은 공포한 날로부터 90일을 경과한 후 시행한다.

제2조 종래에 시행하든 한지의사, 한지치과의사, 한지의생의 자격시험은 이를 폐지한다.

제3조 본법 시행당시에 현존한 의생은 이를 한의사로, 보건부는 이를 보건원으로, 산파는 이를 조산원으로, 간호부는 이를 간호원으로 개칭한다.

제4조 조선의료령(단기4277년 8월 21일 제령 제31호)과 기타 본법에 저촉되는 모든 법령은 전부 폐지한다.

그리고 1951년 12월 25일 제정된 〈국민의료법시행세칙〉(보건부령 제11호) 중 주요 부분은 다음과 같다.

제1장 의료업자

제1조 국민의료법(이하 법이라 약칭한다) 제2조에 규정한 의료업자의 임무는 다음과 같다.

1. 의사는 진료와 위생지도에 힘써 국민의 보건향상과 건강증진을 도모한다.

2. 치과의사는 치과진료와 구강위생지도에 힘써 국민의 보건향상과 건강증진을 도모한다.

3. 한의사는 한방진료와 이에 관련되는 위생지도에 힘써 국민의 보건향

상과 건강증진을 도모한다.

4. 보건원은 보건지도와 요양지도에 종사한다.

5. 조산원은 조산 또는 임산부, 욕부(褥婦) 및 신생아의 보건 및 요양지도에 종사한다.

6. 간호원은 상병자 혹은 욕부에 대한 요양상의 간호 또는 진료보조에 종사한다.

제3장 의료업자의 면허

제5조 의료업자의 면허를 받고저 하는 자는 좌의 서류를 첨부하여 주소지의 특별시장 또는 도지사를 경유하여 보건부장관에게 신청하여야 한다.

1. 의사, 치과의사 및 한의사에 있어서는 국가시험합격증사본, 보건원 조산원 및 간호원에 있어서는 보건부장관이 지정한 학교의 졸업증서사본 또는 자격시험합격증서사본

2. 호적등본 또는 호적초본

3. 법 제15조제1호, 제2호, 제4호 및 제5호의 규정에 해당치 않음을 증명하는 의사의 진단서 및 제3호 해당자가 아니라는 관공서의 증명서

제6조 의료업자의 면허는 보건부장관이 의적부에 등록함으로써 이를 부여한다.

전항의 등록을 완료하였을 때에는 면허증을 교부한다.

부칙 본령은 공포한 날로부터 이를 시행한다.

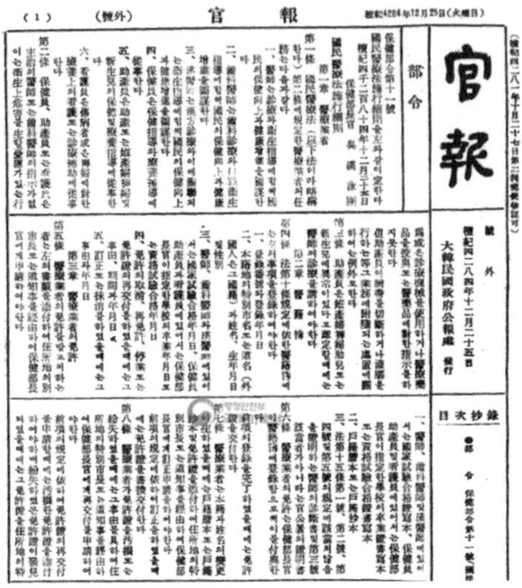

官報

號外

檀紀四二八四年十二月二十五日

大韓民國政府公報處 發行

部令

保健部令第十一號

國民醫療法施行細則

그림 4-17 《관보》 1951년 12월 25일 자 “국민의료법시행세칙(보건부령 제11호)”.

*** 의료인 호칭의 변경 과정**

1) 1951년 9월 25일 법률 제221호 〈국민의료법〉

의생(醫生)은 한의사(漢醫師), 보건부(保健婦)는 보건원(保健員),

산파(産婆)는 조산원(助産員), 간호부(看護婦)는 간호원(看護員)으로 개칭

2) 1986년 5월 10일 법률 제3825호 〈의료법중개정법률〉

漢醫師를 韓醫師로 개칭

3) 1987년 11월 28일 법률 제3948호 〈의료법중개정법률〉

조산원, 간호원을 조산사(助産師), 간호사(看護師)로 개칭

4. 의사국가시험제도의 도입과 시행

〈국민의료법〉은 제13조에 “의사, 치과의사 또는 한의사 국가시험 합격”을 의사, 치과의사 또는 한의사 자격의 필수 요건으로 명시했다. 이제 더

이상 의과대학을 졸업하는 것만으로 의사면허를 받는 시대는 지나갔다. 국가가 의사면허 관리에 더 적극적으로 관여하게 된 것이다. 그리고 법 제52조 "의료업자 자격시험에 관한 필요사항은 주무부령으로써 제정한다"에 따라 1952년 1월 15일 〈의사, 치과의사, 한의사 국가시험령〉이 제정되었다.

〈국가시험령〉의 규정에 의거해서 1952년 4월 15일 제1회 의사국가시험이 공고되어 7월 5일부터 9일까지 실시되었다. 제1회 의사국가시험 일정은 다음과 같았다. "내과학(7월 5일), 외과학(6일), 산부인과학(7일), 소아과학(8일), 안과학(9일) 등 5과목에 대하여 매일 2시간씩 실시"(《관보》 1952년 4월 22일 자 "제1회 의사, 치과의사, 한의사 국가시험요령[보건부공고 제41호]").

1952년 1월 15일 제정, 시행된 〈의사, 치과의사, 한의사 국가시험령〉(대통령령 제588호)의 주요 내용은 다음과 같다. 특기할 점은 종래의 의사(검정)

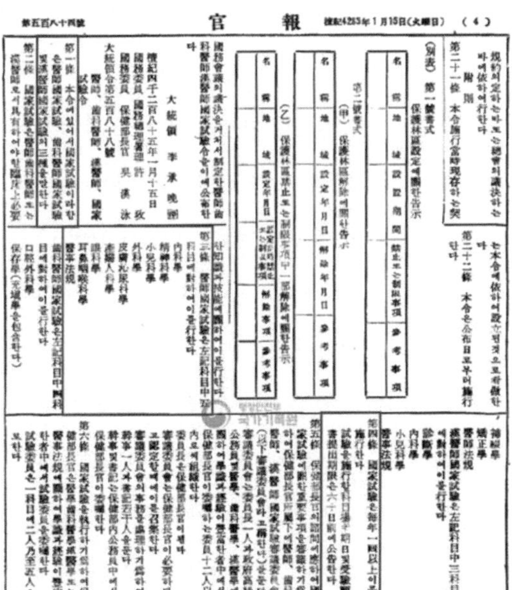

그림 4-18 《관보》 1952년 1월 15일 자 "의사, 치과의사, 한의사 국가시험령(대통령령 제588호)".

시험과 달리 시험 과목에서 기초의학 과목이 빠진 것이다. 일제강점기 때보다 후퇴한 것으로 애석한 일이었다.

> 제1조 본령에 있어서 국가시험이라 함은 의사국가시험, 치과의사국가시험 및 한의사국가시험의 3종을 말한다.
>
> 제2조 국가시험은 의사, 치과의사 또는 한의사로서 구유하여야 할 임상상 필요한 지식과 기능에 관하여 이를 행한다.
>
> 제3조 의사국가시험은 좌기과목중 5과목에 대하여 이를 행한다. 내과학 정신과학 소아과학 외과학 피부비뇨과학 산부인과학 안과학 이비인후과학 의사법규.
>
> 치과의사국가시험은 좌기과목중 4과목에 대하여 이를 행한다. 구강외과학 보존학(충전학을 포함한다) 보철학 교정학 의사법규.
>
> 한의사국가시험은 좌기과목중 3과목에 대하여 이를 행한다. 진단학 내과학 소아과학 의사법규.
>
> 제4조 국가시험은 매년 1회이상 이를 시행한다. 시험을 시행할 과목, 장소, 기일 및 수험원서제출기한은 60일 전에 공고한다.
>
> 제5조 보건부장관의 자문에 응하여 국가시험에 관한 중요사항을 심의하기 위하여 보건부장관 소속하에 의사, 치과의사, 한의사국가시험심의위원회(이하 심의위원회라고 칭한다)를 둔다.
>
> 심의위원회는 위원장 1인과 정부고급공무원 및 의학, 치과의학, 한의학에 관하여 학식과 경험이 풍부한 자 중에서 보건부장관이 위촉하는 위원 12인 이내로써 조직한다. 위원장은 보건부장관이 된다.
>
> 심의위원회는 보건부장관이 필요하다고 인정할 때에 이를 소집한다.
>
> 심의위원회의 사무를 처리하기 위하여 간사 1인과 서기 약간인을 둔다.

간사 및 서기는 보건부내 공무원 중에서 보건부장관이 위촉한다.

제6조 국가시험을 집행하기 위하여 보건부장관은 의학, 치과의학, 한의학 또는 의사법규에 관하여 학식과 경험이 풍부한 자 중에서 시험위원을 위촉한다.

시험위원은 1과목에 2인 내지 5인으로 한다. 시험위원은 심의위원회위원을 겸할 수 없다.

제8조 국가시험에 관하여 부정행위를 한 자에 대하여는 그 시험을 정지시키며 그 합격을 무효로 한다.

전항의 규정에 해당한 자에 대하여는 보건부장관은 3년간 국가시험을 받지 못하게 할 수 있다.

제10조 보건부장관은 국가시험합격자에 대하여 합격증서를 교부한다.

부칙 본령은 공포한 날로부터 시행한다.

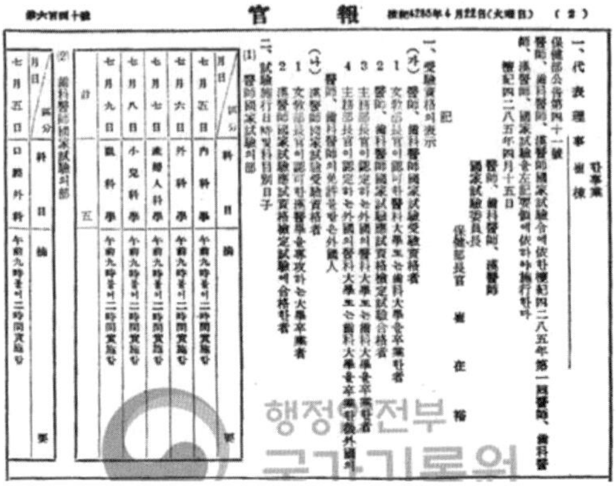

그림 4-19 관보 1952년 4월 22일 자 "제1회 의사, 치과의사, 한의사 국가시험요령(보건부공고 제41호)".

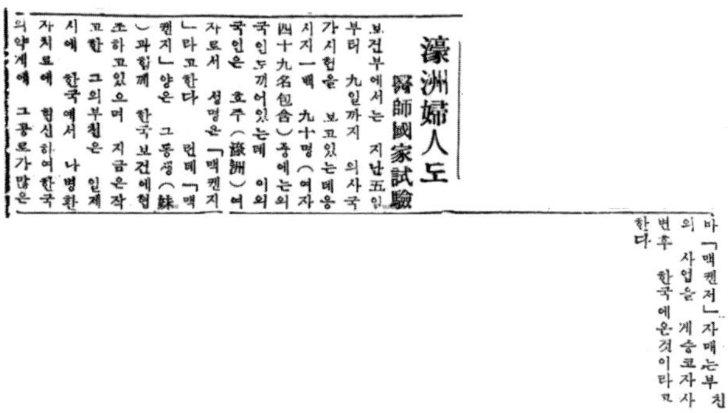

濠洲婦人도
醫師國家試驗

보건부에서는 지난五일부터 九일까지 의사국가시험을 보고있는데응시자一백 九十명(여자四十九名包含)중에는외국인도끼어있는데 이외국인은 호주(濠洲)여자로서 성명은「맥켄지」라고한다 헌데「맥켄지」양은 그동생(妹)과함께 한국보건에협조하고있으며 지금은작고한 그의부친은 일제시에 한국에서 나병환자치료에 헌신하여한국의약계에 그공로가많은바「맥켄저」자매는부친의 사업을 계승코자사변후 한국에온것이라고한다

그림 4-20 〈경향신문〉 1952년 7월 11일 자 "(제1회) 의사국가시험, 190명(여자 49명 포함) 응시".

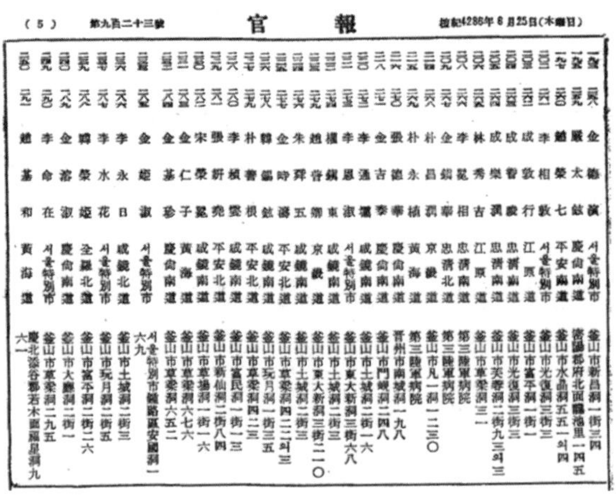

그림 4-21 《관보》 1953년 6월 25일 자 "제2회 의사국가시험(1953년 3월 시행) 합격자(보건부공고 제98호)".
주: 제2회 의사국가시험 합격자는 350명이며, 제1회 시험 합격자는 《관보》 등에서 찾을 수 없었다.

5. 의사국가시험응시자격검정시험 설치와 시행

〈국민의료법〉은 제13조에 의사, 치과의사, 한의사의 자격으로 "주무부장관이 시행하는 검정시험에 의하여 전기 학교(의학, 치과의학 또는 한의학을 전공하는 대학—저자)를 졸업한 자와 동등의 학력이 있다는 인정을 받은 자로서 의사, 치과의사 또는 한의사의 국가시험에 합격한 자"도 포함시켰다. 과거와 같이 의사(검정)시험에 합격하는 것만으로 의사면허를 부여하지는 않지만, 의과대학을 졸업하지 않은 사람에게도 의사국가시험에 응시할 기회를 허용한 것이다.

〈국민의료법〉에서는 검정시험에 시한을 두지 않았지만 1962년의 〈의료법〉에서는 부칙에 "본법 시행당시 의사, 치과의사, 한의사 국가시험응시자격검정시험규정 및 보건원, 조산원, 간호원 자격시험규정에 의하여 1과목 이상 합격한 자는 본법 시행일로부터 2년간 종전 규정에 의하여 당해시험에 응시할 수 있으며 합격한 자는 본법 제2장의 절차를 거쳐 그 면허를 받을 수 있다"라고 시한을 명기했다. 그리고 그 규정에 따라 1964년을 끝으로 의사검정시험은 역사의 뒤안길로 사라졌다. 이로써 정규 의과대학을 졸업하는 것 외에 의사가 될 방법은 없어졌다.

〈국민의료법〉에 의거해서 1952년 1월 30일 〈의사, 치과의사, 한의사 국가시험응시자격검정시험규정〉이 제정되었다. 이 시험은 〈규정〉의 명칭 그대로 의사, 치과의사, 한의사 국가시험에 응시할 자격을 검정하는 시험이다.

〈의사, 치과의사, 한의사 국가시험응시자격검정시험규정〉의 주요 내용은 다음과 같다. 의사, 치과의사, 한의사 국가시험과 달리 시험 과목에 해부학(조직학 포함), 생리학, 생화학, 약물학, 병리학, 세균학, 위생학 등 기초의학 과목이 포함되어 있었다.

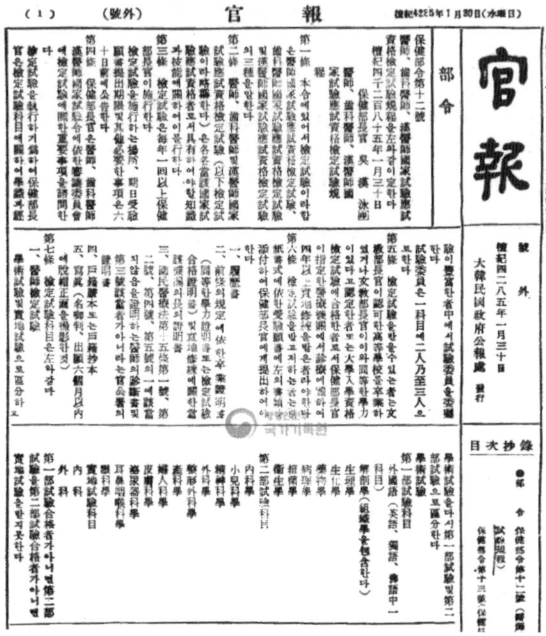
(1) (號外) 官 報 檀紀4285年1月30日(水曜日)

官報

號外 檀紀四二八五年一月三十日 大韓民國政府公報處 發行

部令

保健部令第十二號

醫師、齒科醫師、漢醫師國家試驗應試資格檢定試驗規程을左와같이定한다

檀紀四千二百八十五年一月三十日

保健部長官 吳 漢 泳

醫師、齒科醫師、漢醫師國家試驗應試資格檢定試驗規程

그림 4-22《관보》1952년 1월 30일 자 "의사, 치과의사, 한의사 국가시험응시자격검정시험규정(보건부령 제12호)".

제1조 본령에 있어서 검정시험이라 함은 의사국가시험응시자격검정시험, 치과의사국가시험응시자격검정시험 및 한의사국가시험응시자격검정시험의 3종을 말한다.

제2조 의사, 치과의사 및 한의사국가시험응시자격검정시험(이하 검정시험이라 약칭한다)은 각각 당해 국가시험응시자격자로서 구유하여야 할 지식과 기능에 관하여 이를 행한다.

제3조 검정시험은 매년 1회 이상 보건부장관이 시행한다. 검정시험을 시행하는 장소, 기일, 수험원서제출기한 및 기타 필요한 사항은 60일전에 공고한다.

제4조 보건부장관은 의사, 치과의사, 한의사국가시험령에 의한 심의위원

회에 검정시험에 관한 중요사항을 자문한다. 검정시험을 집행하기 위하여 보건부장관은 검정시험과목에 관하여 학식과 경험이 풍부한 자 중에서 시험위원을 위촉한다. 시험위원은 1과목에 2인 내지 3인으로 한다.

제5조 검정시험을 받을 수 있는 자는 문교부장관이 인가한 고등학교를 졸업하였거나 문교부장관이 이와 동등한 학력이 있다고 인정한 자 또는 대학입학자격검정시험에 합격한 자로서 보건부장관이 지정한 의료기관에서 진료에 관하여 4년이상 실지수련을 받은 자라야 한다.

제6조 검정시험을 받고저 하는 자는 별지 서식에 의한 수험원서에 좌의 서류를 첨부하여 보건부장관에게 제출하여야 한다.

1. 이력서

2. 전조의 규정에 의한 졸업증명서(동등한 학력증명서 또는 검정시험합격증명서) 및 실지수련에 관한 당해기관의 장의 증명서

3. 4. 5. (생략)

제7조 검정시험과목은 좌와 같다.

1. 의사검정시험

학술시험 및 실지시험으로 구분하고 학술시험을 다시 제1부 시험 및 제2부 시험으로 구분한다.

학술시험

제1부 시험과목

외국어(영어, 독어, 불어 중 1과목) 해부학(조직학을 포함한다) 생리학 생화학 약물학 병리학 세균학 위생학

제2부 시험과목

내과학 소아과학 정신과학 외과학 정형외과학 산과학 부인과학 피부과학 비뇨기과학 이비인후과학 안과학

실지시험과목

내과 외과

제1부시험합격자가 아니면 제2부 시험을 제2부시험합격자가 아니면 실지시험을 받지 못한다.

2. 치과의사검정시험

학술시험 및 실지시험으로 구분하고 학술시험을 다시 제1부 시험 및 제2부 시험으로 구분한다.

학술시험

제1부 시험과목

외국어(영어, 독어, 불어 중 1과목) 해부학(조직학을 포함한다) 생리학 약물학 병리학 세균학 위생학 생화학

제2부 시험과목

구강외과학 보존학(충전학을 포함한다) 보철학 교정학

실지시험과목

구강외과학 보존학(충전학을 포함한다) 보철학

제1부시험합격자가 아니면 제2부 시험을 제2부시험합격자가 아니면 실지시험을 받지 못한다.

3. 한의사검정시험

한의사시험은 제1부 시험 및 제2부 시험으로 구분한다.

제1부 시험과목

생리학 약물학(한약에 한한다) 병리학 해부학 위생학

제2부 시험과목

진단학 내과학 소아과학

제1부시험합격자가 아니면 제2부 시험을 받지 못한다.

제10조 보건부장관은 합격자에 대하여 합격증서를 교부한다.

과목합격자에 대하여는 합격과목증명서를 교부한다.

전항의 합격과목증명서소지자에게는 이후 수험 4회를 한하여 당해과목의 시험을 면제한다.

부칙

제1조 본령은 공포한 날로부터 시행한다.

제2조 종전의 규정에 의하여 자격시험과목의 전부 또는 일부에 합격한 자는 본령에 의한 합격자로 인정한다.

제3조 한의업에 10년이상 종사한 자로서 특별시장 또는 도지사의 증명서를 제출하는 자는 본령 제5조의 규정에 불구하고 본령 시행일로부터 5년간은 검정시험을 받을 수 있다.

6·25 전쟁으로 남북한 사이에 대규모의 인구 이동이 일어났다. 의료인도 마찬가지였다. 그에 따라 북한에서 남한으로 월남해 온 의료인들에 대한 면허 부여가 사회적 문제로 떠오르자 보건부는 1953년 2월 5일 〈북한 의사, 치과의사 및 한의사에 대한 국가시험응시자격특별검정시험령〉(보건부령 제15호)을 제정, 발표했다. 특별검정시험에 합격한 사람에게 곧바로 면허를 부여하는 것이 아니라 해당 국가시험에 응시할 자격을 주는 것으로, 앞에서 언급한 국가시험응시자격검정시험과 마찬가지 성격의 시험이었다. 그리고 처음으로 3월 22일 의사, 치과의사 특별검정시험, 4월 19일 한의사 특별검정시험이 시행되었다.

〈특별검정시험령〉의 주요 내용은 아래와 같다. 특별검정시험에 응시할 자격은 해방 이후 북한에서 정규 의과대학 또는 치과대학을 졸업한 자, 북한에서 실시한 의사, 치과의사, 한의사자격검정시험에 합격한 자였다. 그

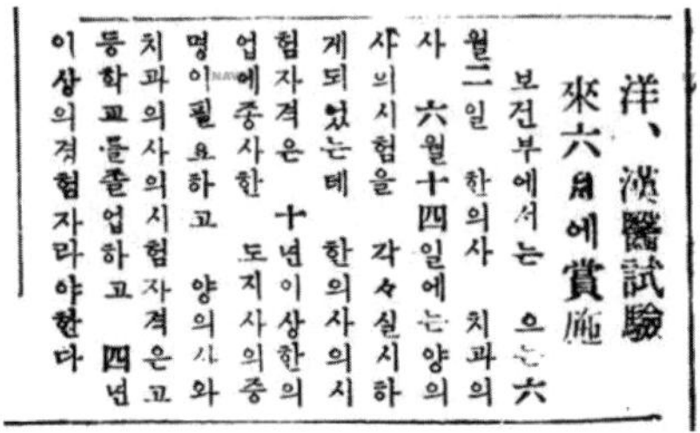

洋、漢醫試驗 來六月에實施

보건부에서는 오는六월二일 한의사 치과의사 六월十四일에는 양의사의시험을 각々실시하게되었는데 한의사의시험자격은 十년이상한의업에종사한 도지사의증명이필요하고 양의사와 치과의사의시험자격은고등학교를졸업하고 四년이상의경험자라야한다

그림 4-23 〈동아일보〉 1952년 4월 6일 자 “양, 한 의사시험”. 6월 14일 제1회 의사검정시험(의사국가시험응시자격검정시험)이 실시될 것이며, 응시 자격은 고등학교를 졸업한 자로 4년 이상의 의술 경험자라고 보도했다.

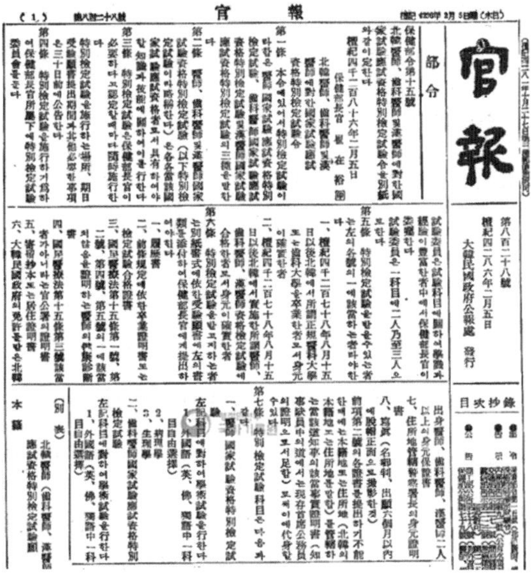

그림 4-24 《관보》 1953년 2월 5일 자 “북한 의사, 치과의사 및 한의사에 대한 국가시험응시자격특별검정시험령(보건부령 제15호)”.

리고 의사특별검정시험의 시험 과목은 외국어(영어, 불어, 독어 중 1과목), 병리학, 생리학 등 세 과목이었다.

> 제1조 본령에 있어서 특별검정시험이라 함은 의사국가시험응시자격특별검정시험, 치과의사국가시험응시자격특별검정시험 및 한의사국가시험응시자격특별검정시험의 3종을 말한다.
>
> 제2조 의사, 치과의사 및 한의사국가시험자격특별검정시험(이하 특별검정

시험이라 약칭한다)은 각각 당해국가시험응시자격자로서 구유하여야 할 지식과 기능에 관하여 이를 행한다.

제3조 특별검정시험은 보건부장관이 필요하다고 인정할 때마다 수시 시행한다. 특별검정시험을 시행하는 장소, 기일, 수험원서제출기간과 기타 필요한 사항은 30일전에 공고한다.

제4조 특별검정시험을 시행하기 위하여 보건부장관소속하에 특별검정시험위원회를 둔다.

시험위원은 시험과목에 관하여 학식과 경험이 풍부한 자 중에서 보건부장관이 위촉한다. 시험위원은 1과목에 2인 내지 3인으로 한다.

제5조 특별검정시험을 받을 수 있는 자는 좌의 각호의 1에 해당하는 자라야 한다.

1. 단기 4278년(서기 1945년) 8월 15일 이후 북한에서 소위 정규 의과대학 또는 치과대학을 졸업한 자로서 신원이 확실한 자

2. 단기 4278년 8월 15일 이후 북한에서 실시한 소위 의사, 치과의사, 한의사자격검정시험에 합격한 자로서 신원이 확실한 자

제6조 특별검정시험을 받고저하는 자는 별지서식에 의한 수험원서에 좌의 서류를 첨부하여 보건부장관에게 제출하여야 한다.

1. 이력서

2. 전조규정에 의한 졸업증명서 또는 검정시험합격증서

3~8. 생략

전항 제2호의 각 서를 제출하기 불능한 때에는 본적지 또는 주소지(북한의 본적지 또는 주소지를 말함)를 관할하는 당해도지사의 해당사실증명서(지사결원 중의 도에서는 현존수석공무원의 증명으로서 족함)로써 이에 대신할 수 있다.

제7조 특별검정시험 과목은 다음과 같다.

1. 의사국가시험자격특별검정시험

좌기과목에 대하여 학술시험을 행한다. (1) 외국어(영, 불, 독어 중 1과목 자유선택) (2) 병리학 (3) 생리학

2. 치과의사국가시험응시자격특별검정시험

좌기과목에 대하여 학술시험을 행한다. (1) 외국어(영, 불, 독어 중 1과목 자유선택) (2) 해부학 (3) 병리학

3. 한의사국가시험응시자격특별검정시험

좌기과목에 대하여 학술시험을 행한다. (1) 해부학 (2) 생리학

제10조 보건부장관은 합격자에게 대하여 합격증명서를 교부한다. 과목합격은 인정치 아니한다.

부칙 제1조 본령은 공포한 날로부터 시행한다.

6. 〈의료법〉 제정: 국민의료법의 전면 개정

1962년 3월 20일 〈국민의료법〉을 전면 개정한 〈의료법〉이 국가재건최고회의를 통과했다. 의료인의 면허와 관련해서는 1, 2, 3종 의료업자의 구별을 없앤 것과 한의사의 자격에 관한 것이 가장 큰 변화였다.

〈국민의료법〉에서 의사와 치과의사를 제1종, 한의사를 제2종, 보건원·조산원·간호원을 제3종 의료업자로 규정했지만 면허종별에 따른 뚜렷한 차이나 차별은 없었는데, 〈의료법〉에서는 그러한 구별마저 없앤 것이다.

그리고 〈국민의료법〉에서 한의사의 자격을 "문교부장관이 인가한 한의학을 전공하는 대학을 졸업한 자나 주무부장관이 시행하는 검정시험에 의

하여 전기 학교를 졸업한 자와 동등의 학력이 있다는 인정을 받은 자로서 한의사의 국가시험에 합격한 자"로 규정했던 것과는 달리 새로운 〈의료법〉에서는 "국공립대학교의과대학에서 의과대학과정중 최종 2년간 한방의학과에서 한방의학을 전공한 자로서 한의학사의 학위를 받고 한의사국가시험에 합격한 자"로 규정했다.

여기에서 해방 이후 1970년대 초까지 한의학 교육기관을 일별해 보면 다음과 같다. 1946년 10월 조선의사회가 설립한 동양의학전문학원은 1948년 3월 24일 4년제 동양대학관(동양의학과, 인문학과)으로 개편되었다. 이어서 1953년 3월 5일 동양대학관이 폐관된 대신 4월 1일 서울한의과대학이 문교부로부터 설립 인가를 받아 개교했다. 서울한의과대학은 1955년 3월 10일 동양의약대학, 1964년 1월 21일 동양의과대학으로 개칭되었으며, 1965년 9월 3일 경희대학교 의과대학 한의학과 및 약학대학으로 개편되었다. 그리고 경희대학교 한의학과에 이어 두 번째로 1973년 12월 28일 원광대학교 한의학과가 설립 인가를 받았다.

다시 "의료법"에 대한 논의로 돌아오자. 5·16 쿠데타 뒤인 1961년 10월 국가재건최고회의에서 〈국민의료법〉을 개정하는 중 10여 년 만에 재차 한의사제도를 폐지하려 했지만 한의계의 강력한 반발로 무산되었다. 대신 〈의료법〉에 한의사의 자격을 "국공립대학교의과대학에서 의과대학과정중 최종 2년간 한방의학과에서 한방의학을 전공한 자로서 한의학사의 학위를 받고 한의사국가시험에 합격한 자"로 규정했다. 이것은 한의학을 독립된 분야가 아니라 의학의 한 하위 분야로 자리매김하는 조치였다. 그리고 〈국민의료법〉에 의해 자격을 인정받았던 동양의약대학은 자격을 상실하게 되었다.

한의계는 다시 이러한 조치에 적극적으로 반대했고 결국 1963년 11월

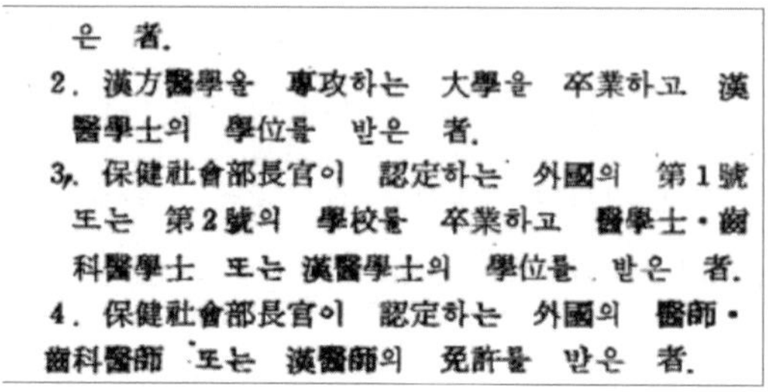
은 者.
2. 漢方醫學을 專攻하는 大學을 卒業하고 漢醫學士의 學位를 받은 者.
3. 保健社會部長官이 認定하는 外國의 第1號 또는 第2號의 學校를 卒業하고 醫學士·齒科醫學士 또는 漢醫學士의 學位를 받은 者.
4. 保健社會部長官이 認定하는 外國의 醫師·齒科醫師 또는 漢醫師의 免許를 받은 者.

그림 4-25 《관보》 1973년 2월 16일 자 "의료법 개정법률(법률제2533호)".

25일 국가재건최고회의 의결을 거쳐 12월 13일 공포된 개정 〈의료법〉에서 한의사의 자격을 "의과대학 한방의과에서 한방의학을 전공한 자로서 한의학사의 학위를 받고 한의사국가시험에 합격한 자"로 재차 변경함으로써 한의학은 독립된 분야로 다시 인정받게 되었고, "의료2원화"는 고착되었다.

이 개정 〈의료법〉에 따라 1964년 1월 21일 동양의약대학은 동양의과대학으로 복권, 개칭되었다. 그 뒤 1973년 2월 16일 〈의료법〉 개정을 통해 "한방의학을 전공하는 대학을 졸업하고 한의학사의 학위를 받은 자"로 한의사의 자격을 다시 변경함으로써 "의과대학"이라는 꼬리표도 떼어 냈다.

1962년 3월 20일 제정된 〈의료법〉(국민의료법 개정법률, 법률 제1035호) 중 의료인 면허와 관련된 부분은 다음과 같다.

> 제1장 총칙
>
> 제1조 (목적) 본법은 국민보건의 향상과 국민의료의 적정을 기함을 목적으로 한다.
>
> 제2조 (의료업자의 종별) 전조의 목적을 달성하기 위하여 의료업자로서 의사, 치과의사, 한의사, 조산원 및 간호원을 둔다.
>
> 제3조 (의사의 임무) 의사는 의료와 보건지도에 종사하여 국민보건의 향상을 도모하고 국민의 건강한 생활확보에 기여함을 그 임무로 한다.

제4조 (치과의사의 임무) 치과의사는 치과의료 및 구강보건지도에 종사하여 국민보건의 향상을 도모하고 국민의 건강한 생활확보에 기여함을 그 임무로 한다.
제5조 (한의사의 임무) 한의사는 한방의료에 종사하여 국민보건의 향상을 도모하고 국민의 건강한 생활확보에 기여함을 그 임무로 한다.
제6조 (조산원의 임무) 조산원은 정상분만의 조산 또는 임부, 해산부 및 신생아의 보건과 양호지도에 종사하여 국민보건의 향상을 도모하고 국민의 건강한 생활확보에 기여함을 그 임무로 한다.
제7조 (간호원의 임무) 간호원은 상병자 또는 해산부의 요양상의 간호 또는 진료의 보조에 종사하여 국민보건의 향상을 도모하고 국민의 건강한 생활확보에 기여함을 그 임무로 한다.

제2장 자격과 면허

제14조 (의사, 치과의사 및 한의사의 면허) 의사, 치과의사 또는 한의사가 되고자 하는 자는 다음 각호의 1에 해당하는 자격을 가진 자로서 보건사회부장관의 정하는 바에 의하여 그 면허를 받아야 한다.

1. 의학 또는 치과의학을 전공하는 대학을 졸업한 자로서 의학사 또는 치과의학사의 학위를 받고 의사 또는 치과의사국가시험에 합격한 자
2. 국공립대학교의과대학에서 의과대학과정중 최종 2년간 한방의학과에서 한방의학을 전공한 자로서 한의학사의 학위를 받고 한의사국가시험에 합격한 자
3. 보건사회부장관이 인정하는 외국의 제1호의 학교를 졸업한 자로서 의학사 또는 치과의학사의 학위를 받고 본법에 의한 의사 또는 치과의사국가시험에 합격한 자

4. 보건사회부장관이 인정하는 외국의 제1호의 학교를 졸업한 후 외국의 의사 또는 치과의사의 면허를 받은 외국인으로서 본법에 의한 의사 또는 치과의사국가시험에 합격한 자

＊ 2. 의과대학 한방의과에서 한방의학을 전공한 자로서 한의학사의 학위를 받고 한의사국가시험에 합격한 자 (1963년 12월 13일 개정)

＊ 2. 한방의학을 전공하는 대학을 졸업하고 한의학사의 학위를 받은 자 (1973년 2월 16일 개정)

제15조 (조산원의 면허) (생략)

제16조 (간호원의 면허) (생략)

제17조 (면허의 등록) ① 보건사회부장관은 의사, 치과의사, 한의사, 조산원 및 간호원의 등록대장을 비치하고 그 면허에 관한 사항을 등록한다.

② 면허에 관한 사항을 등록하였을 때에는 보건사회부장관은 면허증을 교부한다.

③ 면허의 등록과 면허증에 관하여 필요한 사항은 보건사회부령으로 정한다.

④ 면허증은 타인에게 대여하지 못한다.

⑤ 의사, 치과의사, 한의사, 조산원 및 간호원은 각령으로 정하는 바에 의하여 매년 그 실태와 취업상황등을 보건사회부장관에게 신고하여야 한다.

제18조 (결격사유) 보건사회부장관은 다음 각호의 1에 해당하는 자에 대하여는 의사, 치과의사, 한의사, 조산원 또는 간호원의 면허를 부여하지 아니한다.

1. 정신병자, 심신박약자
2. 농자, 아자, 맹자
3. 금치산자, 한정치산자, 파산선고를 받고 복권되지 아니한 자
4. 의사, 치과의사, 한의사, 조산원으로서 부적당한 불구폐질자

5. 마약, 기타 유독물질의 중독자

제9장 국가시험

제56조 (국가시험) 의사, 치과의사, 한의사 및 간호원의 국가시험은 각령의 정하는 바에 의하여 매년 보건사회부장관이 이를 시행한다.

제57조 (응시자격의 제한) 제18조 각호의 1에 해당하는 자는 의사, 치과의사, 한의사 및 간호원국가시험에 응시하지 못한다.

부칙 〈법률 제1035호, 1962.3.20.〉

① 본법은 공포한 날로부터 시행한다.

② 본법 시행당시 의사, 치과의사, 한의사 국가시험응시자격검정시험규정 및 보건원, 조산원, 간호원 자격시험규정에 의하여 1과목 이상 합격한 자는 본법 시행일로부터 2년간 종전 규정에 의하여 당해시험에 응시할 수 있으며 합격한 자는 본법 제2장의 절차를 거쳐 그 면허를 받을 수 있다.

③ 본법 시행당시의 의사, 한지의사, 치과의사, 한지치과의사, 한의사, 한지한의사, 보건원, 조산원, 간호원 및 의료유사업자의 면허 및 자격과 기타 의료상의 권리는 본법에 의하여 취득한 것으로 간주한다.

④ 한지의사, 한지치과의사, 한지한의사에 대하여는 본법을 준용하며 보건사회부령으로 정하는 바에 의한 지역을 이탈할 때에는 그 면허를 취소하고 의료유사업자에 대하여는 본법중 제27조, 제65조 내지 제68조의 규정을 준용한다.

⑥ 종전의 한의과대학의 재학생은 졸업과 동시에 종전의 한의사국가시험규정에 의한 시험에 의하여 면허를 교부한다.

7. 한국의사국가시험원 설립과 의사국가시험의 민간 관리

1952년 7월 제1회 시험부터 40여 년 동안 정부가 직접 의사국가시험을 관리해 왔다. 1987년 11월 28일 〈의료법〉 개정에서 "보건사회부장관은 제1항의 국가시험의 관리를 대통령령이 정하는 바에 의하여 시험관리능력이 있다고 인정되는 관계전문기관으로 하여금 하게 할 수 있다"라는 조항(제9조 제2항)이 신설됨으로써 민간이 의사국가시험을 관리하는 길이 열렸다.

그리고 법 개정 7개월 뒤인 1988년 6월 29일 재단법인 한국의사국가시험원이 창립되어 김재전 이사장과 이문호 원장이 취임했다. 하지만 이때는 정부의 준비가 미흡했던지 국가시험원이 실제로 의사국가시험을 관리하는 데까지 나아가지는 못했다.

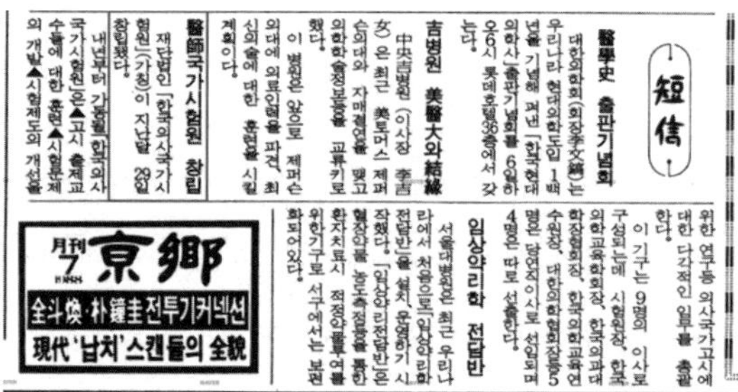
短信

醫學史 출판기념회

대한의학회(회장李文鎬)는 우리나라 현대의학도입 1백년을 기념해 펴낸 「한국현대의학사」출판기념회를 6일하오6시 롯데호텔36층에서 갖는다.

吉병원 美醫大와 結緣

中央吉병원(이사장 李吉女)은 최근 美토머스 제퍼슨의대와 자매결연을 맺고 의학학술정보등을 교류키로 했다.

이 병원은 앞으로 제퍼슨의대에 의료인력을 파견, 최신의술에 대한 훈련을 시킬 계획이다.

醫師국가시험원 창립

재단법인 「한국의사국가시험원」(가칭)이 지난달 29일 창립됐다.

내년부터 가동될 한국의사국가시험원은 ▲고시 출제교수들에 대한 훈련▲시험문제의 개발▲시험제도의 개선을 위한 연구등 의사국가고시에 대한 다각적인 일부를 총괄한다.

이 기구는 9명의 이사로 구성되는데 시험원장, 한국의학교육학회장, 한국의과대학장협회장, 한국의학교육연수원장, 대한의학협회장등 5명은 당연직이사로 선임되며 4명은 따로 선출한다.

임상약리학 전담반

서울대병원은 최근 우리나라에서 처음으로 「임상약리학전담반」을 설치, 운영하기 시작했다. 「임상약리전담반」은 혈중약물 농도측정등을 통한 환자치료시 적정약물투여를 위한기구로 서구에서는 보편화되어있다.

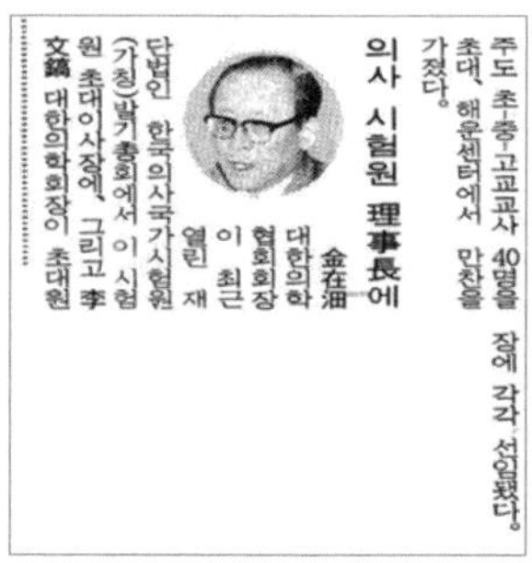
주도 초·중·고교교사 40명을 장에 각각 선임됐다. 초대, 해운센터에서 만찬을 가졌다.

의사 시험원 理事長에 金在湔

대한의학협회장이 최근 열린 재단법인 한국의사국가시험원(가칭)발기총회에서 이 시험원 초대이사장에, 그리고 李文鎬 대한의학회장이 초대원

(왼쪽) **그림 4-26** 〈경향신문〉 1988년 7월 2일 자 "6월 29일 재단법인 한국의사국가시험원 창립".

(오른쪽) **그림 4-27** 〈조선일보〉 1988년 7월 5일 자 "한국의사국가시험원 김재전 이사장, 이문호 원장 취임".

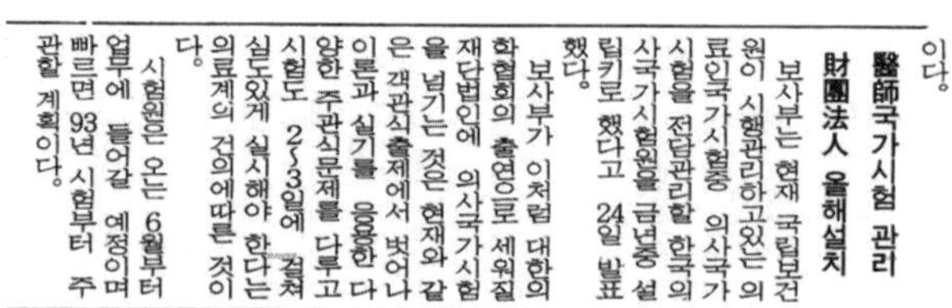
이다.

醫師국가시험 관리 財團法人 올해설치

보사부는 현재 국립보건원이 시행관리하고있는 의료인국가시험중 의사국가시험을 전담관리할 한국의사국가시험원을 금년중 설립키로 했다고 24일 발표했다.

보사부가 이처럼 대한의학협회의 출연으로 세워질 재단법인에 의사국가시험을 넘기는 것은 현재와 같은 객관식출제에서 벗어나 이론과 실기를 응용한 다양한 주관식문제를 다루고 시험도 2~3일에 걸쳐 실도있게 실시해야 한다는 의료계의 건의에따른 것이다.

시험원은 오는 6월부터 업무에 들어갈 예정이며 빠르면 93년 시험부터 주관할 계획이다.

그림 4-28 〈동아일보〉 1992년 4월 25일 자 "의사국가시험 관리 재단법인 한국의사국가시험원 올해 설치".

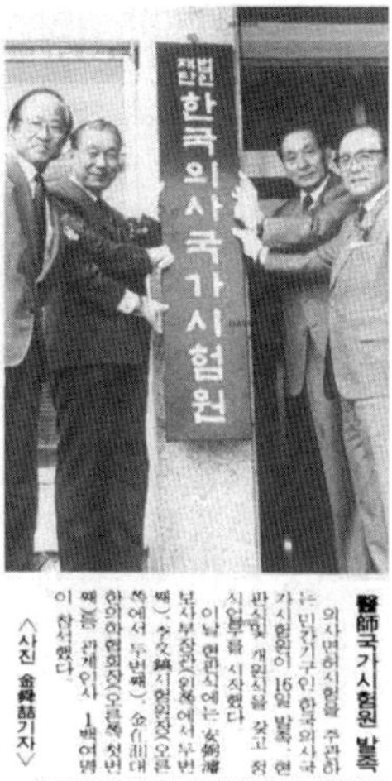
재단법인
한국의사국가시험원
醫師국가시험원 발족
의사면허시험을 주관하는 민간기구인 한국의사국가시험원이 16일 발족, 현판식및 개원식을 갖고 정식업무를 시작했다

그림 4-29 〈경향신문〉 1992년 5월 17일 자
"5월 16일 한국의사국가시험원 발족".

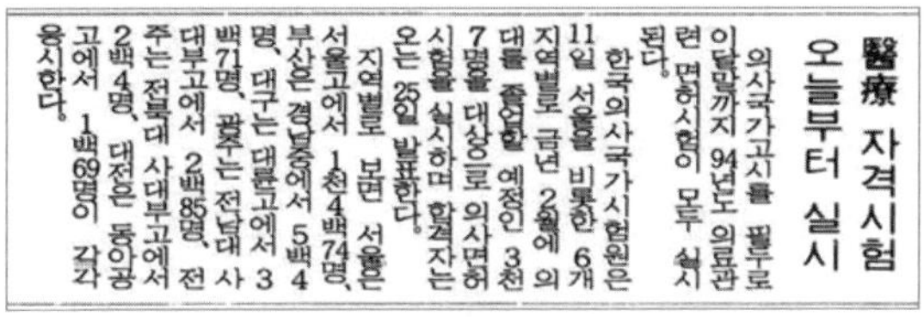

醫療 자격시험 오늘부터 실시

의사국가고시를 필두로 이달말까지 94년도 의료관련 면허시험이 모두 실시된다.

한국의사국가시험원은 11일 서울을 비롯한 6개 지역별로 금년 2월에 의대를 졸업할 예정인 3천7명을 대상으로 의사면허시험을 실시하며 합격자는 오는 25일 발표한다.

지역별로 보면 서울은 서울고에서 1천4백74명, 부산은 경남중에서 5백4명, 대구는 대륜고에서 3백71명, 광주는 전남대사대부고에서 2백85명, 전주는 전북대 사대부고에서 2백4명, 대전은 동아공고에서 1백69명이 각각 응시한다.

그림 4-30 〈매일경제〉 1994년 1월 11일 자
"한국의사국가시험원, 의사시험 시행".

4년 뒤인 1992년 4월 24일 보건사회부는 의사국가시험을 전담 관리할 한국의사국가시험원을 곧 설립한다고 발표했고, 그 발표대로 5월 16일 국가시험원(원장 이문호)이 정식으로 발족했다.

이어서 1992년 12월 31일 〈의료법시행령중개정령〉(대통령령 제13814호) 제4조(국가시험의 시행과 공고등)에 "④ 국립보건원장은 보건사회부장관의 승인을 얻어 국가시험중 의사의 국가시험의 관리를 보건사회부장관이 지정하는 관계전문기관으로 하여금 하게 할 수 있다. ⑤ 제4항의 규정에 의하여 관계전문기관으로 하여금 의사의 국가시험의 관리를 하게 하는 때에는 제6조 내지 제8조의 규정중 국립보건원장에 대한 규정은 관계전문기관의 장에 대하여 이를 준용한다"가 신설됨으로써 민간 기구인 한국의사국가시험원이 의사국가시험을 관리할 수 있는 법적 근거가 마련되었으며, 실제로 1994년부터 의사국가시험을 관리하기 시작했다. 이로써 의사국가시험의 민간 관리 시대가 개막된 것이다.

정부는 1998년 9월 14일 대통령령 제15883호로 〈의료법시행령〉 중 일부

를 개정했다. “의료인에 대한 국가시험관리의 전문화와 질적 향상을 위하여 그동안 국립보건원장이 시행하던 치과의사, 한의사, 조산사 및 간호사의 국가시험을 보건복지부장관이 시험관리능력이 있다고 인정하여 지정, 고시하는 정부출연비영리법인인 민간전문기관으로 하여금 실시하도록 하려는 것”이 개정 이유였다. 그리고 구체적으로 〈의료법시행령〉 중 제4조를 아래와 같이 개정했다.

이에 따라 한국의사국가시험원은 “한국보건의료인국가시험원”으로 개칭되었으며, 1998년 10월부터 의사뿐만 아니라 모든 의료인국가시험을 관리하게 되었다.

> 제4조 (국가시험의 시행 및 공고 등) ① 보건복지부장관은 매년 1회이상 국가시험을 시행하여야 한다.
>
> ② 보건복지부장관은 국가시험의 관리를 보건복지부장관이 시험관리능력이 있다고 인정하여 지정·고시하는 다음 각호의 요건을 갖춘 법 제9조 제2항의 규정에 의한 관계전문기관(이하 “국가시험관리기관”이라 한다)으로 하여금 행하게 한다.
>
> 1. 정부가 설립·운영비용의 일부를 출연한 비영리법인일 것
> 2. 국가시험에 관한 조사·연구 등을 통하여 국가시험에 관한 전문적인 능력을 갖춘 비영리법인일 것
>
> ③ 국가시험관리기관의 장은 국가시험을 실시하고자 하는 때에는 미리 보건복지부장관의 승인을 얻어 시험일시·시험장소·시험과목 및 응시원서 제출기간 기타 시험의 실시에 관하여 필요한 사항을 시험실시 30일전까지 공고하여야 한다.

한국보건의료인국가시험원은 2015년 6월 22일 제정되고 12월 23일 시행된 〈한국보건의료인국가시험원법〉(법률 제13367호)에 의해 창립 23년 만에 독자적인 법적 지위를 획득했다. 이 법의 주요 내용은 다음과 같다.

제1조(목적) 이 법은 한국보건의료인국가시험원을 설립하여 보건의료인 국가시험제도를 전문적·객관적으로 운영하고 국내외 시험제도에 대한 조사·연구·개발을 통하여 우수한 보건의료인을 배출함으로써 국가 보건의료 발전에 이바지함을 목적으로 한다.

제6조(사업) ① 국시원은 다음 각 호의 사업을 수행한다.

1. 〈보건의료기본법〉에 따른 보건의료인(이하 "보건의료인"이라 한다) 국가시험의 시행 및 관리

2. 국내외 보건의료인 시험 제도 조사·연구 및 간행물 발간

3. 정부로부터 위탁받은 사업

4. 그 밖에 보건의료인 국가시험과 관련하여 보건복지부장관이 필요하다고 인정하는 사업

② 국시원은 제1항의 사업을 수행할 때에는 보건복지부장관의 승인을 받아 이용자에게 그 실비(實費)를 부담하게 할 수 있다.

제18조(시험 계획 승인) 국시원은 국가시험을 시행하고자 할 경우 시험 시행 계획을 수립하여 대통령령으로 정하는 바에 따라 보건복지부장관의 승인을 받아야 한다.

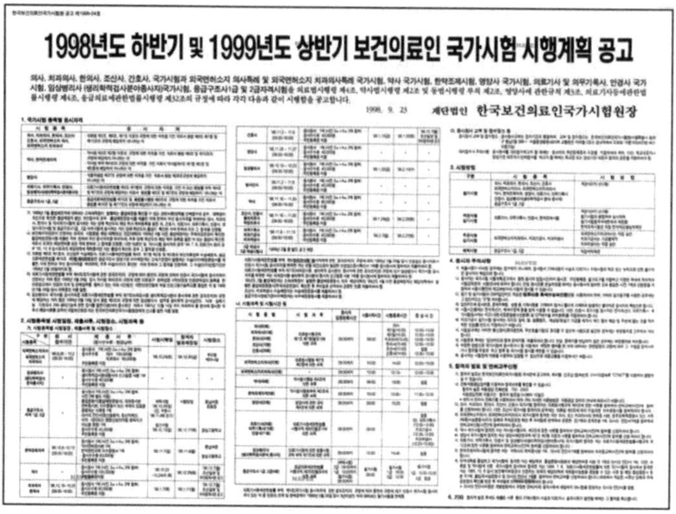
1998년도 하반기 및 1999년도 상반기 보건의료인 국가시험 시행계획 공고
재단법인 한국보건의료인국가시험원장

2. 시험종목별 시험일정, 제출서류, 시험장소, 시험과목 등

가. 시험종목별 시험일정 , 제출서류 및 시험장소

구분 / 시험종목	원서 접수기간	제출서류 (응시수수료 : 현금납부)	시험시행일	합격자 발표예정일	시험장소
외국면허소지의사 외국면허소지 치과의사	'98.9.28 ~ 10.2 (09:30-16:00)	· 응시원서 1매 (사진 3㎝×4㎝ 2매 첨부) · 응시수수료 의사 : 100,000원 치과의사 : 60,000원 · 주민등록증 지참	'98.10.24(토)	'98.10.30(금)	우리원 세미나실
임상병리사 (생리학적검사 분야종사자)	〃	· 응시원서 1매 (사진 3㎝×4㎝ 2매 첨부) · 생리학적검사분야종사자 신고필증 사본 1부 · 응시수수료 40,000원 · 주민등록증 지참	〃	〃	〃
응급구조사 자격 1급, 2급	〃	· 응시원서 1매 (사진 3㎝×4㎝ 2매 첨부, 사진 2매 별도 지참) · 졸업증명서(졸업예정증명서), 자격증사본 면허증사본, 이수증명서 또는 자격이 있음을 증명하는 서류중 1매 · 의사의 진단서(정신질환자, 정신지체인, 마약 · 대마또는 향정신성의약품 중독자가 아님을 증명) 1매 · 응시수수료 40,000원 · 주민등록증 지참	체력시험 '98.10.25(일) (단, 우천시 '98.11.8로 연기) 필기시험 '98.12.13(일)	시험당일 '98.12.17(목)	풍납여중 운동장 잠실고등학교
한약조제자격	'98.10.8~10.13 (09:30-16:00)	· 응시원서 1매 (사진 3㎝×4㎝ 2매 첨부) · 약사면허증사본 1매 · 한약관련과목 이수증명서 1매 · 응시수수료 60,000원 · 주민등록증 지참	'98.11.1(일)	'98.11.9(월)	풍납여중 잠실고등학교
의사	〃	· 응시원서 1매 (사진 3㎝×4㎝ 2매 첨부) · 응시수수료 100,000원 · 주민등록증지참	'98.12.23 ~12.24(수,목)	'98.12.29(화)	'98.12.7(월) 조선일보 및 우리원게시판 공고
치과의사 한의사	'98.10.19~10.23 (09:30-16:00)	· 응시원서 1매 (사진 3㎝×4㎝ 2매 첨부) · 응시수수료 60,000원 · 주민등록증 지참	'99.1.7(목)	'99.1.11(월)	'98.12.7(월) 조선일보 및 우리원게시판 공고

그림 4-31 〈조선일보〉 1998년 9월 23일 자 "한국보건의료인국가시험원장, 보건의료인국가시험 공고". 시험 시행일_ 외국면허소지 의사 및 치과의사: 1998년 10월 24일, 의사: 12월 23~24일, 치과의사 및 한의사: 1999년 1월 7일.
이 공고문에서 볼 수 있듯이 한국보건의료인국가시험원은 1998년 10월부터 모든 보건의료인 국가시험을 관리하기 시작했다.

▎통계자료

표 4-3과 표 4-4는 대한민국 정부 수립 직후부터 최근까지 의사를 비롯한 의약인(醫藥人)이 비약적으로 증가한 양상을 보여 준다. 한국 사회는 이러한 의료인의 양적 증가와 더불어 잘 정비된 의료인면허제도에 힘입어 질적으로도 수준 높은 의료인을 확보할 수 있게 되었다. 한국인들의 건강 수준이 1950년대 이래 전 세계에서 가장 빠른 속도로 개선, 향상되어 2010년대부터 세계 최고 수준에 이른(표 4-5와 표 4-6) 데에는 위의 요인들도 적지 않게 기여했다.

표 4-7과 표 4-8에는 한국과 일본의 의사국가시험 응시 인원, 합격 인원, 합격률(%)을 보였다.

표 4-9부터 표 4-11은 경제협력개발기구(OECD) 회원국들의 인구 1만 명당 의사 수(1990~2023년), 35세 미만 의사 비율(2010~2023년), 인구 10만 명당 의과대학 졸업생 수(2000~2023년)이다. 한국인 의사 수의 시계열적 변화 양상을 국제 기준에 비추어 파악할 수 있는 자료이다.

표 4-3 의사 등 의약인 수의 증가 양상, 1949~2023년

연도	의약인 수					
	의사	치과의사	한의사	약사	간호사	조산사
1949	4,375	740	1,657	1,003	1,549	1,559
1955	6,141	967	2,078	1,985	2,487	2,369
1960	7,765	1,369	2,922	4,696	4,836	4,134
1965	10,584	1,762	2,849	10,028	8,898	5,714
1970	14,932	2,122	3,252	14,648	14,506	6,182
1975	16,800	2,595	2,788	19,750	23,632	3,773
1980	22,564	3,620	3,015	24,366	40,373	4,833
1985	29,596	5,436	3,789	29,866	59,104	6,247
1990	42,554	9,619	5,792	37,118	89,032	7,643
1995	57,188	13,681	8,714	43,269	120,415	8,352
2000	72,503	18,039	12,108	50,623	160,295	8,728
2005	85,369	21,581	15,271	54,829	213,644	8,657
2010	101,443	25,390	19,132	60,956	270,274	8,578
2015	116,045	28,953	23,245	65,510	338,629	8,387
2020	129,294	32,340	26,115	72,530	436,340	8,220
2023	137,698	34,361	28,233	76,822	503,831	8,114

연도	인구 1만 명당 의약인 수					
	의사	치과의사	한의사	약사	간호사	조산사
1949	2.2	0.4	0.8	0.5	0.8	0.8
1955	3.0	0.5	1.0	1.0	1.1	1.1
1960	3.1	0.5	1.2	1.8	1.9	1.6
1965	3.7	0.6	1.0	3.5	3.1	2.0
1970	4.8	0.7	1.0	4.7	4.6	2.0
1975	4.8	0.7	0.8	5.7	6.8	1.1
1980	6.0	1.0	0.8	6.5	10.8	1.3
1985	7.3	1.3	0.9	7.4	14.6	1.5
1990	9.8	2.2	1.3	8.6	20.5	1.8
1995	12.8	3.1	2.0	9.7	27.0	1.9

2000	15.8	3.9	2.6	11.0	34.9	1.9
2005	18.1	4.6	3.2	11.7	45.4	1.8
2010	21.1	5.3	4.0	12.7	56.3	1.8
2015	22.7	5.7	4.6	12.8	66.3	1.6
2020	24.9	6.2	5.0	14.0	84.2	1.6
2023	26.8	6.7	5.5	14.9	97.9	1.6

자료: 《보건사회통계연보》 및 《보건복지통계연보》(해당 연도).

표 4-4 의사 수의 증가 양상(상세), 1949~2023년

연도	의사(한지의사 포함)			의사			한지 의사	인구 1만 명당 의사 수
	합계	남성	여성	합계	의과대학 졸업	검정시험 합격		
1949	4,375	4,053	322	3,672	2,797	875	703	2.2
1955	6,141	5,539	602	5,435	4,184	1,251	706	3.0
1960	7,765	6,780	985	7,064	5,780	1,284	701	3.1
1965	10,584	9,186	1,668	10,464	9,849	615	390	3.7
1970	14,932	13,146	1,786	14,404	13,811	593	528	4.8
1975	16,800	14,560	2,240	16,260	1973년부터 집계하지 않음		540	4.8
1980	22,564	19,494	3,070	22,074			490	6.0
1985	29,596	25,542	4,054	29,151			445	7.3
1990	42,554	36,327	6,227	42,458			96	9.8
1995	57,188	46,997	10,191	57,096			92	12.8
2000	72,503	59,742	12,761	72,411			92	15.8
2005	85,369	68,518	16,851	85,289			80	18.1
2010	101,443	78,499	22,944	101,371			72	21.1
2015	116,045	87,442	28,603	115,976			69	22.7
2020	129,294	95,050	34,244	129,242			52	24.9
2023	137,698	100,098	37,600	137,647			51	26.8

자료: 《보건사회통계연보》 및 《보건복지통계연보》(해당 연도).

표 4-5 해방 무렵과 현재의 건강 수준: 연령별사망률, 조사망률과 연령표준화사망률 (인구 10만 명당)

연령	1942년	2020년	대비(1942년/2020년)
0~4	4,852	51	95
5~9	594	6	96
10~14	389	9	44
15~19	591	22	27
20~24	774	34	23
25~29	739	45	16
30~34	813	56	15
35~39	1,026	79	13
40~44	1,128	108	10
45~49	1,364	169	8
50~54	1,889	249	8
55~59	2,308	371	6
60~64	3,600	523	7
65~69	5,079	804	6
70~79	10,318	1,847	6
80세 이상	25,926	7,825	3
총 사망자	453,170	304,948	1.5
총 인구	24,083,210	51,829,023	0.5
CDR#	1,882	594	3.2
ASDR##	2,159	300	7.2

CDR: 조사망률, ## ASDR: 연령표준화사망률(표준인구는 2005년 한국 연앙인구).
자료: 《조선인구동태통계》(1942년) 및 《사망원인통계》(2020년).

표 4-6 세계 주요 국가들의 평균수명(Life expectancy at Birth) 변화, 1950~2023년

연도	세계	한국	일본	중국	미국	영국	스웨덴	프랑스	독일	러시아
1950	46.4	22.2	59.3	43.8	68.1	68.6	71.1	66.4	66.8	55.5
1955	50.2	48.4	65.7	47.2	69.6	70.1	72.6	68.4	68.3	62.1
1960	47.8	53.8	67.7	33.4	69.8	71.0	73.0	70.4	69.3	68.3
1970	56.3	62.2	72.0	56.8	70.7	71.9	74.7	72.1	70.7	68.7

1980	60.5	64.8	76.1	64.2	73.7	73.6	75.7	74.2	73.1	67.5
1990	64.0	71.0	79.0	68.2	75.4	75.7	77.6	76.8	75.3	69.3
2000	66.4	76.2	81.2	72.3	76.8	77.8	79.7	79.0	78.1	65.0
2010	70.1	80.7	82.9	75.7	78.7	80.4	81.5	81.4	80.1	68.2
2020	71.9	83.7	84.7	78.0	77.0	80.4	82.4	82.2	81.0	71.2
2023	73.2	84.3	84.7	78.0	79.3	81.3	83.3	83.3	81.4	73.2

주: 한국인들의 건강 수준은 1950년대 이래 전 세계에서 가장 빠른 속도로 개선, 향상되어 2010년대부터 세계 최고 수준에 이르렀다.

자료: 《World Population Prospects 2024》(유엔 경제사회국 인구과, 2024년).

표 4-7 한국 의사국가시험 응시 인원, 합격 인원, 합격률(%), 합격 누적 인원, 1952~2025년

차수	연도	응시 인원	합격 인원	합격률(%)	합격 누적 인원
1	1952	189	128	67.7	128
2	1953	347	224	64.6	352
3	1953	254	59	23.2	411
4	1954	162	125	77.2	536
5	1955	291	252	86.6	788
6	1956	390	340	87.2	1,128
7	1957	511	479	93.7	1,607
8	1958	599	342	57.1	1,949
9	1959	846	710	83.9	2,659
10	1959	143	105	73.4	2,764
11	1960	650	603	92.8	3,367
12	1961	711	616	86.6	3,983
13	1961	127	106	83.5	4,089
14	1962	742	680	91.6	4,769
15	1963	90	37	41.1	4,806
16	1963	847	765	90.3	5,571
17	1964	906	848	93.6	6,419
18	1965	853	781	91.6	7,200
19	1966	791	684	86.5	7,884
20	1967	788	704	89.3	8,588
21	1967	221	19	8.6	8,607

22	1968	815	660	81.0	9,267
23	1969	803	551	68.6	9,818
24	1969	224	68	30.4	9,886
25	1970	814	631	77.5	10,517
26	1971	759	658	86.7	11,175
27	1972	744	658	88.4	11,833
28	1973	797	761	95.5	12,594
29	1974	878	760	86.6	13,354
30	1975	1,009	870	86.2	14,224
31	1976	1,089	920	84.5	15,144
32	1976	143	115	80.4	15,259
33	1977	1,220	1,138	93.3	16,397
34	1977	80	59	73.8	16,456
35	1978	1,230	1,162	94.5	17,618
36	1978	54	37	68.5	17,655
37	1979	1,264	1,162	91.9	18,817
38	1979	63	57	90.5	18,874
39	1980	1,370	1,269	92.6	20,143
40	1980	59	53	89.8	20,196
41	1981	1,406	1,239	88.1	21,435
42	1981	113	94	83.2	21,529
43	1982	1,436	1,376	95.8	22,905
44	1982	33	22	66.7	22,927
45	1983	1,449	1,403	96.8	24,330
46	1984	1,616	1,261	78.0	25,591
47	1984	353	290	82.2	25,881
48	1985	1,767	1,606	90.9	27,487
49	1986	2,138	2,065	96.6	29,552
50	1987	2,635	2,599	98.6	32,151
51	1988	2,825	2,698	95.5	34,849
52	1989	3,157	2,933	92.9	37,782
53	1990	3,108	2,798	90.0	40,580

54	1991	3,196	2,964	92.7	43,544
55	1992	3,135	2,914	93.0	46,458
56	1993	3,182	3,111	97.8	49,569
57	1994	2,981	2,905	97.5	52,474
58	1995	2,971	1,909	64.3	54,383
59	1995	1,048	898	85.7	55,281
60	1996	3,054	2,193	71.8	57,474
61	1997	3,622	3,239	89.4	60,713
62	1997	3,177	2,842	89.5	63,555
63	1998	3,091	2,874	93.0	66,429
64	1999	2,961	2,773	93.7	69,202
65	2001	3,262	2,796	85.7	71,998
66	2002	3,578	3,314	92.6	75,312
67	2003	3,647	3,159	86.6	78,471
68	2004	3,881	3,760	96.9	82,231
69	2005	3,618	3,372	93.2	85,603
70	2006	3,743	3,489	93.2	89,092
71	2007	3,735	3,305	88.5	92,397
72	2008	4,028	3,887	96.5	96,284
73	2009	3,750	3,510	93.6	99,794
74	2010	3,469	3,224	92.9	103,018
75	2011	3,376	3,095	91.7	106,113
76	2012	3,446	3,208	93.1	109,321
77	2013	3,287	3,032	92.2	112,353
78	2014	3,412	3,200	93.8	115,553
79	2015	3,302	3,125	94.6	118,678
80	2016	3,323	3,106	93.5	121,784
81	2017	3,336	3,095	92.8	124,879
82	2018	3,373	3,204	95.0	128,083
83	2019	3,307	3,115	94.2	131,198
84	2020	3,210	3,025	94.2	134,223
85	2021	3,214	412	12.8	134,635

86	2022	3,305	3,189	96.5	137,824
87	2023	3,358	3,181	94.7	141,005
88	2024	3,231	3,045	94.2	144,050
89	2025	382	269	70.4	144,319
	1952~2025	161,900	144,319	89.1	

자료: 한국보건의료인국가시험원 및 이윤성 국가시험원 전 원장.

표 4-8 일본 의사국가시험 응시 인원, 합격 인원, 합격률(%), 1947~2020년

회수	연도	응시 인원	합격 인원	합격률 (%)	회수	연도	응시 인원	합격 인원	합격률 (%)
제2/3회	1947	1,897	1,515	79.9	제79회	1985	8,808	7,542	85.6
제4/5회	1948	2,947	1,768	60.0	제80회	1986	9,507	7,951	83.6
제6/7회	1949	6,282	4,677	74.5	제81회	1987	9,940	8,573	86.2
제8/9회	1950	7,906	7,097	89.8	제82회	1988	9,672	7,854	81.2
제10/11회	1951	7,809	7,425	95.1	제83회	1989	10,037	8,829	88.0
제12/13회	1952	5,765	5,248	91.0	제84회	1990	9,448	7,862	83.2
제14/15회	1953	3,824	3,252	85.0	제85회	1991	9,812	8,256	84.1
제16/17회	1954	3,513	3,112	88.6	제86회	1992	9,515	7,988	84.0
제18/19회	1955	4,167	3,481	83.5	제87회	1993	9,664	8,698	90.0
제20/21회	1956	3,987	3,459	86.8	제88회	1994	9,255	7,982	86.2
제22/23회	1957	3,369	2,932	87.0	제89회	1995	9,218	7,930	86.0
제24/25회	1958	3,621	3,043	84.0	제90회	1996	9,057	8,088	89.3
제26/27회	1959	3,543	3,260	92.0	제91회	1997	8,898	7,843	88.1
제28/29회	1960	3,352	3,218	96.0	제92회	1998	8,716	7,806	89.6
제30/31회	1961	3,526	3,231	91.6	제93회	1999	8,692	7,309	84.1
제32/33회	1962	3,359	3,108	92.5	제94회	2000	8,934	7,065	79.1
제34/35회	1963	3,268	3,102	94.9	제95회	2001	9,266	8,374	90.4
제36/37회	1964	3,210	3,127	97.4	제96회	2002	8,719	7,881	90.4
제38/39회	1965	3,140	3,034	96.6	제97회	2003	8,551	7,721	90.3
제40/41회	1966	3,175	3,078	96.9	제98회	2004	8,439	7,457	88.4
제42/43회	1967	3,109	3,048	98.0	제99회	2005	8,495	7,568	89.1
제44~46회	1968	6,686	6,544	97.9	제100회	2006	8,602	7,742	90.0

제47/48회	1969	3,568	3,347	93.8	제101회	2007	8,573	7,535	87.9
제49/50회	1970	3,875	3,741	96.5	제102회	2008	8,535	7,733	90.6
제51/52회	1971	3,909	3,723	95.2	제103회	2009	8,428	7,668	91.0
제53/54회	1972	4,441	3,963	89.2	제104회	2010	8,447	7,538	89.2
제55/56회	1973	5,002	4,146	82.9	제105회	2011	8,611	7,686	89.3
제57/58회	1974	5,418	4,076	75.2	제106회	2012	8,521	7,688	90.2
제59/60회	1975	5,553	4,295	77.3	제107회	2013	8,569	7,696	89.8
제61/62회	1976	6,174	4,643	75.2	제108회	2014	8,632	7,820	90.6
제63/64회	1977	6,756	4,937	73.1	제109회	2015	9,057	8,258	91.2
제65/66회	1978	7,593	5,562	73.3	제110회	2016	9,434	8,630	91.5
제67/68회	1979	8,846	6,003	67.9	제111회	2017	9,618	8,533	88.7
제69/70회	1980	9,905	7,087	71.5	제112회	2018	10,010	9,024	90.1
제71/72회	1981	10,648	7,253	68.1	제113회	2019	10,146	9,029	89.0
제73/74회	1982	11,207	7,497	66.9	제114회	2020	10,140	9,341	92.1
제75/76회	1983	10,361	7,914	76.4					
제77/78회	1984	10,822	8,449	78.1	1947~2020년		533,499	456,893	85.6

자료: 厚生労働省,《医師国家試験改善検討部会報告書》(2020年).

표 4-9 경제협력개발기구(OECD) 회원국들의 인구 1만 명당 의사 수, 1990~2023년

국가	1990	2000	2010	2020	2023
네덜란드				38.5	39.1
노르웨이		33.8	41.1	46.8	49.7
뉴질랜드		22.3	26.2	34.4	36.6
덴마크	25.0	29.1	37.3	43.8	45.3
독일		32.5	37.1	44.7	46.6
라트비아	35.4	28.8	31.1	33.4	33.6
룩셈부르크	20.1	21.5	27.7		
리투아니아		36.3	39.5	44.6	46.2
멕시코	9.7	16.2	19.9	24.0	27.2
미국		22.9	24.3	26.3	
벨기에	32.7	28.3	29.2	32.1	33.7
스웨덴		30.3	38.1	43.2	

스위스			38.1	43.9	45.5
슬로바키아		32.3			
슬로베니아		21.5	24.3	33.0	35.0
아이슬란드	28.5	34.4	35.9	43.2	45.0
아일랜드				34.2	37.9
에스토니아	35.0	29.4	32.4	34.8	34.8
에스파냐	20.5	31.4	37.6	45.7	43.9
영국	16.2	19.8	26.5	30.5	33.7
오스트레일리아	21.7	24.9		39.1	42.0
오스트리아	30.1	38.5	47.7	53.2	55.1
이스라엘		34.5	30.1	33.1	35.1
이탈리아		34.4	37.8	40.0	53.5
일본	16.5	19.3	22.1	26.0	
체코	27.1	33.7	36.0	41.0	42.2
캐나다		20.1	22.8	27.3	27.2
폴란드	21.4	22.2	21.9	33.6	38.6
프랑스		30.2	30.4	37.4	39.0
핀란드		25.0	25.0	28.6	28.8
한국	8.3	13.0	19.8	25.1	26.6
헝가리	29.4	26.8	28.7	31.7	36.2
OECD 평균	23.6	27.3	30.8	36.1	38.9

자료: OECD Data Explorer(https://data-explorer.oecd.org/) 2025년 9월 2일 검색.

표 4-10 경제협력개발기구(OECD) 회원국들의 35세 미만 의사 비율(%), 2010~2023년

국가	2010	2015	2020	2023
네덜란드	25.4	29.6	31.4	29.3
노르웨이	25.2	26.3	25.5	24.6
뉴질랜드	27.0	27.3	29.0	28.1
덴마크	19.4	19.1	24.4	25.1
독일	18.1	19.8	20.2	20.0
라트비아	9.8	14.3	22.6	24.7
룩셈부르크	4.9	3.8		

리투아니아	17.6	23.5	25.1	25.0
멕시코		31.4		
미국	18.2	17.1	16.1	
벨기에	7.6	8.6	12.4	16.9
스웨덴	17.7	19.7	22.5	
스위스	11.5	12.5	12.1	10.7
슬로바키아	19.8	22.2	22.3	22.8
슬로베니아	19.3	24.2	27.1	25.9
아이슬란드	14.5	18.4	25.9	28.1
아일랜드		27.1	30.2	27.7
에스토니아		18.6	21.1	21.1
에스파냐	25.1	19.5	21.6	24.2
영국	34.0	32.4	33.8	33.3
오스트레일리아		23.7	25.1	24.7
오스트리아	18.4	16.6	19.3	20.0
이스라엘	10.8	15.2	20.4	23.0
이탈리아	12.3	8.2	8.6	22.1
일본	20.4		19.9	
체코	19.1		22.7	18.7
칠레	27.4	31.0	32.4	28.6
캐나다	21.2	24.2	25.0	23.9
콜롬비아		3.0	23.5	33.6
튀르키예	32.6	32.6	36.4	41.6
폴란드			22.4	24.4
프랑스	7.4	11.6	28.0	29.7
핀란드	27.1	28.5	27.0	28.2
한국	28.5	23.2	18.3	16.9
헝가리	16.4	20.4	24.6	23.1
OECD 평균	19.2	20.4	23.5	24.9

자료: OECD Data Explorer(https://data-explorer.oecd.org/) 2025년 9월 2일 검색.

표 4-11 경제협력개발기구(OECD) 회원국들의 인구 10만 명당 의과대학 졸업생 수, 2000~2023년

국가	2000	2005	2010	2015	2020	2023
네덜란드	8.9	10.8	13.7	14.6	14.3	14.0
노르웨이	9.1	10.1	11.3	11.2	10.9	10.8
뉴질랜드	7.4	7.2	7.3	8.7	10.4	10.6
덴마크	8.3	15.1	16.4	17.1	22.0	21.0
독일	11.2	10.8	12.1	11.3	12.0	12.2
라트비아	3.6	4.2	8.5	16.2	23.9	27.1
리투아니아	6.9	6.5	12.6	16.4	20.3	22.4
멕시코	9.2	11.3	11.4	10.9	11.6	14.5
미국	6.4	6.3	6.6	7.5	8.2	8.6
벨기에	10.1	7.3	9.0	12.1	16.6	14.7
스웨덴	9.1	8.9	10.3	12.4	13.6	13.5
스위스	10.5	8.4	10.4	10.8	12.9	13.9
슬로바키아	10.8	10.4	11.8	15.6	19.8	19.3
슬로베니아						10.9
아이슬란드	11.7	14.8	13.8	12.7	13.4	13.5
아일랜드	14.4	14.3	17.2	23.5	25.2	25.0
에스토니아	4.7	7.8	11.2	10.1	10.4	10.5
에스파냐	10.4	9.3	9.2	13.0	13.9	13.6
영국	7.5	11.3	13.5	13.6	13.1	13.5
오스트레일리아	7.4	8.9	12.1	15.8	15.0	15.3
오스트리아	14.2	20.0	20.6	14.5	14.4	16.8
이스라엘	5.5	4.5	4.1	5.5	6.9	7.2
이탈리아	11.5	11.0	11.3	12.5	18.9	16.6
일본	5.9	5.8	6.0	6.4	6.9	7.5
체코	7.9	10.5	13.9	13.6	16.6	16.4
칠레		4.6	7.3	9.4	9.1	11.6
캐나다	5.1	5.8	7.2	7.9	7.6	7.3
콜롬비아		7.3	9.5	10.4	11.8	14.7
튀르키예	7.9	6.6	7.0	8.8	14.3	16.1
포르투갈	5.9	7.0	11.9	15.8	15.6	17.4

폴란드	6.0	6.2	8.1	10.2	12.4	15.8
프랑스	6.5	5.5	5.8	9.1	11.7	11.3
핀란드	7.8	8.8	12.2	11.4	12.2	13.1
한국	7.3	9.1	8.1	7.6	7.2	7.4
헝가리	9.3	11.4	10.4	13.5	15.8	17.0
OECD 평균	8.4	9.0	10.6	12.1	13.8	14.3

자료: OECD Data Explorer(https://data-explorer.oecd.org/) 2025년 9월 2일 검색.

▌ 현행 〈의료법〉의 의료인 면허 관련 조항

제1장 총칙

제1조(목적) 이 법은 모든 국민이 수준 높은 의료 혜택을 받을 수 있도록 국민의료에 필요한 사항을 규정함으로써 국민의 건강을 보호하고 증진하는 데에 목적이 있다.

제2조(의료인) ① 이 법에서 "의료인"이란 보건복지부장관의 면허를 받은 의사·치과의사·한의사·조산사 및 간호사를 말한다.

② 의료인은 종별에 따라 다음 각 호의 임무를 수행하여 국민보건 향상을 이루고 국민의 건강한 생활 확보에 이바지할 사명을 가진다.

1. 의사는 의료와 보건지도를 임무로 한다.
2. 치과의사는 치과 의료와 구강 보건지도를 임무로 한다.
3. 한의사는 한방 의료와 한방 보건지도를 임무로 한다.
4. 조산사는 조산과 임산부 및 신생아에 대한 보건과 양호지도를 임무로 한다.
5. 간호사는 다음 각 목의 업무를 임무로 한다.

가. 환자의 간호요구에 대한 관찰, 자료수집, 간호판단 및 요양을 위한 간호

나. 의사, 치과의사, 한의사의 지도하에 시행하는 진료의 보조

다. 간호 요구자에 대한 교육·상담 및 건강증진을 위한 활동의 기획과 수행, 그 밖의 대통령령으로 정하는 보건활동

라. 제80조에 따른 간호조무사가 수행하는 가목부터 다목까지의 업무보조에 대한 지도

제2장 의료인

제1절 자격과 면허

제5조(의사·치과의사 및 한의사 면허) ① 의사·치과의사 또는 한의사가 되려는 자는 다음 각 호의 어느 하나에 해당하는 자격을 가진 자로서 제9조에 따른 의사·치과의사 또는 한의사 국가시험에 합격한 후 보건복지부장관의 면허를 받아야 한다.

1. 〈고등교육법〉 제11조의2에 따른 인정기관(이하 "평가인증기구"라 한다)의 인증(이하 "평가인증기구의 인증"이라 한다)을 받은 의학·치의학 또는 한의학을 전공하는 대학을 졸업하고 의학사·치의학사 또는 한의학사 학위를 받은 자

2. 평가인증기구의 인증을 받은 의학·치의학 또는 한의학을 전공하는 전문대학원을 졸업하고 석사학위 또는 박사학위를 받은 자

3. 외국의 제1호나 제2호에 해당하는 학교(보건복지부장관이 정하여 고시하는 인정기준에 해당하는 학교를 말한다)를 졸업하고 외국의 의사·치과의사 또는 한의사 면허를 받은 자로서 제9조에 따른 예비시험에 합격한 자

② 평가인증기구의 인증을 받은 의학·치의학 또는 한의학을 전공하는 대학 또는 전문대학원을 6개월 이내에 졸업하고 해당 학위를 받을 것으로 예정된 자는 제1항제1호 및 제2호의 자격을 가진 자로 본다. 다만, 그 졸업예정시기에 졸업하고 해당 학위를 받아야 면허를 받을 수 있다.

③ 제1항에도 불구하고 입학 당시 평가인증기구의 인증을 받은 의학·치의학 또는 한의학을 전공하는 대학 또는 전문대학원에 입학한 사람으로서 그 대학 또는 전문대학원을 졸업하고 해당 학위를 받은 사람은 같은 항 제1호 및 제2호의 자격을 가진 사람으로 본다.

제6조(조산사 면허) (생략)

제7조(간호사 면허) (생략)

제8조(결격사유 등) (생략)

제9조(국가시험 등) ① 의사·치과의사·한의사·조산사 또는 간호사 국가시험과 의사·치과의사·한의사 예비시험(이하 "국가시험등"이라 한다)은 매년 보건복지부장관이 시행한다.

② 보건복지부장관은 국가시험등의 관리를 대통령령으로 정하는 바에 따라 〈한국보건의료인국가시험원법〉에 따른 한국보건의료인국가시험원에 맡길 수 있다.

③ 보건복지부장관은 제2항에 따라 국가시험등의 관리를 맡긴 때에는 그 관리에 필요한 예산을 보조할 수 있다.

④ 국가시험등에 필요한 사항은 대통령령으로 정한다.

제10조(응시자격 제한 등) ① 제8조 각 호의 어느 하나에 해당하는 자는 국가시험등에 응시할 수 없다.

② 부정한 방법으로 국가시험등에 응시한 자나 국가시험등에 관하여 부정행위를 한 자는 그 수험을 정지시키거나 합격을 무효로 한다.

③ 보건복지부장관은 제2항에 따라 수험이 정지되거나 합격이 무효가 된 사람에 대하여 처분의 사유와 위반 정도 등을 고려하여 대통령령으로 정하는 바에 따라 그 다음에 치러지는 이 법에 따른 국가시험등의 응시를 3회의 범위에서 제한할 수 있다.

제11조(면허 조건과 등록) ① 보건복지부장관은 보건의료 시책에 필요하다고 인정하면 제5조에서 제7조까지의 규정에 따른 면허를 내줄 때 3년 이내의 기간을 정하여 특정 지역이나 특정 업무에 종사할 것을 면허의 조건으로 붙일 수 있다.

② 보건복지부장관은 제5조부터 제7조까지의 규정에 따른 면허를 내줄 때

에는 그 면허에 관한 사항을 등록대장에 등록하고 면허증을 내주어야 한다.

③ 제2항의 등록대장은 의료인의 종별로 따로 작성·비치하여야 한다.

④ 면허등록과 면허증에 필요한 사항은 보건복지부령으로 정한다.

참고문헌

• 사서류(史書類)

《고려사절요》

《태종실록》《예종실록》《정조실록》《고종실록》

《승정원일기》《일성록》《비변사등록》

《통서일기》《경기관초》《경상도관초》《전라도관초》《황해도관초》《함경도관초》

《잡과방목》《의과방목》

《관보》(구한국)《조선총독부관보》《관보》(대한민국)

고려대학교 아세아문제연구소. 《구한국외교문서》. 고려대학교 출판부. 1968

《대한제국 관원 이력서》. 국사편찬위원회. 1972

김정명 편. 《일한외교자료집성》. 국학자료원. 2012

국가보훈처 공훈전자사료관. 《독립유공자 공훈록》. http://e-gonghun.mpva.go.kr/

• 사전류

《국립국어원 표준국어대사전》《두산세계대백과사전》《조선대백과사전》

《Britannica Dictionary》《Merriam-Webster Dictionary》

• 문서

〈일본내무성시찰기〉〈우두절목〉〈종두규칙〉〈종두의양성소규정〉〈의학교관제〉

〈병원관제〉〈의학교규칙〉〈의사규칙(醫士規則)〉〈대한의원관제〉

• 연속간행물

〈경향신문〉 〈공업신문〉 〈대한매일신보〉 〈대한민보〉 〈대한일보〉 〈독립신문〉 〈동아일보〉 〈매일경제〉 〈매일신보〉 〈제국신문〉 〈조선일보〉 〈중외일보〉 〈한겨레〉 〈한성순보〉 〈황성신문〉 〈Seoul Press〉

• 통계자료

《한국통계연감》 《보건사회통계연보》 《보건복지통계연보》 《사망원인통계》 《朝鮮總督府統計年報》 《朝鮮總督府統計要覽》 《朝鮮人口動態統計》 《統監府統計年報》 《(日本)衛生局年報》 《日本長期統計資料》(2007년판) 《臺灣總督府統計書》

• 저서 및 논문

강재언. 《한국근대사》. 한울. 1990

김영수. "근대일본의 의사면허의 변천. 의제부터 의사법까지". 《연세의사학》 16권 1호 pp.37~61. 2013

김영수. "한국 근대 전문직업인 의사의 탄생과 그 제도적 변천—의사규칙에서 국민의료법까지". 《한국사연구》 188호 pp.1~30. 2020

김윤식. 《속음청사》. 국사편찬위원회. 1960

김인수. 《알렌 의사의 선교 외교 편지: 1884~1905》. 장로회신학대학교 부설 한국교회사연구원. 2007

김인수. 《헤론 의사의 선교 편지: 1885~1890》. 장로회신학대학교 부설 한국교회사연구원. 2007

박윤재. "대한제국기 종두의양성소의 설립과 활동". 《정신문화연구》 32권 4호 pp.29~54. 2009

박지원. 《연암집》.

박찬승. "1890년대 후반 관비유학생의 도일 유학". 《근대교류사와 상호인식 1》. pp.89~160. 아연출판부. 2001

서울대학교병원 병원역사문화센터. 《한국근현대의료문화사》. 웅진지식하우스. 2009

시거리스트, 헨리(Henry E. Sigerist). 《문명과 질병(Civilization and Disease)》. 황상익 옮김. 한길사. 2008

신동원. 《한국근대 보건의료사》. 한울. 1997

신재의. "일제 강점기의 치의학과 그 제도의 운영". 《의사학》 13권 2호 pp.252~283. 2004

알렌, H. N.(Allen, H. N.) 《알렌의 일기》. 김원모 옮김. 단국대학교출판부. 2004

에비슨, 올리버(Oliver R. Avison). 《에비슨 전집》. 청년의사. 2010

여인석·박윤재·이경록·박형우. "한국의사면허제도의 정착과정: 한말과 일제시대를 중심으로". 《의사학》 11권 2호 pp.137~153. 2002

영국개방대학. 《역사 속의 보건의료(Caring for Health: History and Diversity》. 황상익 옮김. 한울. 1991.

이재하. 《제영신편》. 1889

이충호. 《일제 암흑기 의사 교육사》. 국학자료원. 2011

정구충. 《한국의학의 개척자》. 동방도서. 1985

정약용. 《마과회통》. 1798

《조선위생요람》. 1929

조선총독부 내무부 학무국 학무과. 《경성부내 사립학교 현상일반》. 1910

지석영. 《우두신설》. 1885

클락, 앨런 디그레이(Allen DeGray Clark). 《에비슨 전기—한국 근대 의학의 개척자 Avison of Korea : The Life of Oliver R. Avison, M.D》. 연세대학교 출판

부. 1979

한국보건의료인국가시험원. 《의사면허제도 연구》. 2021

"한국의학의 선구자를 찾아서 (3)". 〈대한의학협회지〉 제5권 제10호, 1962

〈한성외국어학교일람〉. 1909

황상익. "20세기초 미국 의학교육의 개혁과 〈플렉스너 보고서〉". 《의사학》 3권 1호 pp.1~19. 1994

_____. 《문명과 질병으로 보는 인간의 역사》. 한울림. 1998

_____. "제중원의 신화와 역사 (1)". 《국제고려학회 서울지회 논문집》 13호 pp.7~40. 2010

_____. "제중원의 신화와 역사 (2)". 《국제고려학》 14호 pp.89~125. 2012

_____. 《근대의료의 풍경》. 푸른역사. 2013

_____. 《역사가 의학을 만났을 때》. 푸른역사. 2015

_____. 《김익남과 그의 시대》. 청년의사. 2017

황상익·기창덕. "조선말과 일제 강점기 동안 내한한 서양 선교의료인의 활동 분석". 《의사학》 3권 1호 pp.57~71. 1994

황현. 《역주 매천야록》. 임형택 옮김. 문학과지성사. 2005

岡山醫學專門學校. 《岡山醫學專門學校一覽》. 1914

京城府. 《京城府史》. 1934

古城梅溪. 《衛生新論》. 1899

久我克明. 《種痘龜鑑》. 東京英蘭堂. 1871

內部衛生局. 《韓國衛生一般》. 1909

東京醫事時論社. 《日本醫籍錄》. 1940

東京慈惠會醫科大學. 《東京慈惠會醫科大學醫學專門學校一覽》. 1922

羽場俊秀. “佐賀藩の医學と長崎海軍傳習所”. 《論集　日本の洋学》 III. 清文堂. pp.249~282. 1995

朝鮮之衛生社. 《朝鮮總督府醫師·齒科醫師·藥劑師 試驗問題集》. 1930

朝鮮總督府醫院. 《朝鮮總督府醫院 20年史》. 1928

朝鮮總督府醫院. 《朝鮮總督府醫院 第1回 年報》. 1911

朝鮮總督府總務部人事局. 《朝鮮總督府及所屬官署職員錄》.

佐藤剛藏. 《朝鮮醫育史》. 佐藤先生喜壽祝賀會. 1956

川端源太郎. 《京城と內地人》. 日韓書房. 1910

青木歳幸. 《佐賀藩の医学史》. 佐賀大学地域学歴史文化研究センター. 2019

秋山博志. “佐賀藩「医業免札」と「病院医員辞令」について”. 《研究紀要/佐賀大学地域学歴史文化研究センター》 13巻 pp.31~38. 2018

統監官房人事課. 《統監府及所屬官署職員錄》.

厚生労働省. 《医師国家試験改善検討部会報告書》. 2020

厚生省. 《医制百年史 資料編》. 1976

Allen, H. N., J. W. Heron. *First Annual Report of the Korean Government Hospital* (조선정부병원 제1차년도 보고서). R. Meiklejohn & Co, Japan. 1886

Chiarelli, Leonard C. “Muslim Sicily and the Beginnings of Medical Licensing in Europe.” *JIMA(Journal of the Indian Medical Association)* Vol 31. pp.79~82. 1999

Clark, George. “History of the Royal College of Physicians of London.” *Brit Med J* Vol 1. pp.79~82. 1965

Editor in Chief. “Licensing of Physicians in Islamic Medicine.” *Qatar Medical*

Journal Vol 21. No 1. p.1. 2012

Ellinwood, Mary G. *Frank Field Ellinwood, His Life and Work*. Fleming H. Revell Co, New York. 1911

Roberts, M. J. D. "The Politics of Professionalization: MPs, Medical Men, and the 1858 Medical Act." *Medical History* Vol 53. pp.37~56. 2009

Sigerist, Henry. "The History of Medical Licensure." *JAMA* Vol 104. No 3. pp.1057~1060. 1935

Walsh, James J. "The Earliest Modern Law for the Regulation of the Practice of Medicine." *Bulletin of the New York Academy of Medicine* Vol 11. No 8. pp.521~527. 1935

• 인터넷 자료

한국보건의료인국가시험원 홈페이지 https://www.kuksiwon.or.kr/peryearPass

찾아보기

(ㄹ)

(ㅁ)

(ㅈ)

지은이 _ 황상익

서울대학교 의과대학 명예교수

대한민국 의학한림원 종신회원

라파의 집 사랑의 의원 원장(서귀포)

• 약력

1952년 경상남도 진해 출생

1977년 서울대학교 의과대학 졸업

1982년 서울대학교 대학원 박사과정 졸업(의학박사, 생리학)

1981~1985년 인제의과대학 전임강사, 조교수(생리학)

1982~1985년 국군의무시험소 생화학과장(육군 대위)

1985~1994년 서울대학교 의과대학 전임강사, 조교수(생리학)

1994~2016년 서울대학교 의과대학 부교수, 교수(의사학/인문의학)

2015~2020년 연변대학교 객좌교수

2017~2019년 성신여자대학교(성신학원) 이사장(교육부 파견)

1999~2002년 한국의료윤리교육학회 총무이사

2003~2005년 한국과학사학회 회장

2004~2006년 한국생명윤리학회 회장

2006~2009년 대한의사학회 회장

2012~2016년 국제고려학회 부회장 겸 서울지회 회장

2000~2001년 과학기술부 생명윤리자문위원회 위원 겸 운영위원장

2003~2004년 대통령 소속 의문사진상규명위원회 위원

2005~2008년 대통령 소속 국가생명윤리심의위원회 위원

1996~2000년 5·18 완전 해결과 정의 실현, 희망을 위한 과거청산국민위원회 집행위원장

2001~2005년 전국교수노동조합 제1대, 제2대 위원장

• **대표 저서**

『한국인 암의 역사』(2025)

『김익남과 그의 시대』(2018)

『한 학도의 배움길』(2017)

『역사가 의학을 만났을 때』(2015, 세종도서)

『콜럼버스의 교환: 문명이 만든 질병, 질병이 만든 문명』(2014, 세종도서)

『근대의료의 풍경』(2013, 학술원 우수학술도서)

『1950년대 사회주의 건설기의 북한 보건의료』(2006)

『인물로 보는 의학의 역사』(2004, 학술원 우수학술도서)

『첨단의학시대에는 역사시계가 멈추는가』(1999)

• **대표 역서**

『문명과 질병』(2008, 학술원 우수학술도서)

『생명이란 무엇인가?』(1992)

『역사 속의 보건의료』(1991)

『핵전쟁과 인류』(1987)

• 대표 논문

「김두종 선생의 학문정신과 나의 삶, 나의 배움길」, 제2회 "일산 김두종 기념 강연", 대한의사학회(2025)

「보건의료를 통해 본 일제 강점기: 식민지 근대화론의 허와 실」, 국제고려학, 13호(2014)

「의학사적 측면에서 본 '4·3'」, 『제주 4·3 연구』(역사비평사, 1999)

「근대이전 서양의학의 질병관과 극복과정」, 한국과학사학회지, 17권 1호(1995)

「20세기 초 미국 의학교육의 개혁과 '플렉스너 보고서'」, 의사학, 3권 1호(1994)

한울아카데미 2631

한국 의사면허제도의 역사

지은이 | 황상익
펴낸이 | 김종수
펴낸곳 | 한울엠플러스(주)
편　집 | 배소영

초판 1쇄 인쇄 | 2026년 1월 21일
초판 1쇄 발행 | 2026년 1월 28일

주소 | 10881 경기도 파주시 광인사길 153 한울시소빌딩 3층
전화 | 031-955-0655
팩스 | 031-955-0656
홈페이지 | www.hanulmplus.kr
등록번호 | 제406-2015-000143호

Printed in Korea.
ISBN 978-89-460-7631-0 93510

※ 책값은 겉표지에 표시되어 있습니다.